全国高等医学院校教材配套用书

外科学精要及速记图谱

主　编　毛天立　海宝

主　审　祝　斌

编　者　潘晓宇　姜安然　杜传超　贾　斐
　　　　刘　宇　张瑜廉　许洋洋

北京大学医学出版社

WAIKEXUE JINGYAO JI SUJI TUPU

图书在版编目（CIP）数据

外科学精要及速记图谱 / 毛天立，海宝主编 . —北京：北京大学医学出版社，2020.11

ISBN 978-7-5659-2274-9

Ⅰ.①外… Ⅱ.①毛… ②海… Ⅲ.①外科学 – 医学院校 – 教学参考资料 Ⅳ.① R6

中国版本图书馆 CIP 数据核字（2020）第 202648 号

外科学精要及速记图谱

主　　编：毛天立　海　宝
出版发行：北京大学医学出版社（电话：010-82802495）
地　　址：（100083）北京市海淀区学院路 38 号　北京大学医学部院内
电　　话：发行部 010-82802230；图书邮购 010-82802495
网　　址：http://www.pumpress.com.cn
E - m a i l：booksale@bjmu.edu.cn
印　　刷：北京强华印刷厂
经　　销：新华书店
策划编辑：王智敏
责任编辑：张李娜　　责任校对：靳新强　　责任印制：李　啸
开　　本：850 mm×1168 mm　1/16　　印张：13.25　　字数：380 千字
版　　次：2020 年 11 月第 1 版　2020 年 11 月第 1 次印刷
书　　号：ISBN 978-7-5659-2274-9
定　　价：80.00 元

前　言

从书本里获得的知识，往往不如在实践中学到的牢固；文字和图像相比，给人的印象又逊色几分。一张好的图片能给人更立体、直观的感受，容易留下更深刻的记忆。

本书作者通过生动形象的图文描绘外科学的知识要点，用漫画和口诀等方式，让看似枯燥的概念和定义变得易于理解，让复习变得更加轻松有趣。绘图力求简洁生动，重点突出，无论你是初学外科学还是正在准备考研，相信都将从本书中获益。

感谢北京大学医学出版社策划和编辑人员的大力支持！"金无足赤，人无完人"，本书中不免会有不尽人意之处，还望所有读者不吝赐教，提出宝贵的意见和建议！

毛天立　海　宝

2020 年 11 月

出版说明

本书与国家卫健委"十三五"规划教材和"十二五"普通高等教育本科国家级规划教材配套，并参考研究生入学考试大纲，将教材中的学习难点、复习要点、考试重点以简洁精要的形式提炼出来，并以图片、漫画形式直观呈现，帮助学生联想记忆。

本书由北京大学医学部（北医）两位优秀的外科学博士主编，北医数位硕士、博士参编，汇集了两位主编和编者多年的学习笔记和原创图片。文字紧扣教材，简明扼要；彩图形象生动，归纳总结。图文结合，帮助医学生快速理解掌握外科学学习要点和重点。

目录

外科学总论

外科学各论

《研究生招生考试大纲》未要求部分

外科学总论

第一章　无菌术

1. 无菌术的内容：包括灭菌、消毒法，无菌操作规则，管理制度。

2. 灭菌：是指杀灭一切活的微生物，包括芽孢。

3. 消毒：是指杀灭病原微生物和其他有害微生物，但并不要求清除或杀灭所有微生物。

4. 常用的灭菌方法：高压蒸气法（手术器械、布类敷料），煮沸法（金属、玻璃、橡胶），干热灭菌法，化学气体灭菌法（甲醛、环氧乙烷、过氧化氢，电子仪器、内镜、导尿管），药液浸泡法（戊二醛，锐利器械、内镜），电离辐射法。

5. 高压蒸气法（最常用的灭菌方法）：121℃，维持 30 min，可杀灭芽孢，适用于手术器械、布类敷料等。无菌包可保存 2 周。

6. 煮沸法：杀灭细菌（100℃、15 ～ 20 min），杀灭芽孢（100℃、60 min），高压锅（124℃、10 min）。

7. 外科手消毒：清洁（"六步洗手法"），消毒（刷手法）。

8. 患者手术区的消毒：消毒液应由手术区中心向四周涂擦；如为感染伤口、肛门区手术，应自手术区外周涂向中心处。消毒范围要包括手术切口周围 15 cm 的区域。

9. 手术人员的无菌区：肩部以下、腰部以上的身前区（至腋中线），双侧手臂。

10. 无菌原则：手不要接触肩部以上、腰部以下和背部，不要接触手术台边缘以下的布单，不要从手术人员的背后传递器械，人员换位置应背对背转身。

第二章　水、电解质代谢紊乱和酸碱平衡失调

一、概论

1. 成年体液总量占体重 60%，其中细胞内液占 40%，细胞外液占 20%，细胞外液中血浆占体重 5%，组织间液占体重 15%（功能性细胞外液占 90%、无功能性细胞外液占 10%）。

2. 细胞内液：主要阳离子（K^+、Mg^{2+}），主要阴离子（HPO_4^{2-}）；细胞外液：主要阳离子（Na^+），主要阴离子（Cl^-，HCO_3^-）。

3. 细胞外液、细胞内液的渗透压相等，正常血浆渗透压为 280 ～ 310 mOsm/L，通过下丘脑-垂

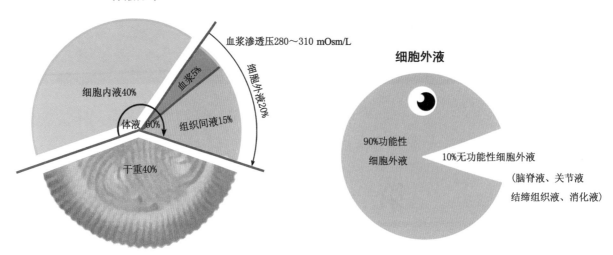

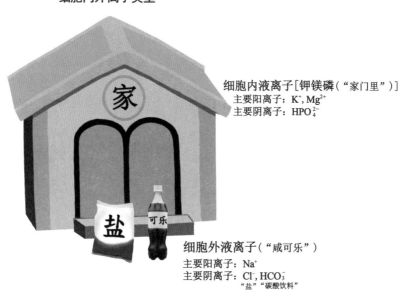

体-抗利尿激素系统调节。血容量主要通过肾素-血管紧张素-醛固酮系统调节。

　　4. 体液平衡失调有 3 种表现：容量失调、浓度失调、成分失调。

　　5. 水钠代谢紊乱有：等渗性缺水、低渗性缺水、高渗性缺水。

二、等渗性缺水（急性脱水）

　　1. 外科最常见，细胞外液丢失为主，水钠等比例丢失，血钠浓度正常。见于消化液的急性丧失、体液丧失在感染区或软组织内。

　　2. 缺钠症状：恶心、厌食、乏力。但不口渴。缺水症状：尿少，舌干燥，眼窝凹陷，皮肤干燥、松弛。

　　3. 若失液达体重 5%，可出现血容量不足的症状（脉搏细速、肢端湿冷、血压不稳定或下降），当体液丧失达 6% ～ 7% 时，有更严重的休克表现。

　　4. 治疗原则：处理原发病、补充血容量：首选平衡盐液。应预防高氯性酸中毒、低钾血症的发生。

三、低渗性缺水（慢性缺水）

1. 细胞外液丢失为主，钠丢失多于水，血清钠浓度< 135 mmo/L，血浆渗透压< 280 mOsm/L。

2. ①轻度缺钠（钠在 130～135 mmol/L，疲乏、头晕，手足麻木，尿钠减少）；②中度缺钠（钠在 120～130 mmol/L，除上述症状，可有恶心、呕吐、脉搏细速，血压不稳或下降，脉压变小，视物模糊，站立性晕倒；尿量少，几乎不含钠和氯）；③重度缺钠（钠< 120 mmol/L，患者神志不清，肌痉挛性抽痛，腱反射减弱或消失；甚至昏迷，休克，尿量更少，几乎不含钠和氯）。

3. 诊断指标：血钠浓度低于 135 mmol/L，尿比重< 1.010，尿钠、氯常明显减少。

4. 治疗原则：处理原发病（最重要），补充血容量；补液公式：需补钠量（mmol/L）=［血钠正常值（142 mmol/L）—血钠测得值（mmol/L）］× 体重（kg）×0.6（女性为 0.5）。17 mmolNa$^+$ 相当于 1 g 钠盐。入院当天先补 1/2 量＋每天正常需要量 4.5 g，第二天再补剩下的 1/2。

四、高渗性脱水（原发性脱水）

1. 细胞内液、外液都大量丢失，失水多于失钠，血清钠> 150 mmol/L，血浆渗透压> 310 mOsm/L。病因：水分摄入不足，高热、大量出汗、大面积烧伤等。

2. ①轻度缺水（缺水占体重 2%～4%，口渴）；②中度缺水（缺水占体重 4%～6%，极度口渴，乏力，尿少，尿比重> 1.025，舌干燥，眼窝凹陷，皮肤干燥）；③重度缺水（缺水占体重> 6%，还可出现躁狂、幻觉、昏迷、死亡）。

3. 治疗原则：处理原发病（最重要），补充低渗液体，首选 5% 葡萄糖溶液、0.45%NaCl 溶液；缺水纠正后，应及时补钠，预防低钠血症。

脱水分类

细胞外液丢失为主
血浆
组织间液 等比例丢失
细胞内液
→ 等渗性脱水（急性脱水）
血清钠135～150 mmol/L

细胞外液丢失为主
血浆
组织间液 组织间液丢失>血浆
细胞内液
→ 低渗性脱水（慢性脱水）
血清钠< 135 mmol/L

血浆
组织间液
细胞内液 细胞内液也大量丢失
→ 高渗性脱水（原发性脱水）
血清钠> 150 mmol/L

五、水中毒

1. 水增多，钠正常或增多，血清钠浓度＜ 130 mmo/L，血浆渗透压＜ 280 mOsm/L。

2. ①急性水中毒可造成脑细胞肿胀，导致颅内压增高症状；②慢性水中毒（无力、恶心、呕吐、嗜睡）。

3. 轻度水中毒：限制水摄入，重症水中毒：利尿剂，20% 甘露醇。

六、低钾血症

1. 90% 的钾储存于细胞内，血钾浓度为细胞外液中的浓度，正常值为 3.5 ～ 5.5 mmo/L。低钾血症时血钾＜ 3.5 mmol/L。

2. 病因：①摄入不足（消化道梗阻、长期禁食）；②消化道丢失过多（呕吐、腹泻）；③肾丢失过多（排钾利尿剂，呋塞米）；④向细胞内转移（大量输注葡萄糖和胰岛素、碱中毒）。

3. 临床表现：①肌无力是最早表现，可有软瘫、腱反射减退或消失；②胃肠道症状，恶心、呕吐和腹胀、肠蠕动消失；③心脏房室传导阻滞、心律失常，心电图改变（T 波降平、倒置，随后出现 ST 段降低、QT 间期延长、U 波）；④代谢性碱中毒，反常性酸性尿。

4. 治疗：①治疗原发病；②用氯化钾补钾：见尿补钾（成人尿量＞ 40 ml/h 后才可补钾），能口服不静滴，静滴控制浓度和速度［浓度不宜超过 40 mmol/L（3 g/L），速度不宜超过 20 mmol/h］，每日补氯化钾 3 ～ 6 g，严禁静脉推注（可致心搏骤停）。

七、高钾血症

1. 血钾浓度＞ 5.5 mmol/L。病因：①进入体内的钾太多（含钾药物、大量输入库存血）；②肾排钾减少（肾衰竭；保钾利尿剂，如螺内酯）③细胞内钾移出（溶血、挤压综合征、酸中毒）。

2. 临床表现：①肢体无力、腱反射减退或消失；②心搏骤停（最危险），房室传导阻滞、心律失常，心电图改变（T 波高尖、QT 间期缩短）；③代谢性酸中毒，反常性碱性尿。

3. 治疗：①停用含钾药物；②降低血清钾浓度：促使钾进入细胞内（静滴葡萄糖＋胰岛素），口服阳离子交换树脂，透析；③对抗钾的心脏毒性（静注 10% 葡萄糖酸钙 20 ml）。

八、低钙血症

正常血钙浓度：2.25 ～ 2.75 mmol/L，血钙降低后，神经肌肉兴奋性增高，口周和指尖麻木，手足抽搐，腱反射亢进。治疗：治疗原发疾病，补充钙剂（10% 葡萄糖酸钙），长期低钙口服钙剂和维生素 D。

九、高钙血症

1. 病因：甲状旁腺功能亢进、骨转移癌，患者疲乏无力、失眠、腱反射降低、恶心呕吐、便秘。

2. 治疗：治疗原发疾病，增加尿钙排出，抑制骨吸收，减少肠道吸收，透析。

十、血镁

1. 正常血清镁浓度为 0.75 ～ 1.25 mmol/L，低镁血症的症状与低钙血症相似，神经肌肉兴奋性增高，治疗可补充 25% 硫酸镁。

2. 高镁血症抑制神经肌肉兴奋性，治疗：静注 10% 葡萄糖酸钙（对抗镁对心肌和肌肉的抑制作用）。

十一、代谢性酸中毒（外科最常见）

1. 血液中的缓冲系统以 HCO_3^-/H_2CO_3 最重要，两者比值 20/1 时，保持正常 pH 值 7.35～7.45。酸中毒时 pH ＜ 7.35。

2. HCO_3^- 由肾调节，代谢性酸中毒 HCO_3^- ↓，代谢性碱中毒 HCO_3^- ↑。H_2CO_3 由肺调节，呼吸性酸中毒 H_2CO_3 ↑，呼吸性碱中毒 H_2CO_3 ↓。

3. 代谢性酸中毒的病因：严重腹泻、肠瘘、胰瘘、胆道引流（碱性物质丢失过多），酸性物质产生过多（乳酸、酮体），高钾血症。

4. 临床表现：①轻度可无明显症状；②重症患者呼吸深而快，带有酮味，面色潮红、心率加快。

5. 代谢性酸中毒的治疗：①病因治疗（首要）；②纠正缺水和电解质失衡；③补碱：HCO_3^- ＜ 10 mmol/L 时，常用碳酸氢钠。

十二、代谢性碱中毒

1. 呕吐、长期胃肠减压（酸性物质丢失过多），大量输入库存血（抗凝剂转化成 HCO_3^-），低钾血症。

2. 临床表现：①轻度可无明显症状；②重症患者手足抽搐、腱反射亢进、呼吸变浅变慢。

3. 治疗：①病因治疗（首要）；②纠正缺水和电解质失衡；③补碱：HCO_3^- ＞ 50 mmol/L，pH ＞ 7.65 时，可给予稀盐酸。

十三、呼吸性酸中毒

1. 病因：CO_2 排出障碍（颅脑损伤、全身麻醉过深、气管阻塞），通气障碍（急性肺水肿、肺纤维化）。

2. 症状：呼吸急促，呼吸困难，头痛，谵妄昏迷，心律失常。治疗：病因治疗，改善通气。

十四、呼吸性碱中毒

1. 病因：过度通气（癔症、高热、甲状腺功能亢进、疼痛、机械通气潮气量过大）。

2. 症状：呼吸急促，心率加快，手足口周麻木，肌震颤，手足抽搐。治疗原发病，用纸袋罩住口鼻，增加呼吸道无效腔。

第三章　输血

1. 适应证：大量失血、贫血或低蛋白血症、严重感染、凝血异常。

2. ①失血量＜总血容量 10%（500 ml），机体可自身代偿，无需输血；②失血量达总血容量 10%～20%（500～1000 ml），心率增快，体位性低血压，可输入晶体液、胶体液；③失血量＞总血容量 20%（＞1000 ml），血容量不足，血压不稳，血细胞比容下降，应输入晶体液或胶体液＋适量浓缩红细胞；④失血量＜总血容量 30%（＜1500 ml），不输全血；⑤失血量＞总血容量 30%（＞1500 ml），可输全血与浓缩红细胞各半，补充晶体液、胶体液及血浆。

3. 卫生部（2000 年）输血指南：① Hb ＞ 100 g/L 无需输血；② Hb ＜ 70 g/L 输浓缩红细胞；③ Hb 在 70 ～ 100 g/L 时，根据具体情况决定。

4. 输血不良反应：①发热反应：最常见，致热原引起，输血开始后 15 min 至 2 h 寒战高热。②溶血反应：最严重，误输了 ABO 血型不合的血液，输入十几毫升血型不合的血后，立即出现沿静脉的红肿、疼痛、寒战高热、腰酸背痛、休克，随之出现血红蛋白尿、溶血性黄疸、急性肾衰竭。治疗：停止输血，抗休克，防治肾衰竭，防治 DIC，血浆置换。③过敏反应：输血数分钟后出现：皮肤瘙痒，荨麻疹，支气管痉挛，会厌水肿，过敏性休克。治疗：停止输血，轻者给予苯海拉明，重者肌注肾上腺素，静脉滴注糖皮质激素。④细菌污染反应：停止输血，抗感染治疗，血袋细菌涂片、培养。⑤循环超负荷：输血过快过量，引起急性心力衰竭、肺水肿。应停止输血、吸氧、强心、利尿。⑥输血相关急性肺损伤。⑦输血相关移植物抗宿主病。⑧疾病传播。⑨免疫抑制。

5. 大量输血：24 h 内用库存血置换患者全部血容量，或数小时输血超过 4 L。可出现低体温（冷藏血）、碱中毒（枸橼酸钠在肝转化为碳酸氢钠）、低钙血症（枸橼酸钠与钙结合）、高钾血症（细胞内的钾释放到细胞外）、凝血异常（凝血因子被稀释）。

6. 自体输血的类型：①回收式自体输血（血液回收机收集失血，制成浓缩红细胞）；②预存式自体输血（术前 1 个月开始，每 3 ～ 4 天采血一次，每次 300 ～ 400 ml，至术前 3 天）；③稀释式自体输血［麻醉前，从患者一侧静脉采血，另一侧输液，采血量 800 ～ 1000 ml，输血时后采的血先输，先采的血（凝血因子多）后输］。

7. 血液成分制品：血细胞（浓缩、洗涤、冰冻红细胞，去白细胞的红细胞，血小板），血浆，血浆蛋白（浓缩凝血因子，白蛋白，免疫球蛋白）。

第四章　外科休克

一、概论

1. 休克是由多种病因引起的，以有效循环血容量减少、组织灌注不足，细胞代谢紊乱和功能受损为主要病理生理改变的综合征。

2. 休克的本质是组织细胞供氧不足和需求增加，休克的特征是产生炎症介质。

3. 休克分类：①低血容量性休克；②感染性休克；③心源性休克；④神经源性休克；⑤过敏性休克。

4. 休克的病理生理

（1）微循环的变化：①微循环收缩期：休克早期，外周血管及内脏小动脉收缩，以保证重要器官（心、脑）的有效灌注，微循环"只出不进"（前括约肌收缩）；②微循环扩张期：休克进展，微循环"只进不出"（前括约肌舒张，后括约肌仍收缩），血液滞留在毛细血管网内；③微循环衰竭期：休克不可逆，微循环内的血液处于高凝状态，形成微血栓，可引起弥散性血管内凝血（DIC）。

（2）代谢的变化：①代谢性酸中毒（乳酸增多）；②能量代谢障碍（机体处于应激状态，交感神经兴奋，血糖增高，蛋白质分解增加，脂肪分解增加）。

（3）炎症介质释放、缺血再灌注损伤。

（4）内脏器官的继发性损害。

休克微循环变化

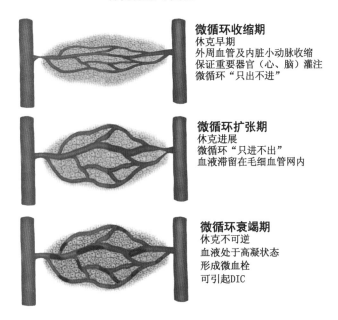

微循环收缩期
休克早期
外周血管及内脏小动脉收缩
保证重要器官（心、脑）灌注
微循环"只出不进"

微循环扩张期
休克进展
微循环"只进不出"
血液滞留在毛细血管网内

微循环衰竭期
休克不可逆
血液处于高凝状态
形成微血栓
可引起DIC

5. 休克临床表现

（1）轻度休克（休克代偿期）：神志清楚，表情痛苦，精神紧张，口渴，皮肤苍白，皮温正常或发冷，脉率＜100次/分，收缩压正常，舒张压升高，脉压缩小，尿量正常，失血量＜20%（＜800 ml）。

（2）中度休克（休克失代偿期）：神志尚清楚，表情淡漠，口渴，皮肤苍白、发冷，脉率100～200次/分，收缩压70～90 mmHg，脉压缩小，尿少（少尿：24 h尿量＜400 ml），失血量20%～40%（800～1600 ml）。

（3）重度休克（休克失代偿期）：意识模糊，神志昏迷，非常口渴，皮肤苍白青紫，厥冷，脉搏速而细弱，或摸不清，收缩压＜70 mmHg，尿少或无尿，失血量＞40%（＞1600 ml）。

休克症状

中度休克

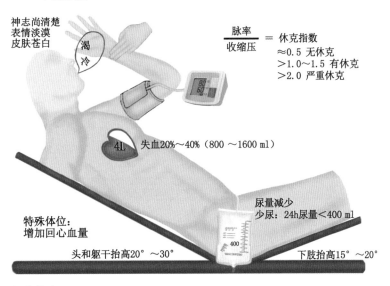

神志尚清楚
表情淡漠
皮肤苍白

渴
冷

$\dfrac{脉率}{收缩压}$ = 休克指数
≈0.5 无休克
＞1.0～1.5 有休克
＞2.0 严重休克

失血20%～40%（800～1600 ml）

尿量减少
少尿：24h尿量＜400 ml

特殊体位：
增加回心血量

头和躯干抬高20°～30°　　　下肢抬高15°～20°

轻度休克 脉率＜100次/分，收缩压正常，尿量正常，失血＜20%

重度休克 脉搏细弱，收缩压＜70mmHg，少尿，无尿（24h尿量＜100 ml），失血＞40%

6. 休克的监测指标

（1）精神状态：反映脑灌注和全身循环的情况。

（2）皮肤温度、色泽：反映体表灌流情况。

（3）血压：收缩压 < 90 mmHg、脉压 < 20 mmHg 是休克存在表现，血压回升、脉压增大是休克好转征象。

（4）脉率：脉率 / 收缩压（mmHg）为休克指数，指数≈ 0.5 无休克，指数 > 1 ～ 1.5 有休克，指数 > 2.0 为严重休克。

（5）尿量：反映肾灌注的情况。尿 < 25 ml/h、比重增加，表明肾血管收缩、供血不足。尿量 > 30 ml/h 表示休克好转。

（6）中心静脉压（CVP）：正常值 5 ～ 10 cmH$_2$O，代表右心房、胸腔静脉压，反应全身血容量、心功能状态，比动脉压敏感。CVP < 5 cmH$_2$O 表示血容量不足，> 15 cmH$_2$O 提示心功能不全，> 20 cmH$_2$O 提示存在充血性心力衰竭。

（7）肺毛细血管楔压（PCWP）：反映肺静脉、左心房、左心室的情况。正常值 6 ～ 15 mmHg，降低反映血容量不足，比 CVP 敏感，增高常见于肺循环阻力增高。

（8）DIC 检测：①血小板 < 80×10^9/L；②凝血酶原时间较对照组延长≥ 3 s；③血浆纤维蛋白原 < 1.5 g/L；④ 3P 试验阳性；⑤血涂片中破碎红细胞 > 2%。结合临床，5 项中 3 项阳性者可确诊。

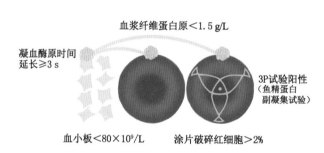

7. 休克的治疗：①积极处理原发伤，止血、保持呼吸道通畅；②头、躯干抬高 20° ～ 30°，下肢抬高 15° ～ 20°，以增加回心血量；③补充血容量（首选治疗）；④纠正酸碱平衡失调（宁酸毋碱，碱中毒使血红蛋白氧解离曲线左移，氧释放减少）；⑤血管活性药物的应用；⑥治疗 DIC，改善微循环；⑦皮质类固醇药物。

二、失血性休克

1. 失血性休克在外科常见，通常在迅速失血超过全身总血量的 20% 时，即出现休克。

2. 中心静脉压与补液的关系

CPV	血压	原因	处理原则
低	低	血容量严重不足	充分补液
低	正常	血容量不足	适当补液
高	低	心功能不全或血容量相对过多	给强心药物，纠正酸中毒，舒张血管
高	正常	容量血管过度收缩	舒张血管
正常	低	心功能不全或血容量不足	补液试验

3. 补液试验：静注等渗盐水 250 ml，于 5 ～ 10 min 输入。如血压升高而中心静脉压不变，提示血容量不足；如血压不变而中心静脉压升高 3 ～ 5 cmH$_2$O，则提示心功能不全。

三、感染性休克

1. 多继发于革兰氏阴性杆菌的感染，释放的内毒素促使炎性介质释放，引起全身炎症反应综合征（SIRS），导致微循环障碍、代谢紊乱、器官功能不全。

2. 全身炎症反应综合征的判断指标：①体温＞ 38℃或＜ 36℃；②心率＞ 90 次 / 分；③呼吸急促＞ 20 次 / 分或过度通气，PaCO$_2$ ＜ 32.3 mmHg；④白细胞计数＞ 12×10^9/L 或＜ 4×10^9/L，或未成熟白细胞＞ 10%。

3. 冷休克（低排高阻型）：多见，革兰氏阴性细菌感染引起，外周血管收缩，阻力增加，微循环淤滞，心排血量减少，脉搏细速，皮肤湿冷（冷休克），尿量＜ 25 ml/L。

4. 暖休克（高排低阻型）：少见，革兰氏阳性细菌感染引起，外周血管扩张，阻力降低，心排血量正常或增高，脉搏减慢，皮肤干燥温暖，尿量＞ 30 ml/L。

5. 治疗：①病因治疗；②补充血容量；③控制感染；④纠正酸碱失衡；⑤心血管药物的应用；⑥糖皮质激素。

第五章　麻醉

麻醉前准备：①改善营养不良：一般要求血红蛋白≥ 80 g/L，白蛋白≥ 30 g/L；②纠正水、电解质紊乱和酸碱平衡失调；③血压＜ 180/100 mmHg；④空腹血糖≤ 8.3 mmol/L，尿糖低于（＋＋），尿酮体阴性；⑤改善肺功能，戒烟≥ 2 周；⑥心理方面准备；⑦胃肠道的准备；⑧麻醉设备、用具、药品的准备。

一、全身麻醉

1. 麻醉药经呼吸道吸入、静脉进入人体内，产生中枢神经系统的抑制，临床表现为神志消失，全身痛觉丧失，遗忘，反射抑制和一定程度的肌肉松弛。

2. 最低肺泡有效浓度（MAC）：指某种吸入麻醉药在一个大气压下和纯氧同时吸入时，能使 50% 的患者对手术刺激不发生反应的最低肺泡浓度。MAC 越小，麻醉效能越强。

3. 油 / 气分配系数（脂溶性）：越高，麻醉效能越强。

4. 血 / 气分配系数（溶解度）：越低，肺泡浓度和吸入浓度的平衡速度越快，麻醉诱导和恢复越快。

5. 吸入麻醉药：①氧化亚氮（笑气，N$_2$O）：麻醉效能弱，肠梗阻不宜应用（可使密闭腔压力增高）；②七氟烷：效能强，麻醉诱导和维持；③地氟烷：效能弱，麻醉维持。

6. 静脉麻醉药：①氯胺酮：可使血压升高、颅内压增高、眼内压增高，不用于高血压、青光眼患者，可用于麻醉诱导，小儿基础麻醉。②丙泊酚：抑制心血管系统，导致血压降低，抑制呼吸。③依托咪酯：短效催眠药，无镇痛作用，对心率、血压、心排血量影响很小，并能轻度扩张冠状动脉；用于全麻诱导，年老体弱、危重患者的麻醉。

7. 肌肉松弛药（肌松药）：去极化肌松药（琥珀胆碱），非去极化肌松药（筒箭毒碱）。

8. 舌后坠是全麻诱导及恢复期发生呼吸道梗阻的最常见原因。

9.气管内插管术：经口将导管插入气管内的深度为 4～5 cm，导管尖端至中切牙的距离为 18～22 cm，确认进入气管后固定。

二、局部麻醉

1.常用局麻药有：脂类（普鲁卡因、丁卡因），酰胺类（利多卡因、布比卡因、罗哌卡因）。

2.局麻方法包括：表面麻醉（丁卡因 40 mg，利多卡因 100 mg）、局部浸润麻醉（利多卡因 400 mg）、区域阻滞、神经阻滞（丁卡因 80 mg，利多卡因 400 mg）。

3.神经阻滞：臂丛阻滞、颈丛阻滞、肋间神经阻滞、指/趾神经阻滞（禁用肾上腺素）。

三、椎管内麻醉

（一）解剖

1.穿刺针依次经过：皮肤→皮下组织→棘上韧带→棘间韧带→黄韧带→硬膜外隙→硬脊膜、蛛网膜→蛛网膜下腔→软膜→脊髓。

2.成人脊髓下端平 L_1 下缘，儿童应在 L_2 下缘，新生儿平 L_3 下缘。因此成人腰椎穿刺应在 L_2 以下。

3.交感神经最先被阻滞，感觉神经次之，运动神经最迟被阻滞；阻滞消退顺序与阻滞顺序相反。

4.脊神经支配在体表分布：胸骨柄上缘 T_2，乳头 T_4，剑突下 T_6，季肋部 T_8，脐 T_{10}，耻骨联合上 T_{12}，大腿前侧 $L_{1\sim3}$。

（二）蛛网膜下腔阻滞（腰麻）

1.麻醉穿刺点，成人一般选择 $L_{3\sim4}$，可上下移 1 个椎间隙。

2.高平面麻醉（阻滞平面高于 T_4），中平面麻醉（$T_{4\sim10}$），低平面麻醉（低于 T_{10}）。两侧髂嵴最高点的连线平 L_4 棘突，肩胛下角平 T_7 下缘。

腰麻体表标志

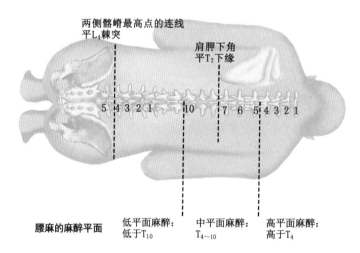

3.麻醉平面的调节：①麻药剂量（主要因素）；②穿刺间隙（越高麻醉范围越广）；③注射速度（越快范围越广）；④体位调节。

4.并发症：腰麻后头痛（最常见，因颅内压下降导致）、尿潴留、恶心呕吐等。

（三）硬膜外阻滞

1.麻醉平面：为节段性。麻醉平面的调节：①局麻药容积（容积越大，范围越广）；②穿刺间隙；

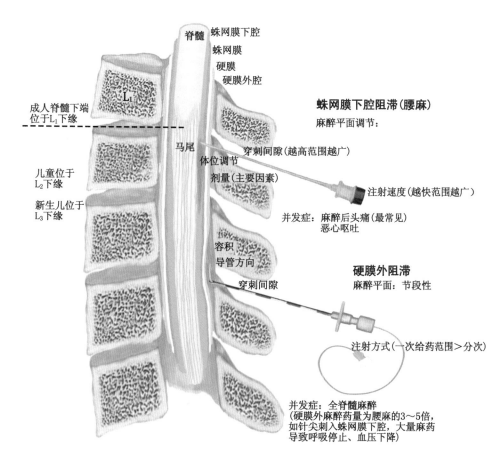

脊髓
蛛网膜下腔
蛛网膜
硬膜
硬膜外腔

成人脊髓下端
位于L₁下缘

L₁

儿童位于
L₂下缘

新生儿位于
L₃下缘

马尾

蛛网膜下腔阻滞（腰麻）
麻醉平面调节：

穿刺间隙（越高范围越广）
体位调节
剂量（主要因素）

注射速度（越快范围越广）

并发症：麻醉后头痛（最常见）
恶心呕吐

容积
导管方向
穿刺间隙

硬膜外阻滞
麻醉平面：节段性

注射方式（一次给药范围＞分次）

并发症：全脊髓麻醉
（硬膜外麻醉药量为腰麻的3～5倍，
如针尖刺入蛛网膜下腔，大量麻药
导致呼吸停止、血压下降）

③导管方向（向头端置管，药液易向胸颈扩散；向尾端置管，则易向腰骶扩散）；④注药方式（一次集中注入时麻醉范围＞分次注入）；⑤患者情况等。

2. 全脊髓麻醉（严重并发症）：硬膜外麻醉的药量为腰麻的 3～5 倍，如针尖刺入蛛网膜下腔，大量麻药导致呼吸停止、血压下降。

3. 骶管阻滞：为硬膜外阻滞的一种，适用于直肠、肛门和会阴部手术。并发症：全脊髓麻醉，尿潴留。

第六章　疼痛治疗

1. 视觉模拟评分法（VAS）：临床上最常用，在一个 10 cm 长的标尺上，标明 0 到 10 的数字，0 代表无痛，10 代表最剧烈的疼痛；让患者将所感受的疼痛程度，在标尺上标出相应的位置。

2. 慢性疼痛：是指疼痛超过疾病的一般病程、超过损伤愈合的一般时间，或疼痛复发超过 1 个月，或疼痛持续超过 3 个月。

3. 慢性疼痛的药物治疗（最常用）：解热消炎镇痛药（阿司匹林、布洛芬），抗癫痫药（苯妥英钠、卡马西平），麻醉性镇痛药（吗啡、芬太尼，具有成瘾性，用于急性剧痛、晚期癌症疼痛），抗抑郁药。

4. 慢性疼痛的其他治疗：神经阻滞，椎管内注药，痛点注射，针灸、推拿，物理疗法，心理疗法。

5. 癌症疼痛的三阶梯疗法：①根据疼痛选择镇痛药：第一阶梯，非阿片类镇痛药（阿司匹林、布洛芬、对乙酰氨基酚）→第二阶梯，弱阿片类药（可待因）→第三阶梯，强阿片类药（吗啡）；②口服给药；③按时服药（不是痛时给药）；④个体化用药。

第七章　重症监测治疗与复苏

一、心脑肺复苏

1. 完整的复苏过程分为三个阶段：基本生命支持、高级生命支持、复苏后治疗。

2. 基本生命支持（初期复苏、心肺复苏）：关键操作是胸外心脏按压、早期除颤。

3. 心肺复苏（CPR）的顺序：CAB（Circulation → Airway → Breathing），即胸外按压→开放气道→人工呼吸。

4. 心脏按压：按压部位是胸骨中下 1/3、两乳头连线中点；按压频率 100～120 次／分；成人按压深度 5～6 cm，儿童按压深度至少为胸部前后径的 1/3；按压与放松的时间之比为 1∶1。心脏按压与人工呼吸的比例为 30∶2。

5. 开放气道：清理异物，仰头提颏法（解除舌后坠）。

6. 人工呼吸：口对口人工呼吸，每次送气大于 1 s，500～600 ml，不能因为人工呼吸而中断心脏按压。

7. 电除颤：心室颤动是心搏骤停最常见的心律失常，电除颤最有效；首次胸外电除颤电能：双相波 200 J，单相波 360 J。除颤后，立即恢复胸外心脏按压 5 个周期，再次判断心律情况。

8. 高级生命支持（ALS）：①呼吸支持（气管内插管）；②恢复和维持自主循环（高质量 CPR、早期电除颤）；③CPR 期间的监测；④药物治疗（肾上腺素）。

二、多器官障碍综合征

1. 多器官障碍综合征（MODS）：急性疾病过程中同时或序贯继发两个或两个以上的重要器官的功能障碍。MODS 的发病基础是全身炎症反应综合征（SIRS）。

2. MODS 的分型：①速发型（在急症发病 24 h 后，发生 ≥ 2 个器官功能障碍）；②迟发型（先发生 1 个器官功能障碍，经过一段稳定的时间后，发生更多的器官功能障碍）。

三、急性肾衰竭

1. 急性肾衰竭（AFR）：是指由各种原因引起的肾功能损害，在短时间（几小时至几日）内出现氮质代谢产物的积聚，水、电解质和酸碱平衡紊乱，是一种严重的临床综合征。

2. 少尿：少尿（< 400 ml/d），无尿（< 100 ml/d），出现进行性氮质血症；水中毒，高钾血症，酸中毒，高磷低钙，高镁。

3. 少尿期的治疗：①量出为入，控制入水量；输液量＝前一日尿量＋显性失水量＋非显性失水量（400 ml），发热患者，体温每增加 1℃，增加补液量 100 ml；②纠正电解质紊乱：严禁摄入钾，血钾浓度 > 6.5 mmol/L 时透析；血钾 > 5.5 mmol/L 时，降钾治疗（葡萄糖酸钙，葡萄糖＋胰岛素，碳酸氢钠）；③营养支持；④控制感染；⑤血液净化。

4. 多尿期：在少尿、无尿后 7 ~ 14 天，24 h 尿量 ≥ 800 ml 为多尿期的开始，一般持续 14 天，每天尿量可达 3000 ml 以上。

5. 多尿期的治疗：维持内环境稳定，加强营养，防治感染等并发症。

四、急性肝衰竭

1. 急性肝衰竭（AHF）：是指由多种因素引起的肝功能急剧恶化，在短期内出现肝合成、解毒、排泄、生物转化等功能的严重障碍，表现为进行性神志改变、凝血功能障碍的综合征。

2. 病因：病毒性肝炎（我国多见，乙肝多见），化学物中毒（对乙酰氨基酚、四氯化碳、蘑菇中毒），外科疾病（肝巨大肿瘤、严重肝损伤），妊娠期急性脂肪肝。

3. 临床表现：恶心呕吐、腹痛、黄疸，意识障碍（肝性脑病），出血倾向（皮肤瘀斑、胃肠出血），呼气烂苹果味，肝肾综合征，肝肺综合征。

4. 治疗：病因治疗，一般治疗（营养支持，补充白蛋白，口服乳果糖，静滴醋谷胺、谷氨酸，纠正电解质紊乱），防治多器官功能衰竭，预防感染，治疗肝性脑病（甘露醇脱水，降低体温，自身免疫性肝炎可用激素），人工肝支持，肝移植（最有效）。

第八章 围术期处理

一、术前准备

1. 手术分 3 种：急症手术（外伤性肠破裂），限期手术（恶性肿瘤），择期手术（良性肿瘤，腹股沟疝修补术）。

2. 预防性抗生素：首次给药（术前 0.5 ~ 2 h 或麻醉开始时）；术中可给予第二剂（手术时间 > 3 h 或失血 > 1500 ml）；总预防用药时间不超过 24 h，个别可延长至 48 h。

3. 胃肠道准备：胃肠手术，术前 1 ~ 2 天进流质饮食；结直肠手术，术前 2 ~ 3 天开始口服抗生素，术前 1 天清洁灌肠；术前 8 ~ 12 h 禁食，术前 4 h 禁水。

4. 术前肺功能检查：①第 1 秒最大呼气量（FEV_1）< 2 L 时，可能发生呼吸困难；②$FEV_1\%$ < 50%，提示重度肺功能不全，可能需要术后机械通气和特殊监护。

5. 其他准备：①高血压患者，若血压控制 < 160/100 mmHg，可不做特殊准备，血压 > 180/100 mmHg，需选用合适降压药降血压，但不要求降至正常；②近期有脑卒中者，择期手术应推迟至少 2 周，最好 6 周；③妇女月经来潮时，应延迟手术。

6. 血小板（PLT）：大手术或涉及血管部位的手术，应保持 PLT > $75×10^9$/L；神经系统手术，应保持 PLT > $100×10^9$/L；当 PLT < $50×10^9$/L，建议输血小板；术前 10 天应停用抗血小板药氯吡格雷，术前 7 天停用阿司匹林，术前 2 ~ 3 天停用非甾体抗炎药。

二、术后处理

1. 引流管拔管时间：乳胶片——术后 1 ~ 2 天，烟卷——3 天内，T 型管——14 天，胃肠减压管——肛门排气后。

2. 拆线时间：头面颈部——术后 4 ～ 5 天；胸部、上腹部、背部、臀部手术——术后 7 ～ 9 天；下腹部、会阴——术后 6 ～ 7 天；四肢手术——术后 10 ～ 12 天，关节处可延长时间；减张缝合——术后 14 天。

3. 手术切口的分类：①清洁切口（Ⅰ类切口），如甲状腺大部切除术；②可能污染切口（Ⅱ类切口），如胃大部切除术，6 h 内的伤口经过清创缝合，新缝合的切口再度切开者；③污染切口（Ⅲ类切口），如阑尾穿孔的阑尾切除术、肠梗阻坏死的手术。

4. 手术切口的愈合：甲级（愈合良好，无不良反应），乙级（有炎症反应，如红肿积液，但无化脓），丙级（化脓）。

切口愈合等级

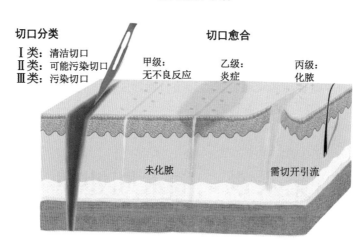

5. 术后并发症：①发热：术后最常见，非感染性发热（吸收热、麻醉药物、术中输血）；术后 24 h 出现高热（> 39℃），应考虑输血输液反应、吸入性肺炎、链球菌感染等。②切口裂开（流出淡红色液体）。③切口感染（红肿热痛、触痛）。④肺部感染（肺不张等导致）。⑤尿路感染（尿潴留导致）。⑥肺栓塞（下肢深静脉血栓导致）。⑦术后出血（止血不确切、凝血障碍）。

第九章　外科患者的代谢及营养治疗

一、外科患者的代谢

1. 临床上多采用经验公式来估算患者的能量需求：非肥胖患者（BMI < 30）的能量摄入量为 25 ～ 30 kcal/（kg·d）；肥胖患者（BMI ≥ 30）的能量摄入量应为正常需要量的 70% ～ 80%［身体质量指数（BMI）＝体重（kg）/ 身高^2（m^2）］。

2. 创伤状态下机体代谢改变：①糖异生增加，机体对糖的利用率下降，血糖升高；②蛋白质分解增加；③脂肪分解增加，应激时的重要能源。

二、肠外营养

1. 适用于需要营养支持，但又不能或不宜接受肠内营养者：①≥ 1 周不能进食、因胃肠道功能障碍或不能耐受肠内营养者；②肠内营养无法达到机体需要的目标量，应该补充肠外营养者。

2. 肠外营养液的成分：葡萄糖（最主要能源物质，每日总能量 25 kcal/kg，糖脂各占一半，糖脂比＝1:1），脂肪乳剂（肝功能不良者，选用中/长链脂肪乳剂；高脂血症应减少或停用），氨基酸（每日供氮 14 g），电解质、维生素、微量元素。

3. 输入途径：①外周浅静脉输入（＜2 周肠外营养，上肢浅静脉）；②中心静脉输入（长期肠外营养；颈内静脉、锁骨下静脉）。

4. 并发症：①气胸（最常见），空气栓塞（最严重），血管或神经损伤；②中心静脉导管相关感染，血栓性静脉炎，导管折断；③代谢紊乱；④肝损害（因肠内缺乏食物刺激、肠道激素的分泌受抑制、过高的能量供给、不恰当的营养物质摄入导致）；⑤肠源性感染（因肠黏膜上皮绒毛萎缩、通透性增加、肠道免疫功能下降，肠道细菌易位导致）；⑥代谢性骨病（骨钙丢失，骨质疏松）。

三、肠内营养

1. 临床营养支持首选的方法，符合生理状态，维持肠道结构和功能，费用较低，使用简便，并发症较少。

2. 适用于：不能经口摄食，或摄食量不能满足机体需求，若胃肠道有消化吸收能力，且能耐受肠内营养制剂，可采用肠内营养。

3. 输入途径：①鼻胃管、鼻十二指肠管、鼻空肠管（临床最常用，适用于＜2 周者）；②胃造口、空肠造口（适合于长时间肠内营养）。

4. 并发症：①机械性并发症（鼻、咽及食管损伤）；②胃肠道并发症（恶心、呕吐，腹泻、腹胀）；③代谢性并发症；④感染性并发症（吸入性肺炎，营养液污染）。

第十章　外科感染

1. 外科感染：通常指需要外科处理的感染，包括与创伤、烧伤、手术相关的感染。

2. 外科感染按病程分为：①急性感染（≤3 周）；②慢性感染（＞2 月）；③亚急性感染（时间介于两者之间）。

3. 非特异性感染：金黄色葡萄球菌（金葡菌）、大肠埃希菌、铜绿假单胞菌、链球菌感染。

4. 特异性感染：结核、破伤风、气性坏疽、念珠菌病、真菌感染。

一、疖

1. 单个毛囊的急性细菌性化脓性感染，金葡菌感染多见，金葡菌产生的血浆凝固酶使纤维蛋白原变为纤维蛋白，限制细菌的扩散，炎症多局限。

2. 好发于头面、颈背部，局部红、肿、痛的小硬结（直径＜2 cm）。随后小硬结中央出现黄白色脓栓，破溃流脓后炎症消退。

3. 治疗：①局部处理（红肿时理疗，脓栓可剔出、勿挤压）；②青霉素、头孢类抗生素。

二、痈

1. 多个相邻毛囊及其周围组织的急性细菌性化脓性感染，可由多个疖融合而成，金葡菌感染多见。

2. 好发于中、老年，常合并有糖尿病，皮肤较厚的项部、背部多见。局部皮肤红肿、热痛，多有寒战高热、食欲减退等全身症状，晚期局部破溃流脓。

3. 危险三角区：鼻根至两侧口角连线所形成的三角形区域，此处出现疖、痈，致病菌可经内眦静脉、眼静脉进入颅内海绵状静脉窦，引起化脓性海绵状静脉窦炎，出现颜面部进行性肿胀、寒战、高热、头痛、呕吐、昏迷，甚至死亡。

4. 治疗：①局部处理（红肿时50%硫酸镁湿敷）。②青霉素、头孢类抗生素。③切开引流：若出现多个脓点、表面紫褐色、已破溃流脓时，需切开引流。可在静脉麻醉下，做十字切口引流，切口长度超炎症范围少许，深度达深筋膜，清除失活组织，填塞凡士林纱条，纱布包扎。

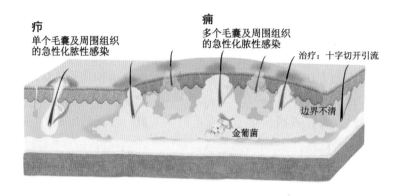

三、脓肿

软组织、器官的细菌性化脓性感染，金葡菌多见，病变局限、分界清晰，有波动感，穿刺可见脓液；治疗：抗生素，切开引流。

四、急性蜂窝织炎

1. 发生在各层软组织内的急性弥漫性化脓性感染。溶血性链球菌多见，由于溶血性链球菌产生溶血素、链激酶、透明质酸酶，使炎症不易局限，扩散迅速，与正常组织分界不清。

2. 表浅蜂窝织炎：患处红肿热痛，迅速沿皮下扩散，红肿边界不清，引流淋巴结肿痛。

3. 深部蜂窝织炎：皮肤病状不明显，有寒战、高热、头痛、乏力等全身症状。

4. 特殊类型：①产气性皮下蜂窝织炎（厌氧菌）；②新生儿皮下坏疽（金葡菌）；③口底、颌下急性蜂窝织炎。

5. 治疗：①局部处理（红肿时50%硫酸镁湿敷，脓肿形成后切开引流）；②青霉素、头孢类抗生素，厌氧菌用甲硝唑；③对症处理（物理降温，营养支持）。

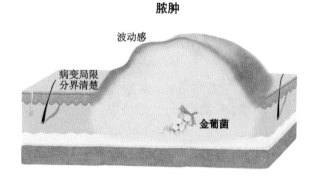

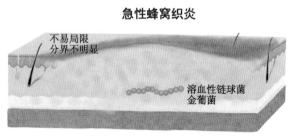

五、网状淋巴管炎（丹毒）

1. 病菌从皮肤、黏膜破损侵入淋巴系统，导致淋巴管（分为浅、深两层）炎症，在浅层表现为网状淋巴管炎（丹毒）。一般属于非化脓性感染，溶血性链球菌多见。

2. 多见于四肢，下肢更常见，片状红疹，中央较淡，边界清楚，皮下红线，向近心端延伸。

3. 治疗：抗生素治疗，硫酸镁湿敷。

六、甲沟炎

1. 甲沟及其周围组织的化脓性细菌感染，常因微小刺伤、剪指甲过深等引起，金葡菌多见。

2. 临床表现：一侧甲沟局部红肿热痛。化脓后出现白色脓点，向深层蔓延则会导致指头炎、慢性甲沟炎。

3. 治疗：①未形成脓肿时抗生素治疗、外敷、理疗；②形成脓肿者，应行手术治疗（沿甲沟旁纵行切开引流）。

七、脓性指头炎

1. 手指末节掌面的皮下化脓性细菌感染，多因甲沟炎加重、皮肤受伤后引起，金葡菌多见。

2. 临床表现：指头针刺样痛、肿胀，可剧烈跳痛，伴有全身症状。后期因神经末梢受压麻痹而疼痛缓解，晚期末节指骨可并发骨髓炎，导致指骨坏死。

3. 治疗：①指头炎初发时抗生素治疗、外敷；②若患指剧痛、肿胀明显，伴有全身症状，应及时切开引流（末节指侧面做纵行切口，远侧不超过甲沟1/2，近侧不超过指节横纹）。

八、急性化脓性腱鞘炎

1. 手的屈指腱鞘炎多为局部刺伤后继发细菌感染导致，金葡菌多见。

2. 腱鞘：外层为腱纤维鞘，内层为腱滑膜鞘，腱滑膜鞘呈双层套管状。腱鞘内有指浅、深屈肌，

丹毒

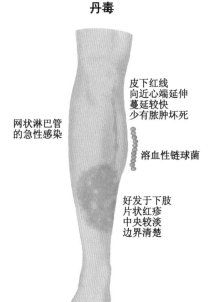

皮下红线
向近心端延伸
蔓延较快
少有脓肿坏死

溶血性链球菌

网状淋巴管
的急性感染

好发于下肢
片状红疹
中央较淡
边界清楚

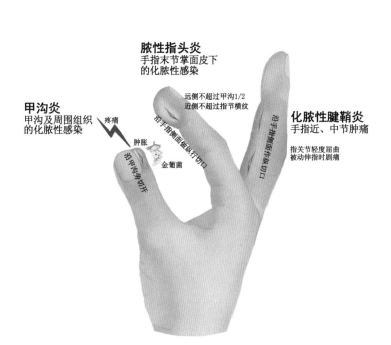

脓性指头炎
手指末节掌面皮下
的化脓性感染

远侧不超过甲沟1/2
近侧不超过指节横纹

甲沟炎
甲沟及周围组织
的化脓性感染

疼痛

肿胀

沿手指侧面做纵行切口

金葡菌

沿甲沟旁切开

化脓性腱鞘炎
手指近、中节肿痛

沿手指侧面做纵行切口

指关节轻度屈曲
被动伸指时剧痛

指浅屈肌止于中节指骨近端，指深屈肌止于远节指骨近端。

2.患指近、中节疼痛，肿胀，压痛，皮肤紧张，指关节轻度屈曲，被动伸指时剧痛。治疗：早期切开减压（沿近、中两指节的侧面做纵行切口）。

九、化脓性滑囊炎

1.桡侧滑囊炎：多由拇指腱鞘炎蔓延而来，拇指及鱼际处肿胀、压痛。治疗：在拇指侧面、鱼际掌面做对口引流或小切口引流，切口近端距离腕横纹至少 1.5 cm，以免损伤正中神经。

2.尺侧滑囊炎：多由小指腱鞘炎蔓延而来，小指和小鱼际处压痛。治疗：在小鱼际掌面做切口引流。

十、掌深间隙急性细菌性感染

1.掌中间隙感染：中指、环指腱鞘炎蔓延至掌中间隙，金葡菌多见。掌心隆起，掌心凹消失，手背水肿，中指、环指和小指半屈位，被动伸指可引起剧痛，伴全身症状。治疗：①静滴抗生素；②切开引流（纵行切开中指、环指间的指蹼掌面，切口不宜超过掌远侧横纹，以免损伤掌浅弓）。

2.鱼际间隙感染：示指腱鞘炎蔓延至鱼际间隙，金葡菌多见，鱼际、拇指指蹼肿胀、压痛，示指半屈，拇指外展，不能对掌；伴全身症状。治疗：①静滴抗生素；②切开引流（在鱼际最肿胀、波动最明显处切开，或拇指、示指间的指蹼处"虎口"做切口，或在第二掌骨桡侧做纵行切口）。

手部解剖和感染

指深屈肌：
止于远节指骨近端

腱鞘：
外层为腱纤维鞘
内层为腱滑膜鞘
腱滑膜鞘呈双层套管状

纤维鞘

滑膜鞘

指浅屈肌：
止于中节指骨近端

无人区：
中节指骨中部→掌横纹
（即指浅屈肌中节指骨的止点
→掌指关节平面的腱鞘起点）
此区有指深、浅屈肌腱及腱鞘

环指、中指蔓延

示指蔓延

纵切第二掌骨桡侧

纵切指蹼掌面

掌中间隙感染

鱼际间隙感染

沿拇指中节侧面、大鱼际掌面
做对口引流或小切口引流

沿小指侧面
小鱼际掌面
作切口引流

尺侧滑囊炎
小指腱鞘炎蔓延而来
小指、小鱼际肿胀压痛

桡侧滑囊炎
拇指腱鞘炎蔓延
拇指、鱼际肿胀压痛

鱼际间隙

掌中间隙

十一、全身性外科感染

1. 脓毒症：常继发于严重创伤后的感染和各种化脓性感染，导致危及生命的器官功能障碍。

2. 菌血症：是脓毒症的一种，即血培养检出病原菌者。目前多指有明显感染症状的菌血症。

3. 临床表现：①发热，寒战；②心率加快，脉搏细速，呼吸急促；③神志改变；④肝脾可肿大。

4. 革兰氏阴性菌引起的脓毒症已多于革兰氏阳性菌。①革兰氏阴性菌：大肠埃希菌、铜绿假单胞菌，继发于腹腔感染，可出现"三低"现象（低温、低血压、低白细胞），产生内毒素，发生脓毒症休克多见；②革兰氏阳性菌：金葡菌、肠球菌，继发于痈、蜂窝织炎，常伴高热、皮疹和转移性脓肿；③厌氧菌：常为混合感染，感染灶坏死，有特殊腐臭味；④真菌：继发于长期使用广谱抗生素、免疫抑制剂，或长期留置静脉导管，出现结膜瘀斑、视网膜絮样斑。

5. 治疗：①早期复苏；②抗微生物治疗；③控制感染源；④其他辅助治疗。

十二、破伤风

1. 致病菌为破伤风梭菌：革兰氏染色阳性，专性厌氧，自然界以芽孢状态存在，土壤中多见；在缺氧环境中（窄而深的伤口），芽孢发育成增殖体，产生大量外毒素，主要为痉挛毒素，致肌紧张、痉挛，交感神经过度兴奋。

2. 潜伏期一般为 1 周（90% 在 2 周内发病），潜伏期越短者，预后越差，病程一般为 1 个月。

3. 典型症状：肌紧张性收缩，伴阵发性痉挛。光、声、饮水均可诱发，发作时患者神志清楚，表情痛苦。临床表现顺序为：张口困难（咀嚼肌）→苦笑面容（表情肌）→颈项强直（颈项肌）→角弓反张（腹背肌）→四肢半屈曲、半握拳（四肢肌）→呼吸困难（膈肌）。死亡原因多为窒息、心力衰竭、肺部并发症。

4. 预防：①早期彻底清创，改善局部循环（消除缺氧环境）；②人工被动免疫：适用于未接受主动免疫者，应皮下注射破伤风抗毒素（TAT），注射前应做皮肤试验；目前最佳的被动免疫为肌注破伤风免疫球蛋白（TIG），效能 10 倍于破伤风抗毒素；③主动免疫（注射破伤风类毒素抗原）。

破伤风梭菌

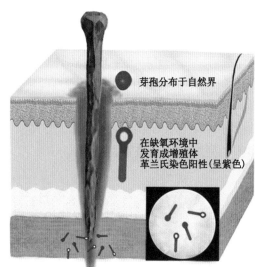

芽孢分布于自然界

在缺氧环境中
发育成增殖体
革兰氏染色阳性(呈紫色)

窄而深的伤口
繁殖并产生毒素：外毒素(痉挛毒素)
溶血毒素

预防：
主动免疫(破伤风类毒素抗原)
被动免疫[破伤风抗毒素(TAT)，破伤风免疫球蛋白(TIG)]

破伤风症状

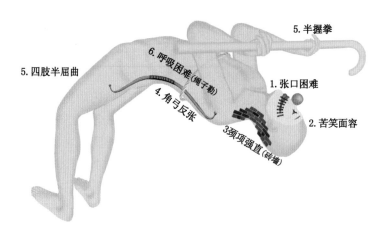

5. 治疗：①早期清创引流；②破伤风抗毒素（早期有效，毒素与神经结合后难有效）；③抗生素治疗（首选青霉素）；④支持对症治疗（镇静、解痉药物）；⑤防治并发症（窒息、肺不张、肺部感染）。

十三、气性坏疽

1. 气性坏疽是梭状芽孢杆菌所致的肌坏死或肌炎，致病菌多为产气荚膜梭菌，革兰氏染色阳性厌氧菌，产生多种外毒素和酶，组织分解坏死，产生硫化氢等气体（恶臭）。

2. 病情急剧恶化，高热，毒血症；患肢疼痛，肿胀进行性加重，皮下气肿，触及捻发音，皮肤浅静脉回流受阻（大理石样斑纹）。X 线见软组织间积气影。

3. 治疗：①早期清创引流；②应用抗生素（首选青霉素）；③高压氧治疗（提高组织间的含氧量）；④全身支持治疗。

十四、外科应用抗菌药的原则

1. 清洁手术：通常不需预防性使用抗菌药物，仅在下列情况下使用：①手术范围大、时间长；②手术涉及重要脏器，如头颅、心脏、眼内手术等；③异物植入手术；④高龄、免疫缺陷者。

2. 清洁-污染手术：是指呼吸道、消化道、泌尿道、女性生殖道手术，或经以上器官的手术。

3. 污染手术：指由于胃肠道、尿路、胆道液体大量溢出，或开放性创伤等造成术野污染的手术。

4. 特殊人群的应用：①老年患者：由于肾功能生理性减退，宜选用毒性低的药物，药量减至正常治疗量的 1/2～2/3。②小儿患者：尽量避免使用有耳、肾毒性的抗生素（氨基糖苷类、万古毒素）；四环素可导致牙齿黄染，不用于 8 岁以下小儿；喹诺酮类抗生素可影响骨骼发育，不用于 18 岁以下的未成年人。③妊娠期：严禁用有致畸作用的药物（四环素、喹诺酮类、氨基糖苷类、万古毒素），可用对母体和胎儿均无明显影响的药物（β- 内酰胺类）。

第十一章　创伤

1. 按伤后皮肤完整性可分为：闭合性创伤、开放性创伤（按伤道类型可分为：贯通伤、盲管伤）。

2. 创伤愈合的类型可分为：①一期愈合：多见于损伤轻、范围小、无感染的伤口；修复以原来细胞为主，纤维组织少。②二期愈合：多见于损伤重、范围大、伴感染的伤口；修复以纤维组织为主，不同程度影响结构和功能。

3. 影响创伤的因素：①局部因素：感染，异物，缝合包扎过紧，局部血运障碍，局部制动不足；②全身因素：老年，营养不良，激素，免疫抑制。

第十二章　烧伤、犬咬伤

一、烧伤

1. 新九分法：将全身体表面积划分为 11 个 9% 的等分，另加 1%。①成人头颈部占体表面积 9%（发部 3%，面部 3%，颈部 3%）；②双上肢各占 9%（双手 5%，双前臂 6%，双上臂 7%）；③前后躯干及会阴部占 3×9%（躯干前 13%，躯干后 13%，会阴 1%）；④臀部及双下肢占 5×9% ＋ 1%（双臀 5%，双足 7%，双小腿 13%，双大腿 21%）。（口诀：**333，567，前后 13 会阴 1，臀 5 足 7 小 13，还有大腿 21**）。

2. 成年女性双足、臀部各占 6%。儿童因头部较大，应增加（12 －年龄），而下肢较小，应减去（12 －年龄）。手掌面积约占患者体表面积的 1%。

烧伤九分法

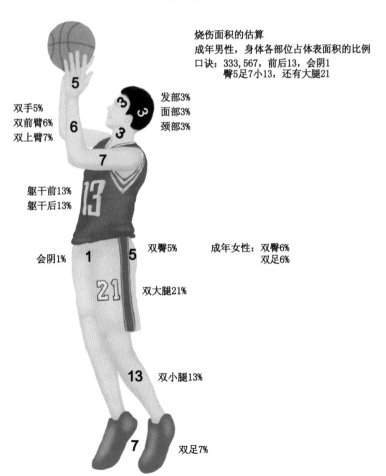

烧伤面积的估算
成年男性，身体各部位占体表面积的比例
口诀：333, 567, 前后13, 会阴1
臀5足7小13，还有大腿21

发部3%
面部3%
颈部3%

双手5%
双前臂6%
双上臂7%

躯干前13%
躯干后13%

会阴1%

双臀5%
成年女性：双臀6%
双足6%

双大腿21%

双小腿13%

双足7%

3.烧伤深度识别（三度四分法）

（1）Ⅰ度烧伤：病变最轻，伤及表皮浅层，生发层健在，再生能力强。出现皮肤红斑、干燥、烧灼感。常于短期内（3～7天），脱屑痊愈，不遗留瘢痕。无需特殊处理，可涂有止痛作用的烧伤外用药。

（2）浅Ⅱ度烧伤：累及表皮生发层、真皮乳头层。形成大小不等水泡，水泡破裂后，创面红润潮湿，疼痛剧烈，感觉过敏。一般经1～2周愈合，不留瘢痕，可出现色素沉着。水疱皮完整者予保留，如水疱皮已撕脱，用无菌油性敷料包扎。

（3）深Ⅱ度烧伤：累及真皮深层，残留皮肤附件。表皮呈暗红色，可有小水泡，去表皮后，创面微湿，红白相间，痛觉较迟钝。创面通过残存的上皮小岛修复，一般需时3～4周，形成增生瘢痕。

（4）Ⅲ度烧伤：累及皮肤全层，甚至达皮下、肌肉或骨骼。局部焦黄、炭化焦痂，痂下可见树枝状栓塞血管。创面干燥，痛觉消失；愈合时间＞4周，需植皮方能愈合。

烧伤分度

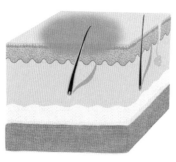

Ⅰ度 烧伤
损伤表皮浅层
创面红肿
皮温增高
拔毛试验剧痛
3～7天愈合，无瘢痕

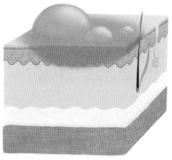

浅Ⅱ度 烧伤
损伤表皮生发层、真皮乳头层
创面红肿
水泡大小不一
皮温增高
拔毛试验疼痛
1～2周愈合，色素沉积

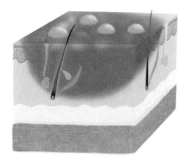

深Ⅱ度 烧伤
损伤累及真皮深层，残留皮肤附件
创面红白相间
水泡小
皮温略低
拔毛试验微痛
3～4周愈合，瘢痕愈合

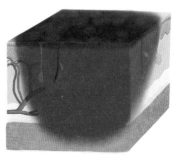

Ⅲ度 烧伤
损伤全皮层，可达皮下、肌肉、骨
创面碳化、焦黄，树枝状栓塞血管
皮温低
拔毛试验不痛
＞4周愈合，瘢痕愈合，需植皮

皮肤的层次

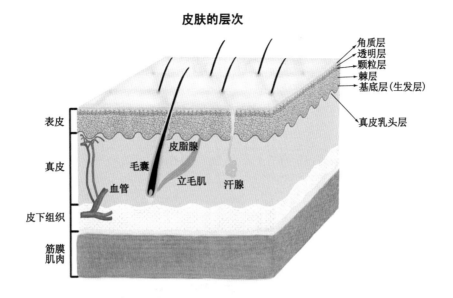

4.烧伤严重性分度

	总烧伤面积	Ⅱ度	Ⅲ度	
轻度烧伤	< 30%	< 10%		
中度烧伤	< 30%	11% ~ 30%	< 10%	
重度烧伤	31% ~ 50%		11% ~ 20%	或有休克、吸入性损伤、复合伤
特重烧伤	> 50%		> 20%	

5.吸入性损伤的诊断依据为：①密闭环境发生的烧伤；②面颈、前胸部烧伤，口鼻周围深度烧伤；③鼻毛烧焦、口唇肿胀，口腔黏膜红肿、水泡，或发白；④刺激性咳嗽，痰中有炭屑；⑤声嘶、吞咽困难或疼痛；⑥呼吸困难、哮鸣音；⑦纤维支气管镜检查发现气道黏膜充血、水肿、坏死、剥脱（最直接和准确）。

6.烧伤临床发展过程分为4期：①体液渗出期：渗出速度在伤后 6 ~ 12 h 最快，持续 24 ~ 36 h；可出现低血容量性休克，应抗休克治疗，输液先快后慢；②急性感染期：防治感染是此期的关键，应早期削痂、切痂，植皮消灭创面；③创面修复期；④康复期。

7.烧伤的现场急救、转送：①迅速脱离热源；②保护受伤部位；③保持呼吸道通畅；④其他救治措施：大面积严重烧伤早期应避免长途转送，休克期最好就地抗休克或加做气管切开术；注意有无复合伤，行相应的急救处理。

8.烧伤后第一个 24 h 补液量＝烧伤面积百分比（Ⅱ、Ⅲ度）×体重×1.5＋2000 ml（基础需要量）。成人每 1% 烧伤面积（Ⅱ、Ⅲ度）每 kg 体重补液量 1.5 ml（晶体：胶体＝2∶1），广泛深度烧伤与小儿烧伤（晶体：胶体＝1∶1），另加基础需要量 2000 ml（小儿按年龄体重计算）。计算出来的总量的一半应于伤后 8 h 内输完，后 16 h 输入另一半。

9.第 2 个 24 h 补液量：电解质、胶体为第 1 个 24 h 的一半，另加上 5% 葡萄糖溶液 2000 ml。

10.烧伤全身性感染的诊断：①性格改变：兴奋多语，幻觉，神志淡漠；②体温骤升或骤降；③心率加快 > 140 次 / 分；④呼吸急促；⑤白细胞计数骤升或骤降；⑥创面骤变。

11.烧伤后 24 h，低血容量休克最危险；之后感染为最常见死因，革兰氏阴性杆菌多见。

应激性溃疡

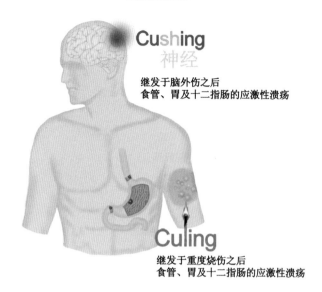

12.并发症：①肺部并发症最常见（肺部感染、肺水肿多见），多在伤后 2 周内；②心功能不全；③肾功能不全；④脑水肿；⑤烧伤应激性溃疡（Culing 溃疡：继发于重度烧伤之后，食管、胃及十二指肠的应激性溃疡）。

13.全身性感染的防治：①积极地纠正休克，维护机体的防御功能，保护肠黏膜的组织屏障；②正确处理创面；③合理应用抗生素，预防二重感染；④营养支持，纠正水电解质紊乱，维护脏器功能。

二、狂犬病

1.咬伤至发病可有 10 天到数月的潜伏期，一般为 1～2 个月，初期伤口麻木疼痛，继之发热，烦躁，吞咽困难，恐水，咽喉痉挛，流涎，最后瘫痪，昏迷，循环衰竭；死亡率几乎 100%。

2.治疗：浅小伤口肥皂水冲洗，常规消毒；深大伤口需清创，注射破伤风抗毒素；注射狂犬病疫苗（主动免疫，伤后当天和第 3、7、14、28 天共 5 针），狂犬病免疫球蛋白（被动免疫，于伤口周围浸润注射）。

第十三章　肿瘤

1.肿瘤：机体中正常细胞在不同始动与促进因素长期作用下，所产生的增生与异常分化所形成的新生物。

2.癌：来自上皮组织的恶性肿瘤。肉瘤：来自间叶组织的恶性肿瘤。

3.癌症的预防分为：①一级预防：消除或减少可能致癌的因素，目的在于降低癌症的发病率；②二级预防：早发现，早治疗，目的为降低癌症死亡率；③三级预防：即诊断治疗后的康复，提高生活质量，减轻痛苦，延长生命。

第十四章　移植

1. 移植分类：①按植入移植物的不同（器官移植、组织移植、细胞移植）；②按供、受体种系：同系移植（基因完全相同，不发生排斥）、同种异体移植、异种移植；③按是否为同一个体：自体移植（不发生排斥）、异体移植；④按植入部位（原位移植、异位移植）。

2. 移植抗原（引起移植排斥反应的抗原）包括：①主要组织相容性复合体抗原（MHCA）：又称人类白细胞抗原（HLA），导致急性排斥反应的主要原因；②次要组织相容性抗原（mHA）：引起较弱的排斥反应；③ABO 血型抗原：导致超急性排斥反应的发生。

3. 宿主抗移植物反应

（1）超急性排斥反应：移植术后数分钟至数小时内发生，为体液免疫反应。受体存在针对移植物的抗体（如 ABO 血型不符、反复输血、多次妊娠），受体体内抗体可迅速与移植物细胞结合，破坏细胞、激活凝血。一旦发生，需切除移植物，抗排斥往往无效。

（2）急性排斥反应：临床上最常见，由 T 细胞介导和抗体介导，在可发生于移植后的任何阶段；表现为发热、移植部位胀痛、移植器官功能减退等。应尽早治疗（激素冲击、抗淋巴细胞的免疫球蛋白）。

（3）慢性排斥反应：移植术后数周、数月、数年发生。表现为移植器官功能减退；慢性排斥反应对免疫抑制剂不敏感，是影响移植物长期存活的主要原因。

3. 移植物抗宿主反应：是移植物中的特异性淋巴细胞识别宿主抗原而诱发针对受体的排斥反应，常见于造血干细胞移植、小肠移植。

4. ①肾移植：疗效最稳定和最显著；②小肠移植：排斥反应发生率高，易并发严重感染；③心脏移植：慢性排斥反应导致的冠状动脉硬化是影响术后长期存活的主要原因；④肝移植，肺移植，胰腺移植。

外科学各论

第十五章　颈部疾病

一、解剖生理概要

1. 甲状腺的组成：左、右两个侧叶，中间的峡部。峡部一般在第 2～4 气管软骨环的前方。

2. 甲状腺被膜有两层：内层被膜（甲状腺固有被膜），外层被膜（甲状腺外科被膜）。内、外被膜之间有甲状旁腺和喉返神经。手术时应贴内层被膜分离，保护甲状旁腺和喉返神经。

3. 甲状腺的动脉：甲状腺上动脉（起自颈外动脉），甲状腺下动脉（起自锁骨下动脉），偶有甲状腺最下动脉（起自无名动脉、主动脉弓）。

4. 甲状腺的静脉：甲状腺上静脉（流入颈内静脉），甲状腺中静脉（流入颈内静脉），甲状腺下静脉（流入无名静脉）。

甲状腺血供

甲状腺最下动脉可发自主动脉弓、头臂干等

5. 喉上神经（起自迷走神经）分 2 支：①内支（支配喉黏膜、损伤后饮水呛咳、误咽）；②外支（支配环甲肌，损伤后声带松弛、音调降低）。

6. 喉返神经（起自迷走神经，支配除环甲肌以外的喉内肌）分 2 支：①前支（支配声带内收肌等。一侧前支或全支损伤后，声带处于外展位，声音嘶哑；双侧前支伤或全支伤，导致呼吸困难）；②后支（支配声带外展肌，即环杓后肌。一侧损伤后声带处于内收位，无声音嘶哑；两侧损伤呼吸困难)(口诀：前全声嘶双呼困)。

7.甲状腺主要功能：合成、储存、分泌甲状腺素。

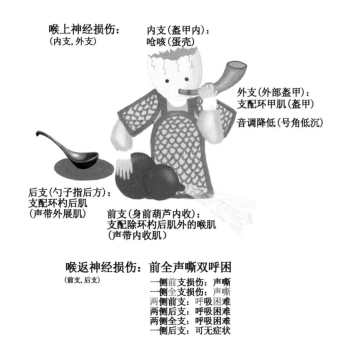

二、单纯性甲状腺肿

1.病因：①甲状腺素原料缺乏（为主要因素；环境缺碘，引起地方性甲状腺肿。早期为弥漫性甲状腺肿，之后发展为结节性甲状腺肿，可囊肿、纤维化、钙化）；②甲状腺素合成分泌障碍（硫脲类药物、缺乏甲状腺素合成酶）；③甲状腺素需要量增加（青春期、妊娠期、绝经期，引起生理性甲状腺肿）。

2.临床表现

（1）女性多见，一般无全身症状。早期甲状腺呈弥漫性对称性肿大，质地柔软，表面光滑，随吞咽上下移动。病情进展可出现结节，发生囊肿样变出血，肿块可迅速增大，出现压迫症状。

（2）腺体较大时，可压迫气管（气促、呼吸困难、气管软化）、食管（吞咽困难）和喉返神经（声音嘶哑），胸骨后甲状腺肿可压迫深部大静脉（表浅静脉怒张、面部青紫）。

（3）结节性甲状腺肿可继发甲状腺功能亢进（甲亢）、甲状腺癌。

3.诊断：体检发现甲状腺肿大或结节，甲状腺功能基本正常，甲状腺摄碘率↑，吸碘高峰不提前，超声检查可见多发囊性、实性结节。

4.治疗：①青春期或妊娠期的生理性甲状腺肿：多食含碘丰富的食物，不需药物治疗；②＜20岁的弥漫性单纯甲状腺肿：小剂量甲状腺素，抑制促甲状腺素（TSH）水平。

5.手术方式：甲状腺次全切除术。手术指征：①胸骨后甲状腺肿；②巨大甲状腺肿影响生活工作；③压迫引起临床症状；④结节性甲状腺肿继发甲亢；⑤结节性甲状腺肿可疑癌变（口诀：胸骨后巨大压迫，继发甲亢癌变）。

6.预防：在流行地提供含碘盐，食盐中每10 kg加碘化钠1 g。

单纯性甲状腺肿

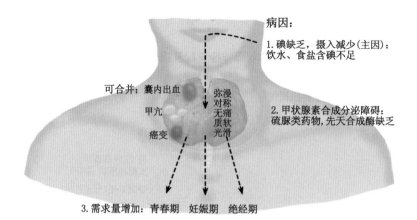

病因：

1. 碘缺乏，摄入减少（主因）：饮水、食盐含碘不足

可合并：囊内出血 甲亢 癌变

弥漫对称 无痛 质软 光滑

2. 甲状腺素合成分泌障碍：硫脲类药物，先天合成酶缺乏

3. 需求量增加：青春期 妊娠期 绝经期

治疗：生理性甲状腺肿，多吃含碘食物（海带、紫菜）
<20岁弥漫性单纯性甲状腺肿，可给予少量甲状腺素片

手术治疗：胸骨后甲状腺肿，巨大甲状腺肿，压迫症状
结节性甲状腺肿继发甲亢，可疑癌变
（口诀：胸骨后巨大压迫，继发甲亢癌变）

三、甲状腺功能亢进的外科治疗

1. 甲状腺功能亢进的原因：①原发性甲亢（最多，占90%。甲状腺弥漫对称肿大，无痛，质软光滑，伴眼球突出，又称"突眼性甲状腺肿"）；②继发性甲亢（先有结节性甲状腺肿→甲亢，不对称，无突眼，易心肌损害）；③高功能腺瘤（单发，结节周围的腺体萎缩）。

2. 临床表现：①怕热多汗，急躁易怒，失眠疲劳、双手颤动。②食欲亢进，体重减轻；脉快有力（休息仍快），脉压增大（收缩压升高为主），月经失调。③甲状腺肿大。

3. 诊断

（1）基础代谢率＝（脉率＋脉压）－111；正常值为 ±10%，＋20% ～ 30% 为轻度甲亢，＋30% ～ 60% 为中度甲亢，＋60% 以上为重度甲亢。

（2）彩超：甲状腺肿大，血流非常丰富，呈"火海"征。

（3）甲状腺摄 ^{131}I 率的测定：正常甲状腺 24 h 摄取总量的 30% ～ 40%；甲亢患者 2 h ＞ 25%，或 24 h ＞ 50%，吸碘高峰提前。

（4）血清中 T_3 和 T_4 含量的测定：T_3 增高 4 倍，敏感性比 T_4 高；T_4 增高 2.5 倍。

4. 治疗：手术，抗甲状腺药物，放射性碘治疗。

5. 手术指征：①中度以上原发性甲亢；②继发性甲亢；③高功能腺瘤；④有压迫症状，或胸骨后甲状腺肿；⑤抗甲状腺药物或 ^{131}I 治疗后复发者；⑥妊娠早、中期有上述指征者。

6. 手术禁忌证：①青少年；②症状较轻；③老年人；④不能耐受手术。

7. 术前一般准备：精神紧张者（地西泮），心率过快者（普萘洛尔），心力衰竭者（洋地黄）。

8. 术前检查：①基础代谢率；②颈部 X 线片（无气管移位，受压）；③心电图检查；④喉镜检查（声带功能）。（**口诀：机器心声**）。

9. 术前药物准备

（1）硫脲类药物＋碘剂：适用于症状较重者，硫氧嘧啶类药物口服（抗甲状腺药物使甲状腺肿大充血），待甲亢控制后，碘剂口服（使甲状腺变小变硬）。

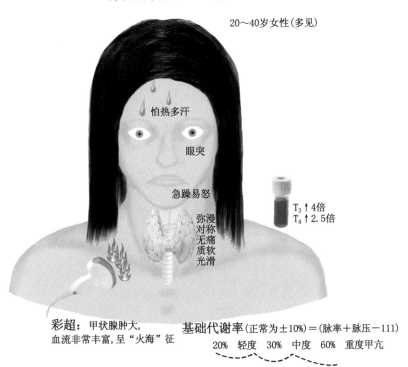

原发性甲亢（Graves病）

20～40岁女性（多见）

怕热多汗

眼突

急躁易怒

弥漫
对称
无痛
质软
光滑

$T_3 \uparrow 4倍$
$T_4 \uparrow 2.5倍$

彩超：甲状腺肿大，
血流非常丰富，呈"火海"征

基础代谢率（正常为±10%）＝（脉率＋脉压－111）

20% 轻度　30% 中度　60% 重度甲亢

（2）单用碘剂：适用于症状不重者，用2～3周，至症状控制后手术。碘剂只能抑制甲状腺素的释放，不能抑制甲状腺素的合成，停用后会出现症状反跳。

（3）普萘洛尔（心得安）：适用于不能耐受碘剂或硫脲类药物且心率较快者，可以减慢心率，降低基础代谢率，控制症状。

7. 术中及术后注意事项

（1）切除范围：甲状腺大部切除术，切除腺体的80%～90%＋峡部，切除过多（甲状腺功能低下），切除过少（复发）。

（2）结扎血管：靠近甲状腺上极结扎上动脉（避免喉上神经损伤），远离甲状腺下极结扎下动脉（避免喉返神经损伤）。

（3）保持甲状腺背面完整（保留甲状旁腺）。

甲状腺大部切除术

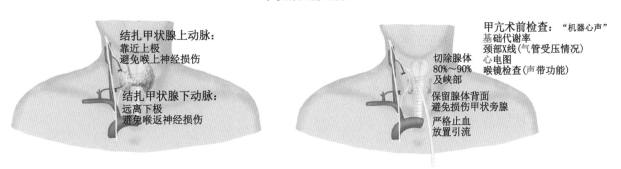

结扎甲状腺上动脉：
靠近上极
避免喉上神经损伤

结扎甲状腺下动脉：
远离下极
避免喉返神经损伤

切除腺体
80%～90%
及峡部

保留腺体背面
避免损伤甲状旁腺
严格止血
放置引流

甲亢术前检查："机器心声"
基础代谢率
颈部X线（气管受压情况）
心电图
喉镜检查（声带功能）

8. 术后并发症：术后呼吸困难和窒息；神经损伤（喉上、喉返神经损伤）；甲状旁腺功能减退；甲状腺危象。

9. 术后呼吸困难和窒息：最危急，多发生于术后 48 h 内。常见原因：①血肿压迫（急救：拆开伤口，去除血肿，严密止血，必要时气管插管或切开）；②气管塌陷；③双侧喉返神经损伤；④喉头水肿（治疗：轻度无需治疗，中度皮质激素，重度气管切开）。急救措施：床旁拆线，去除血肿；症状如无缓解行气管插管；一般情况好转后，手术室探查止血。（**口诀：血气返喉**）。

甲状腺术后呼吸困难

多发于术后48 h内
最危急的并发症

喉头水肿

血肿压迫急救：
拆开伤口
去除血肿
严密止血
必要时气管插管或切开

喉头水肿治疗：
轻度无需治疗
中度皮质激素
重度气管切开

血肿压迫

气管塌陷(术前气管软化试验)

双侧喉返神经损伤

口诀：血气返喉

10. 术后甲状旁腺功能减退：术中误切腺体或断其血供，术后 1 ～ 3 天，甲状旁腺激素水平降低，血钙浓度降至 < 2.0 mmol/L。出现面部、手足麻木抽搐，严重者喉肌痉挛、呼吸困难。抽搐发作时静注 10% 葡萄糖酸钙或氯化钙 10 ～ 20 ml。患者应补钙（口服葡萄糖酸钙）、维生素 D_3，限制鸡鱼肉蛋奶的摄入（磷会影响钙吸收）。甲状旁腺胸锁乳突肌移植术（永久性甲状旁腺功能减退患者）。

11. 术后甲状腺危象：术后 12 ～ 36 h，甲状腺素过量释放，引起暴发性肾上腺素能释放。患者出现高热脉速，呕吐腹泻，谵妄烦躁。对症治疗：退热补液、镇静吸氧。甲亢治疗：碘剂（口服或静滴 3 ～ 5 ml）；肾上腺素阻断：普萘洛尔，利血平；氢化可的松（静滴 200 ～ 400 mg）。

四、甲状腺炎

1. 亚急性甲状腺炎：上呼吸道感染病史，起病急；甲状腺疼痛肿块，质硬，可伴发热，红细胞沉降率加快。分离现象：基础代谢率↑（T_3↑，T_4↑），碘摄取率↓。激素治疗有效（泼尼松），抗生素治疗无效。

2. 桥本甲状腺炎：自身免疫性疾病，可致甲状腺功能减退；甲状腺弥漫对称肿大，无痛质硬光滑。碘摄取率↓，甲状腺过氧化物酶抗体（TPOAb）↑，甲状腺球蛋白抗体（TgAb）↑。甲状腺素片治疗。

五、甲状腺腺瘤

1. 最常见的甲状腺良性肿瘤。分型：滤泡状（常见），乳头状。
2. 女性多见，多单发，无痛质硬光滑，可瘤内出血，迅速变大。
3. 腺瘤可引起甲亢（20%）、恶变（10%），应手术切除。

六、甲状腺癌

1. 病理类型

（1）乳头状腺癌：最常见，占成人甲状腺癌的 60%，儿童甲状腺癌的 100%。女性多见，多中心发生，分化程度好，恶性程度低。虽然较早出现颈淋巴结转移，但预后最好。

（2）未分化癌：多见于老年人，发展迅速，高度恶性，淋巴转移早，血运转移至肺、骨，预后最差。

（3）滤泡状腺癌：第二常见，肿瘤生长快，中度恶性，有侵犯血管倾向，血行转移多见，颈淋巴结转移少（10%）。

（4）髓样癌：最少见，来源于滤泡旁细胞（C 细胞，分泌降钙素），属于神经内分泌肿瘤（可为 MEN-Ⅱ），中度恶性，预后差；可淋巴转移、血行转移。

2. 临床表现：①甲状腺肿块质硬、表面不平、活动度小；②压迫侵犯周围组织，侵犯气管（呼吸困难或咯血）；侵犯食管（吞咽困难）；侵犯喉返神经（声音嘶哑）；受压交感神经（Horner 综合征：眼睑下垂，眼球凹陷，瞳孔缩小，额部无汗）；③转移表现，颈部淋巴结肿大，晚期转移至肺、骨；④髓样癌可分泌降钙素、5- 羟色胺等，导致腹泻、面部潮红、多汗。

3. 手术治疗：甲状腺切除（全切、次全切），颈部淋巴结清扫。

4. 放射性核素治疗：用于清除术后残留组织，治疗转移病灶。①术后残留甲状腺组织，吸碘率＞ 1%；②甲状腺组织显像，见甲状腺床残留甲状腺组织。

5. 内分泌治疗：终身服用甲状腺素片，用于抑制 TSH 分泌（TSH 促进甲状腺癌的生长），预防甲状腺功能减退。

6. 放疗：用于未分化癌的治疗。

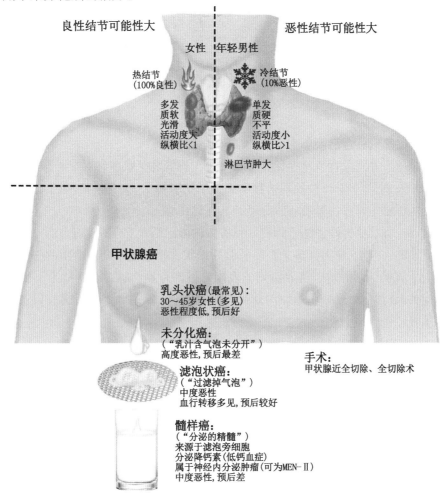

七、甲状腺结节的诊断和处理原则

1. 恶性结节可能性大：年轻男性，儿童（50% 恶性）；单发质硬，表面不平，活动度小，无痛迅速增大。超声见低回声区，边界不清，纵横比 > 1，结节内见细小钙化，血流杂乱。核素显像见冷结节（10% 恶性）。细针穿刺细胞学检查（检查阳性者为恶性，阴性者 10% 为恶性）。

2. 良性结节可能性大：女性结节，多发质软，表面光滑，活动度大。超声见低回声区，边界清楚，纵横比 < 1。核素显像见热结节（100% 良性）。细针穿刺细胞学检查（检查阴性者 90% 为良性，10% 为恶性）。

八、甲状旁腺功能亢进

1. 甲状旁腺位于甲状腺腺叶背面，一般为 4 枚。上甲状旁腺 80% 位于喉返神经与甲状腺下动脉交叉点的上方 1 cm 处，直径 2 cm 的区域内。下甲状旁腺 60% 位于甲状腺下、后、侧方。

2. 甲状旁腺分泌甲状旁腺素（PTH），调节体内钙和磷的平衡，靶器官主要为骨和肾。PTH 促进破骨细胞的作用，使骨钙、骨磷溶解，释放入血，引起高血钙、高血磷，经尿排出，导致高尿钙、高尿磷。PTH 抑制肾小管对磷的重吸收，使尿磷增加。最终出现高血钙、低血磷。PTH 与血钙之间存在负反馈，血钙过高则抑制 PTH 释放，血钙过低刺激 PTH 释放。

3. 病理：腺瘤（80%），增生（4 枚均受累），腺癌（1%）。

4. 临床表现：① I 型：最多见，骨病为主，骨膜下骨吸收（中指桡侧、锁骨外 1/3），引起骨痛、骨折；② II 型：肾结石为主，长期高钙血症，继发氮质血症；③ III 型：混合型。

5. 诊断：①实验室检查：血钙 > 3.0 mmol/L；血磷 < 0.65 ~ 0.97 mmol/L；PTH 测定值升高（最可靠）；尿中环腺苷酸（cAMP）增加；②影像学检查：超声（常用），核素扫描（异位甲状旁腺）。

6. 治疗：①腺瘤（手术切除）；②增生（切除 3.5 枚，留下半枚；或切除 4 枚，自体移植一部分，冻存剩下部分）；③腺癌（整块切除，含周围部分正常组织）。

九、颈部肿块

1. 急、慢性淋巴结炎：多继发于头颈部的炎症病灶。

2. 颈淋巴结结核：儿童及青少年多见，肿块多位于胸锁乳突肌前、后缘。

3. 转移瘤：原发病灶 85% 在头颈部（鼻咽癌、甲状腺癌），锁骨上窝淋巴结转移灶（胸腹部）；左锁骨上淋巴结转移癌（胃癌、肠癌、胰腺癌经胸导管转移）。

4. 恶性淋巴瘤：青壮年男性多见，颈侧区见肿大的淋巴结。

5. 甲状舌管囊肿：< 15 岁男性多见，因胚胎期甲状舌管退化不全，遗留的先天性囊肿。颈前区中线、舌骨体上下方的圆形肿块，边界清晰，表面光滑，有囊性感，随吞咽上下活动。囊肿可继发感染（红肿疼痛），破溃后可形成窦道。治疗：应切除囊壁、窦道、部分舌骨，以避免复发；术中病理检查，确定是否恶变。

第十六章　乳房疾病

一、解剖生理概要

1. 乳房位于第 2 ～ 6 肋水平，含有 15 ～ 20 个腺叶，乳管靠近乳头开口 1/3 形成壶腹部（乳管内乳头状瘤好发部位）。

2. 乳房淋巴回流：①大部分乳房淋巴液→腋窝淋巴结→锁骨下淋巴结→锁骨上淋巴结。乳房上部淋巴液→锁骨下淋巴结→锁骨上淋巴结；②乳房内侧淋巴液→胸骨旁淋巴结；③双侧乳房皮下的交通淋巴管；④乳房深部淋巴网→经腹直肌鞘、肝镰状韧带→肝。

3. 乳房扣诊顺序：先健侧，后患侧；外上→外下→内下→内上象限。

乳腺淋巴回流的4个途径

① 大部分乳房淋巴液→腋窝淋巴结→锁骨下→锁骨上淋巴结
　　乳房上部淋巴液→锁骨下淋巴结→锁骨上淋巴结
② 乳房内侧淋巴液→胸骨旁淋巴结
③ 双侧乳房皮下的交通淋巴管
④ 乳房深部淋巴网→经腹直肌鞘、肝镰状韧带→肝

二、急性乳腺炎

1. 哺乳期妇女多见，初产妇多见，多发生于产后 3 ～ 4 周。病因：乳汁淤积，细菌入侵（沿淋巴管入侵为主，也可经乳管入侵）。金葡菌最常见。

2. 临床表现：①乳房红肿热痛，全身炎症反应明显，寒战高热，脉率增加；腋窝淋巴结肿大。②蜂窝织炎→脓肿形成→脓肿破溃。

3. 外周血白细胞计数↑，B 超定位下穿刺见脓液，脓液细菌培养＋药敏试验。

4. 治疗原则：消除感染，排空乳汁。

5.脓肿尚未形成，蜂窝织炎的治疗：首选青霉素、一代头孢；禁用氨基糖苷类、四环素、磺胺类、喹诺酮类、甲硝唑（通过乳汁影响婴儿）。

6.患侧停止哺乳，吸乳器吸净乳汁；健侧可继续哺乳。如感染严重、并发乳瘘，应停止哺乳，抑制乳汁分泌（己烯雌酚，溴隐亭）。

7.脓肿形成后的治疗：切开引流。①放射状切口，避免损伤乳管而形成乳瘘；②乳晕下脓肿，沿乳晕做弧形切口；③深部脓肿或乳房后脓肿，沿乳房下缘做弧形切口，经乳房后间隙引流；④脓腔较大，可在脓肿最低部位增加切口，做对口引流。

8.预防：避免乳汁淤积（哺乳后将乳汁吸空），防止乳头损伤（破损后及时治疗），保持乳头清洁（哺乳后清洗乳头），注意婴儿口腔卫生。

急性乳腺炎

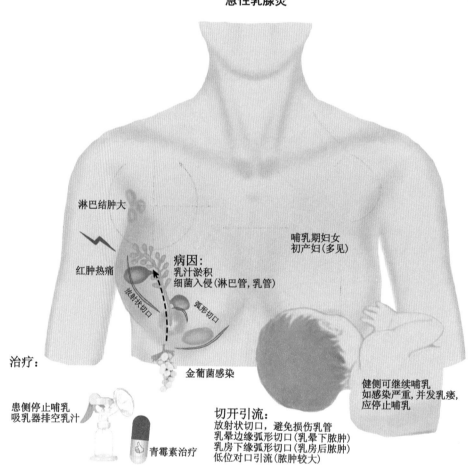

三、乳房纤维腺瘤

1.最常见的乳房良性肿瘤（3/4），20～25岁女性多见（卵巢功能旺盛，雌激素多），外上象限多见，单发多见（75%），无痛，边界清晰，表面光滑，易于推动，肿块似硬橡皮球的弹性感，月经周期对肿块大小无影响。

2.B超检查：肿块形态规则，边界清晰，边缘光滑，内部回声均匀，血流信号低。

3.治疗：手术切除（妊娠期肿块可明显增大），常规病理检查。

四、乳腺囊性增生病（乳腺病）

1.中年妇女多见，乳房胀痛（周期性疼痛，月经前加重，月经后减轻）；乳房肿块（颗粒样，结节，片状，边界不清，质韧），可有乳头溢液（血性，棕色）。

2.治疗：对症治疗（中药）。症状较重（他莫昔芬）。定期复查（月经结束后5天，局限肿块变软缩小）。手术治疗（月经结束后5天，肿块无变软缩小，怀疑有恶变）。

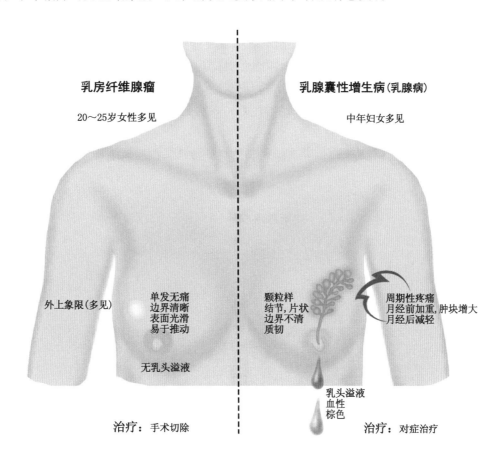

乳房纤维腺瘤

20~25岁女性多见

乳腺囊性增生病(乳腺病)

中年妇女多见

外上象限(多见)

单发无痛
边界清晰
表面光滑
易于推动

无乳头溢液

颗粒样
结节,片状
边界不清
质韧

周期性疼痛
月经前加重,肿块增大
月经后减轻

乳头溢液
血性
棕色

治疗：手术切除

治疗：对症治疗

五、乳管内乳头状瘤

经产妇多见，大乳管的壶腹部多见，乳头溢液（血性、棕黄色），多为良性，恶变占8%（小乳管起源应警惕）。手术治疗。

六、乳房肉瘤

＞50岁妇女，血行转移多见（肺、骨、纵隔），手术治疗。

七、乳腺癌

1.病因：雌酮、雌二醇与发病直接相关。＞45岁妇女；月经初潮早、绝经晚；未育、高龄初产妇；乳腺癌家族史；肥胖。

2.病理类型

（1）非浸润癌：导管内癌、小叶原位癌、乳头湿疹样乳腺癌（Paget病），预后好。

（2）浸润性特殊癌：乳头状癌、髓样癌（大量淋巴细胞浸润）、小管癌、黏液腺癌、腺样囊性癌、大汗腺样癌、鳞状细胞癌，预后尚可。

（3）浸润性非特殊癌：浸润性小叶癌，浸润性导管癌、硬癌；髓样癌（无大量淋巴细胞浸润）、单纯癌、腺癌；最常见（80%）；预后差。

3. 转移途径：①局部扩展：沿导管、Cooper 韧带、皮肤蔓延；②淋巴转移（为主）：沿淋巴液引流方向，腋窝淋巴结转移（最多见）；③血运转移：骨（最多见）、肺、肝。

4. 临床表现：①无痛单发肿块：外上象限（多见，占50%），无痛质硬，表面不光滑、界限不清、活动度差；②酒窝征：侵及 Cooper 韧带，韧带收缩，导致皮肤凹陷；③橘皮样外观：皮下淋巴管堵塞，导致真皮水肿；④乳头凹陷：侵入乳管，导致乳管缩短，将乳头牵向癌肿一侧；⑤铠甲状癌：侵及胸肌、背部、对侧胸壁，导致胸壁紧缩，限制呼吸；⑥卫星结节：侵及皮肤，出现硬的小结节。

5. 炎性乳腺癌：多见于妊娠期、哺乳期女性，皮肤广泛炎症样，红肿热痛（可不痛）；皮肤增厚变硬，可呈橘皮样；腋下淋巴结肿大质硬，活动度差；无明显全身炎症反应（无寒战高热）。白细胞计数多正常；发展快，预后最差。

6. Paget 病（乳头湿疹样乳腺癌）：乳头瘙痒、糜烂如湿疹，覆盖鳞屑样痂皮；恶性程度低，转移晚，预后好。

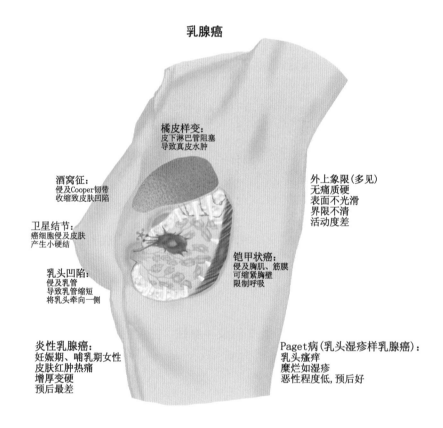

乳腺癌

7. 鉴别诊断：乳腺纤维腺瘤，乳腺囊性增生病，浆细胞性乳腺炎（无菌性炎症，肿块边界不清，可与皮肤粘连、乳头凹陷），乳腺结核（病程长，发展慢，可有疼痛，与皮肤粘连，活动度受限）。

8. 乳腺癌 TNM 分期：T——肿瘤大小，N——淋巴结转移，M——远处转移。T_0：未查出癌；Tis：原位癌；T_1：肿瘤长径 ≤ 2 cm；T_2：2 cm ＜长径 ≤ 5 cm；T_3：长径 ＞ 5 cm；T_4：肿瘤大小不计，侵及皮肤或胸壁，炎性乳腺癌。N_0：淋巴结不肿大；N_1：同侧腋窝淋巴结肿大，可移动；N_2：同侧腋窝淋巴结融合，或与周围组织粘连；N_3：同侧胸骨旁淋巴结、锁骨上淋巴结转移。M_0：无远处转移；M_1：有远处转移。

9.临床分期：0期：$TisN_0M_0$；Ⅰ期：$T_1N_0M_0$；Ⅱ期：$T_{0～1}N_1M_0$、$T_2N_{0～1}M_0$、$T_3N_0M_0$；Ⅲ期：$T_{0～2}N_2M_0$、$T_3N_{1～2}M_0$、T_4任何NM_0、任何TN_3M_0；Ⅳ期：包括M_1的任何TN。**口诀：Ⅰ为T1，Ⅱ为N1和2、3（TNM分期数字之和为2、3），Ⅲ为N2、3和4（及4以上），Ⅳ为M1。**

10.手术治疗：①适应证：国际临床分期的0、Ⅰ、Ⅱ及部分Ⅲ期患者；②禁忌证：Ⅳ期、全身状况差、不能耐受手术者。

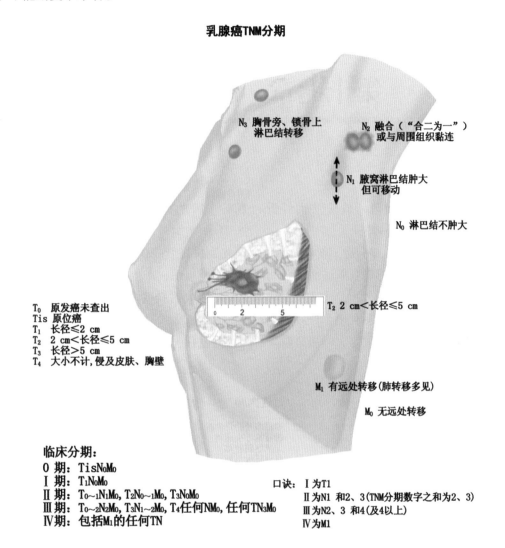

乳腺癌TNM分期

N_3 胸骨旁、锁骨上淋巴结转移

N_2 融合（"合二为一"）或与周围组织黏连

N_1 腋窝淋巴结肿大但可移动

N_0 淋巴结不肿大

T_0 原发癌未查出
Tis 原位癌
T_1 长径≤2 cm
T_2 2 cm＜长径≤5 cm
T_3 长径＞5 cm
T_4 大小不计，侵及皮肤、胸壁

T_2 2 cm＜长径≤5 cm

M_1 有远处转移（肺转移多见）

M_0 无远处转移

临床分期：
0 期：$TisN_0M_0$
Ⅰ 期：$T_1N_0M_0$
Ⅱ 期：$T_{0～1}N_1M_0$，$T_2N_{0～1}M_0$，$T_3N_0M_0$
Ⅲ 期：$T_{0～2}N_2M_0$，$T_3N_{1～2}M_0$，T_4任何NM_0，任何TN_3M_0
Ⅳ 期：包括M_1的任何TN

口诀：Ⅰ为T1
Ⅱ为N1 和2、3(TNM分期数字之和为2、3)
Ⅲ为N2、3 和4(及4以上)
Ⅳ为M1

11. 手术式式

（1）乳腺癌根治术（Halsted 手术）：手术要求整块切除整个乳房、胸大肌、胸小肌及筋膜、腋窝及锁骨下淋巴结。

（2）乳腺癌扩大根治术：乳腺癌根治术＋切除胸廓内动、静脉及其周围淋巴结。

（3）乳腺癌改良根治术：保留胸大小肌，适用于Ⅰ、Ⅱ期乳腺癌。

（4）全乳房切除术：原位癌、微小癌、姑息性手术。

（5）保留乳房的乳腺癌切除术：乳腺局段切除（肿瘤＋肿瘤周围2 cm 正常组织）＋腋窝淋巴结清扫，术后必须放疗。

12. 术后辅助化疗指征（有高危复发因素者）：①浸润性乳腺癌伴腋窝淋巴结转移；②肿物＞2 cm，组织学分类差；③雌、孕激素受体阴性；④表皮生长因子受体（HER2）基因过表达。

13. 化疗常用药物：E（表柔比星），C（环磷酰胺），T（多西他赛或紫杉醇），M（甲氨蝶呤），F（氟尿嘧啶）。

14.内分泌治疗：雌激素受体（ER）阳性者对内分泌治疗效果较好。药物：未绝经患者，他莫昔芬（与雌二醇竞争雌激素受体）。绝经患者，芳香化酶抑制剂（阿那曲唑、来曲唑、依西美坦，抑制雄激素芳香化转变为雌激素）。

15.放疗：保乳术后必须放疗。对Ⅰ期无益，对≥Ⅱ期可降低局部复发率。

16.生物治疗：HER2基因高表达者，可使用曲妥珠单抗。

第十七章　胸部损伤

一、肋骨骨折

1.第4～7肋骨，长而薄，最易发生骨折。第8～10肋，肋软骨形成肋弓，不易骨折。第11～12肋，前端游离，不易骨折。

2.临床表现：局部疼痛，呼吸、咳嗽时加重；压痛，骨擦音。疼痛可使呼吸浅快，呼吸道分泌物潴留，导致肺不张、肺部感染。刺破胸膜、肋间血管、肺组织，产生气胸、血胸、咯血。

3.连枷胸：多根多处肋骨骨折，出现反常呼吸运动（吸气时胸壁内陷，呼气时胸壁外突），反常呼吸运动→纵隔扑动→呼吸循环衰竭。处理要点：胸壁固定。

4.治疗：有效镇痛，胸壁固定，呼吸道管理，防治并发症。

连枷胸

多根多处肋骨骨折
因反常呼吸运动
造成纵隔扑动
导致呼吸循环障碍

反常呼吸运动：

第4～7肋
长而薄
最易骨折

吸气时胸壁内陷

呼气时胸壁外突

第8～10肋
肋软骨形成肋弓
不易骨折

第11～12肋
前端游离
不易骨折

治疗：有效镇痛，胸壁固定，呼吸道管理，防治并发症

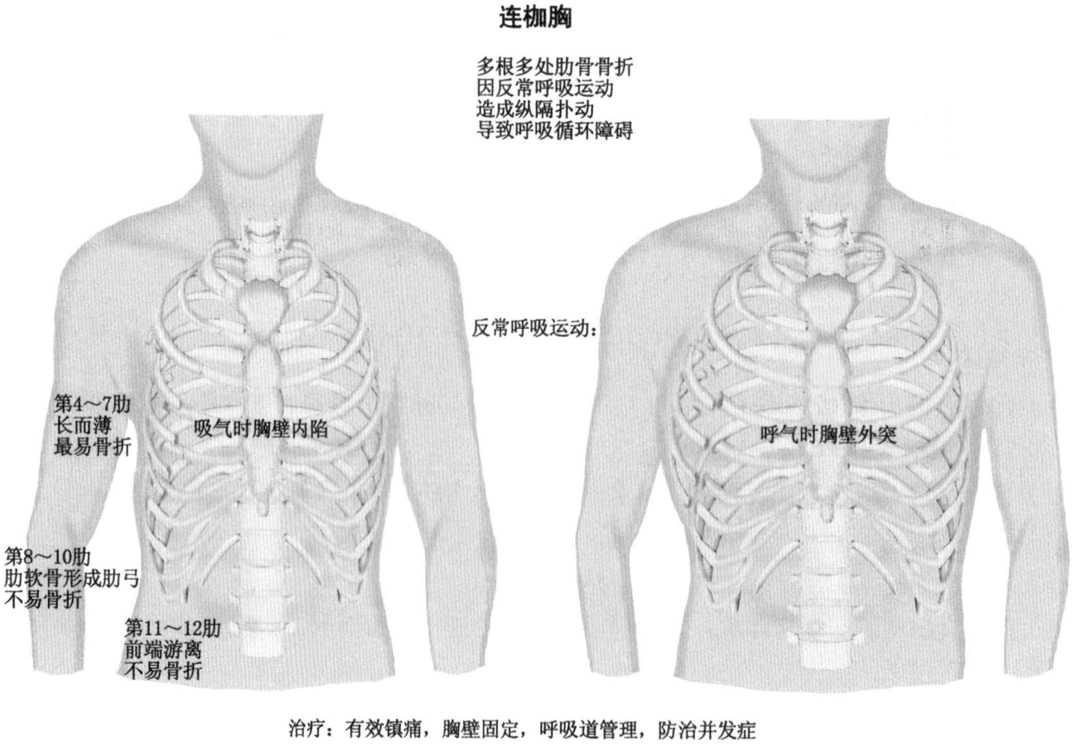

二、闭合性气胸

1. 胸膜破口小，肺表面破裂小，积气压迫破口而闭合，空气不再进入胸腔。胸内压低于大气压。

2. 临床表现：胸痛、呼吸困难。体检发现伤侧胸廓饱满，气管向健侧移位，呼吸动度降低，叩诊鼓音，听诊呼吸音减弱或消失。

3. 胸部 X 线检查：肺萎缩，胸膜腔积气，胸膜腔积液时有液平面。

4. ①小量气胸：肺萎缩＜ 20%，无需处理，积气在 1 ～ 2 周内自行吸收；②中量气胸：20% ＜肺萎缩＜ 50%，胸膜腔穿刺术；③大量气胸：肺萎缩＞ 50%，进行胸膜腔穿刺术，或闭式胸腔引流术。

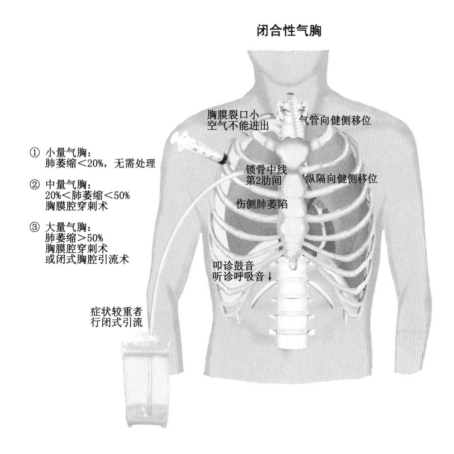

闭合性气胸

① 小量气胸：
肺萎缩＜20%，无需处理

② 中量气胸：
20%＜肺萎缩＜50%
胸膜腔穿刺术

③ 大量气胸：
肺萎缩＞50%
胸膜腔穿刺术
或闭式胸腔引流术

症状较重者
行闭式引流

胸膜裂口小
空气不能进出

气管向健侧移位

锁骨中线
第2肋间

纵隔向健侧移位

伤侧肺萎陷

叩诊鼓音
听诊呼吸音↓

三、开放性气胸

1. 胸壁缺损较大（吸吮伤口），空气自由进出胸膜腔。胸内压与大气压相等。

2. 临床表现：明显的呼吸困难、鼻翼扇动、口唇发绀。胸部吸吮伤口（气体进出胸腔发出吸吮样声音）。气管向健侧移位，伤侧胸部叩诊鼓音，呼吸音消失，纵隔扑动→呼吸循环衰竭。

3. 纵隔扑动：患侧胸内压高于健侧，纵隔向健侧移位，使健侧肺扩张受限。吸气时纵隔向健侧移位，呼气时向患侧移位。

4. 胸部 X 线检查：患侧胸腔大量积气，肺萎陷，纵隔移向健侧。

5. 急救处理要点：①立即将开放性气胸变为闭合性气胸；②使用不透气敷料，在用力呼气末，封盖伤口并包扎；③转运途中如呼吸困难加重，应在呼气末时开放敷料排出气体，再封闭。

6. 送达医院后的处理：①吸氧、抗休克；②伤口清创缝合，胸腔闭式引流；③给予抗生素，鼓励咳嗽排痰，预防感染；④如有脏器严重损伤、进行性出血，行开胸手术。

开放性气胸

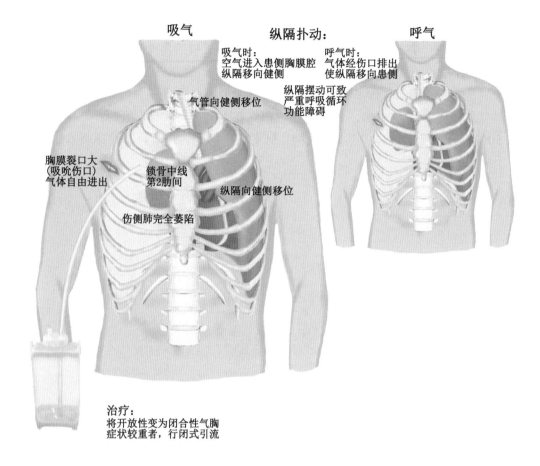

吸气　　　　　　　纵隔扑动：　　　　　　呼气

吸气时：
空气进入患侧胸膜腔
纵隔移向健侧

呼气时：
气体经伤口排出
使纵隔移向患侧

气管向健侧移位

纵隔摆动可致
严重呼吸循环
功能障碍

胸膜裂口大
(吸吮伤口)
气体自由进出

锁骨中线
第2肋间

纵隔向健侧移位

伤侧肺完全萎陷

治疗：
将开放性变为闭合性气胸
症状较重者，行闭式引流

四、张力性气胸

1.损伤处形成活瓣，气体只进不出，导致胸膜腔内压高于大气压，又称高压性气胸。

2.临床表现：严重呼吸困难、发绀、意识障碍。气管明显移向健侧，颈静脉怒张，多有皮下气肿。伤侧胸部饱满，叩诊呈鼓音；听诊呼吸音消失。

3.胸部 X 线检查：显示胸腔严重积气，肺完全萎陷、纵隔移位，纵隔和皮下气肿征象。

4.胸腔穿刺时可见高压气体将空针芯向外推。

5.治疗：①张力性气胸可迅速致死；②急救：迅速使用粗针头穿刺，胸膜腔减压，针柄部接有小口的塑料袋、气球，形成只出不进的阀门；③正规处理：闭式胸腔引流，抗生素预防感染；④漏气停止 24 h 后，X 线检查见肺已复张，方可拔除引流管；⑤肺难以复张时，需考虑手术探查。

6.胸腔闭式引流术适应证：①中、大量气胸，开放性气胸，张力性气胸；②胸腔穿刺术后肺无法复张；③需使用机械通气或人工通气的气胸或血气胸；④剖胸手术；⑤拔除引流管后气胸或血胸复发者（**口诀：中大量，开放张，胸腔穿刺术不复张；机械通气剖胸后，拔除引流又复发**）。

7.闭式引流方法：气胸引流一般在锁骨中线第 2 肋间隙；血胸引流在腋中线和腋后线之间第 6 或第 7 肋间隙，于肋骨上缘进入胸腔。当肺复张良好，已无气体液体排出，可嘱患者深吸气屏气，拔除引流管，封闭伤口。

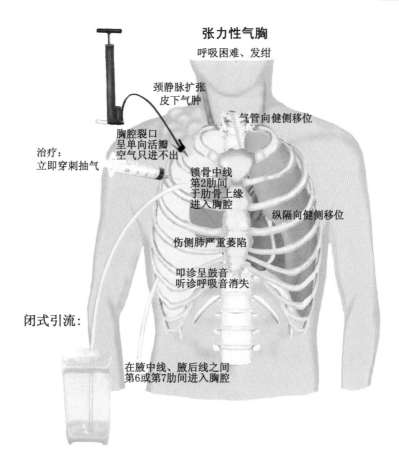

张力性气胸
呼吸困难、发绀

颈静脉扩张
皮下气肿

气管向健侧移位

胸腔裂口
呈单向活瓣
空气只进不出

锁骨中线
第2肋间
于肋骨上缘
进入胸腔

纵隔向健侧移位

治疗：
立即穿刺抽气

伤侧肺严重萎陷

叩诊呈鼓音
听诊呼吸音消失

闭式引流：

在腋中线、腋后线之间
第6或第7肋间进入胸腔

五、血胸

1. 积血量 < 500 ml 为少量血胸，500 ～ 1000 ml 为中量血胸，> 1000 ml 为大量血胸。

2. 进行性血胸：①持续脉搏加快、血压降低，或补充血容量后血压仍不稳定；②血红蛋白量、红细胞计数、血细胞比容进行性降低；③闭式胸腔引流量每小时超过 200ml，持续 3h；④胸腔引流液迅速凝固（**口诀：脉搏快，血压低，蛋白计数比容低，闭式引流两百三，迅速凝固在进行**）。

3. 血胸→凝固性血胸→感染性血胸→脓血胸。

4. 凝固性血胸的表现：闭式胸腔引流量减少，而体格检查、X 线检查见血胸持续存在。

5. 感染性血胸：①有寒战、高热等全身症状；②抽出胸腔积血 1 ml，加入 5 ml 蒸馏水，出现混浊、絮状物提示感染，无感染呈透明淡红色；③感染时积血中红细胞与白细胞计数比例为 100 : 1，无感染时为 500 : 1；④积血涂片、细菌培养发现致病菌。

6. 急诊开胸探查：①胸膜腔内进行性出血；②严重肺裂伤或气管、支气管损伤；③胸内存留较大的异物；④食管破裂；⑤胸壁大块缺损；⑥心脏大血管损伤；⑦胸腹联合伤（**口诀：开胸出血气，异食缺心联**）。

六、创伤性窒息

钝性暴力作用于胸部，导致上半身毛细血管扩张、破裂出血。面部（面部、眼眶最明显）、颈部、上胸部皮肤出现针尖大小的紫蓝色瘀斑。一般于 2 ～ 3 周后自行吸收消退。压力移除后可发生心跳呼吸骤停。

进行性血胸

口诀:
脉搏快,血压低
蛋白计数比容低
闭式引流两百三
迅速凝固在进行

脉搏快,血压低

闭式引流＞200 ml/h,持续3h

迅速凝固

200 ml

血红蛋白
红细胞计数
血细胞比容
进行性降低

第十八章　肺疾病

一、肺大疱

多位于肺尖、肺上叶边缘,大小数目不等的薄壁空腔。破裂引起自发性气胸(最常见),可压迫邻近肺组织,继发感染。行手术治疗(肺大疱切除术)。

二、肺癌

1.肺癌按部位分类:①中心型肺癌:起源于支气管、肺叶支气管(肺段支气管开口以近),位置靠近肺门;②周围型肺癌:起源于肺段支气管开口以远,位于肺周围部分。

2.肺癌病理分类:①非小细胞肺癌:鳞状细胞癌(鳞癌,男性多见,多为中心型,淋巴转移早),腺癌(女性多见,周围型,右肺、上叶多见,血行转移早),大细胞癌(多为中心型,血行转移早);②小细胞肺癌(未分化小细胞肺癌,多为中心型,内分泌功能,放化疗敏感)。

3.转移途径:①直接扩散;②淋巴转移;③血行转移。

4.临床表现:A.早期:无症状。B.中期:刺激性干嗽(最常见)、痰中带血,胸痛、胸闷、气促等。C.晚期:①压迫上腔静脉(静脉怒张,组织水肿);②侵犯喉返神经(声带麻痹、声音嘶哑);③压迫膈神经(膈肌麻痹);④压迫食管(吞咽困难);⑤侵犯胸膜(胸腔积液);⑥压迫交感神经(Horner综合征:眼睑下垂,眼球凹陷,瞳孔缩小,额部无汗)。

5.Pancoast瘤(肺上沟瘤):肺上叶顶部,压迫胸廓上口组织器官。

肺癌

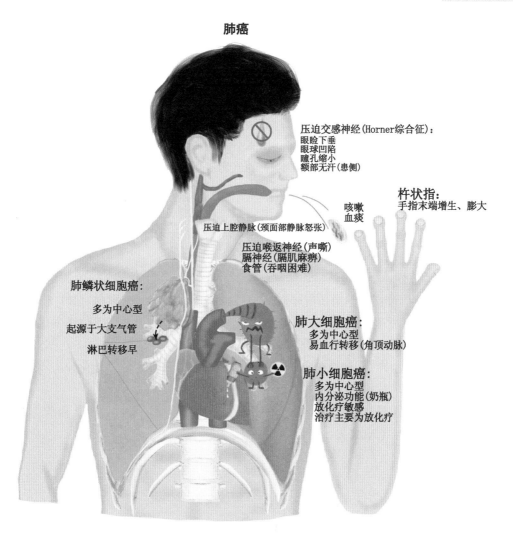

压迫交感神经(Horner综合征)：
眼睑下垂
眼球凹陷
瞳孔缩小
额部无汗(患侧)

杵状指：
手指末端增生、膨大

咳嗽
血痰

压迫上腔静脉(颈面部静脉怒张)

压迫喉返神经(声嘶)
膈神经(膈肌麻痹)
食管(吞咽困难)

肺鳞状细胞癌：
多为中心型
起源于大支气管
淋巴转移早

肺大细胞癌：
多为中心型
易血行转移(角顶动脉)

肺小细胞癌：
多为中心型
内分泌功能(奶瓶)
放化疗敏感
治疗主要为放化疗

肺腺癌

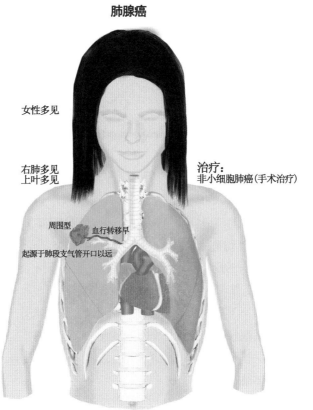

女性多见

右肺多见
上叶多见

治疗：
非小细胞肺癌(手术治疗)

周围型　血行转移早

起源于肺段支气管开口以远

6.非转移的全身症状（副瘤综合征）：①骨关节病综合征（杵状指、骨关节痛、骨膜增生）；② Cushing 综合征（满月脸、水牛背、向心性肥胖，高血压、糖尿病）；③重症肌无力，男性乳腺增大，多发性肌肉神经痛等。

7.诊断：X 线检查，高分辨率 CT（最有效；分叶、毛刺、胸膜牵拉，偏心空洞、内壁不平），痰细胞学检查，支气管镜检查，经胸壁穿刺活检，转移灶活组织检查，胸水检查。

8.手术治疗（非小细胞癌首选）：肺叶切除＋淋巴结清扫。① I 、 II 期和部分 III A 期（如 $T_3N_1M_0$），行手术治疗；②纵隔淋巴结转移（ N_2 ）的患者，可考虑在化疗、放疗后行手术；③ III B 期、 IV 期肺癌，手术不是主要治疗手段。

9.手术禁忌证：①胸外淋巴结转移（锁骨上、腋下淋巴结）；②远处转移，骨、脑、肝；③广泛肺门、纵隔淋巴结转移；④严重侵犯周围组织、器官，估计切除困难者；⑤全身情况差，难耐受手术。

10.放射治疗：敏感性：小细胞肺癌＞鳞癌＞腺癌＞支气管肺泡癌。

下列情况一般不宜放疗：①健康情况不佳，呈现恶病质；②全身、胸膜、肺广泛转移者；③高度肺气肿，放疗将会引起呼吸功能不全；④癌变范围广泛，放疗将引起广泛肺纤维化、呼吸代偿功能不全；⑤癌性空洞、巨大癌肿，后者放疗会促进空洞形成。

11.化学治疗：术前化疗（新辅助化疗）、术后化疗（辅助化疗）、系统性化疗。小细胞肺癌对化疗敏感。

12.靶向治疗：表皮生长因子受体（EGFR，非小细胞癌的最重要靶点）、血管内皮生长因子（VEGF）、间变淋巴瘤激酶（ALK）。

13.免疫治疗。

三、肺转移性肿瘤

常见原发灶：胃肠道、泌尿生殖系统、肝、甲状腺、乳腺。手术应具备条件：①原发肿瘤得到控制，无局部复发，无其他转移；②肺部单个转移瘤，或多个局限于一叶、一侧肺；③全身状况好，能耐受手术。

第十九章　食管疾病

一、食管癌

1.美国癌症联合会食管分段：①颈段：食管入口（环状软骨下缘）→胸廓入口（胸骨切迹），距门齿 15 ～ 20 cm；②胸上段：胸骨切迹→奇静脉弓下缘，20 ～ 25 cm；③胸中段：奇静脉弓下缘→下肺静脉下缘，25 ～ 30 cm；④胸下段：下肺静脉下缘→食管裂孔上缘，30 ～ 40 cm；⑤腹段：食管裂孔上缘→贲门入口（胃食管交界）40 ～ 42 cm。

2.病理：胸中段（最常见）＞下段＞上段；鳞癌最常见，腺癌次之。按病理形态分型：髓质型（最常见）、蕈伞型、溃疡型（阻塞轻）、缩窄型（阻塞较早）。

4.扩散及转移：向黏膜下层扩散（最早），继而向上、下、全层浸润，穿透外膜侵入邻近器官。淋巴转移为主，血行转移发生较晚。

食管分段
(美国癌症联合会)

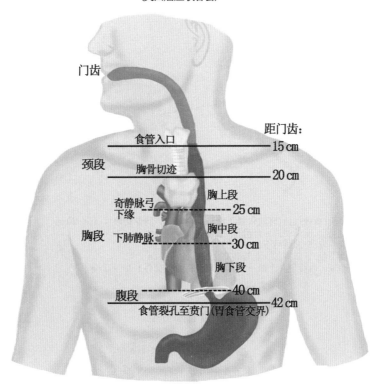

门齿

距门齿：

| 颈段 | 食管入口 | 15 cm |
| | 胸骨切迹 | 20 cm |

奇静脉弓下缘 —— 胸上段 —— 25 cm

下肺静脉 —— 胸中段 —— 30 cm

胸段

胸下段

腹段 —— 40 cm —— 42 cm

食管裂孔至贲门(胃食管交界)

食管分段
(临床分段)

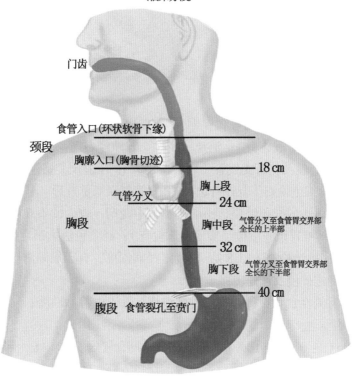

门齿

食管入口(环状软骨下缘)

颈段

胸廓入口(胸骨切迹) —— 18 cm

气管分叉　胸上段 —— 24 cm

胸段　胸中段　气管分叉至食管胃交界部全长的上半部 —— 32 cm

胸下段　气管分叉至食管胃交界部全长的下半部 —— 40 cm

腹段　食管裂孔至贲门

食管分段

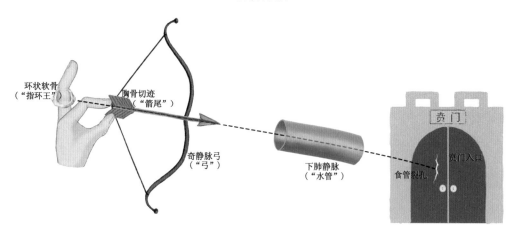

颈段：食管入口(环状软骨下缘)→胸廓入口(胸骨切迹)，15～20 cm
胸上段：胸骨切迹→奇静脉弓下缘，20～25 cm
胸中段：奇静脉弓下缘→下肺静脉，25～30 cm
胸下段：下肺静脉→食管裂孔上缘，30～40 cm
腹段：食管裂孔上缘→贲门入口(胃食管交界) 40～42 cm

食管癌分型

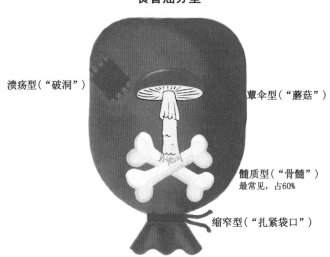

5. 临床表现：①早期：症状不明显，吞咽食物哽噎感、异物感；胸骨后针刺样、烧灼样疼痛。②中晚期：进行性吞咽困难（最典型）；消瘦，脱水。③外侵表现：侵及喉返神经（声音嘶哑），侵犯食管外组织（胸背痛），侵及气管支气管（刺激性咳嗽），压迫颈交感神经（Horner综合征）。

6. 诊断：①拉网脱落细胞检查（普查首选）。②食管气钡双重造影。早期：局限性黏膜皱襞粗糙、中断，局限性管壁僵硬，小的充盈缺损，小的龛影。中晚期：较大的不规则充盈缺损、龛影，管壁僵硬，不规则狭窄。③纤维胃镜＋活检（确诊首选检查）：碘染色法（正常组织棕黑色，肿瘤糖原耗尽呈黄色）。④食管超声内镜检查（EUS）：可确定浸润深度，有无纵隔淋巴结转移。⑤胸腹部CT、头颅MRI、骨扫描：确定外侵及远处转移。

7. 鉴别诊断：①反流性食管炎；②贲门失弛缓症；③食管静脉曲张；④食管瘢痕狭窄；⑤食管憩室；⑥食管良性肿瘤。

8. 手术治疗（首选）：适用于Ⅰ期、Ⅱ期、部分Ⅲ期食管癌（$T_3N_1M_0$、部分$T_4N_1M_0$）。

9. 手术方法：右胸腹部两切口入路、颈胸腹三切口入路。①肿瘤完全性切除（切除长度距肿瘤上、下缘 5～8 cm 以上）；②消化道重建（替代组织常见为胃，可为结肠、空肠。胸中段、上段癌的吻合口在颈部，胸下段在主动脉弓上）；③淋巴结清扫。

10. 术后常见并发症：①吻合口瘘；②乳糜胸；③肺部感染；④脓胸。

11. 姑息性手术：解决进食困难。胃、空肠造口术，食管腔内置管术。

12. 放射治疗：①术前放疗：放疗结束后 2～3 周手术，增加手术切除率，提高远期生存率；②术后放疗：术后 3～6 周开始放疗；③根治性放疗：颈段、胸上段食管癌；④三维适形放疗技术（目前较先进）。

13. 化学治疗（姑息性化疗、新辅助化疗、辅助化疗）。放化疗联合（局部晚期食管癌）。

食管癌

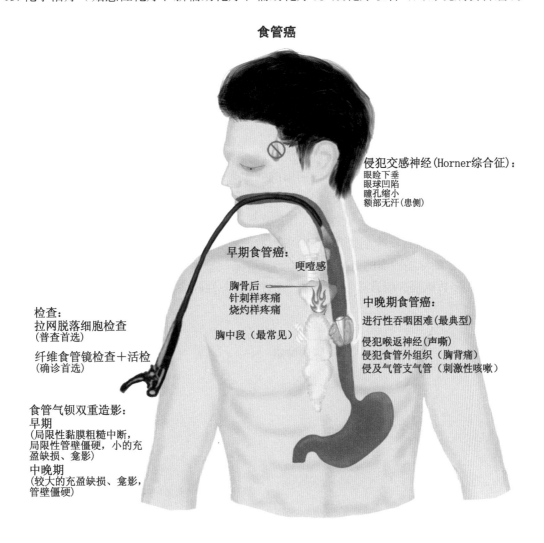

侵犯交感神经(Horner综合征)：
眼睑下垂
眼球凹陷
瞳孔缩小
额部无汗(患侧)

早期食管癌：
　　　　哽噎感

胸骨后
针刺样疼痛
烧灼样疼痛

胸中段（最常见）

中晚期食管癌：
进行性吞咽困难(最典型)

侵犯喉返神经(声嘶)
侵犯食管外组织（胸背痛）
侵及气管支气管（刺激性咳嗽）

检查：
拉网脱落细胞检查
（普查首选）

纤维食管镜检查＋活检
（确诊首选）

食管气钡双重造影：
早期
(局限性黏膜粗糙中断,
局限性管壁僵硬, 小的充
盈缺损、龛影)
中晚期
(较大的充盈缺损、龛影,
管壁僵硬)

二、食管良性肿瘤

1. 可分为：腔内型、黏膜下型、壁间型（最常见，平滑肌瘤、间质瘤）。

2. 钡餐检查：半月形压迹。食管镜：黏膜光滑（不行活检，避免黏膜损伤）。

3. 手术治疗：腔内型内镜摘除，黏膜下型和壁间型行胸腔镜手术，应避免黏膜损伤。

三、腐蚀性食管灼伤

1. 强酸（凝固性坏死）或强碱（溶解性坏死）。灼伤肌层，遗留瘢痕，导致食管狭窄，好发于 3 个生理狭窄处（咽与食管连接处、左主支气管跨越食管处、膈肌裂孔处）。

2. 急诊处理：吞服植物油、蛋白水，应用激素（穿孔者禁用）、抗生素，维持呼吸循环稳定。

四、贲门失弛缓症

1. 食管下括约肌松弛不良，间断性吞咽困难，胸骨后沉重感、阻塞感。

2. 食管吞钡造影：食管蠕动消失，下端呈鸟嘴状（鸟嘴征），边缘整齐光滑，钡剂不能通过贲门。食管腔内压力测定（可确诊）。

4. 非手术疗法：解痉止痛，少食多餐，避免刺激，食管扩张术。手术治疗：贲门肌层切开术（Heller 术）。

第二十章　原发性纵隔肿瘤

1. 纵隔"四分法"：以胸骨角与第 4 胸椎下缘的水平线为界，将纵隔分为上、下纵隔。下纵隔以心包前后为界，分为前、中、后纵隔。心包前面的间隙为前纵隔，心包后面的间隙为后纵隔，两者之间为中纵隔（也称内脏器官纵隔）。

2. 常见的纵隔肿瘤：①前纵隔：胸腺瘤（伴重症肌无力）、畸胎瘤（咳出毛发皮脂）、皮样囊肿；②中纵隔：心包囊肿、支气管囊肿、食管囊肿、淋巴源性肿瘤（多为恶性）；③后纵隔：神经源性肿瘤。

3. CT、MRI 是诊断纵隔肿瘤的重要手段。

4. 治疗：绝大多数纵隔肿瘤首选手术治疗，恶性淋巴源性肿瘤首选放疗。

纵隔肿瘤

纵隔以胸骨角与第4胸椎下缘的连线为界分为上、下纵隔

下纵隔以心包前后为界分为前、中、后纵隔

上纵隔

胸骨角　　　　　第4胸椎下缘

胸腺瘤
畸胎瘤
淋巴源性肿瘤
支气管食管囊肿
皮样囊肿
心包囊肿
神经源性肿瘤
前纵隔　中纵隔　后纵隔

第二十一章　腹外疝

一、概述

1. 疝：体内某个脏器或组织离开其正常解剖部位，通过先天或后天形成的薄弱点、缺损或孔隙进入另一部位。

2. 腹外疝病因：腹壁强度减弱（腹壁生理薄弱区、手术切口、肌肉萎缩），腹内压增高（咳嗽、便秘、排尿困难）。

3. 病理组成：①疝囊：是壁层腹膜的憩室样突出部，由疝囊颈、疝囊体组成；②疝内容物：进入疝囊内的组织器官，小肠（最多见）、大网膜（难复性疝最多见）；③疝外被盖：疝囊以外的各层组织，如皮下脂肪和皮肤。

4. 临床类型：①易复性疝：疝内容物容易回纳入腹腔。②难复性疝：疝内容物不能回纳或不能完全回纳（大网膜常见）。③嵌顿性疝：疝囊颈较小，腹内压突然增高时，疝内容物进入疝囊，后因疝囊颈回缩，内容物被卡住，不能回纳，称为嵌顿性疝。④逆行性嵌顿疝（嵌顿多个肠袢，呈"W"形，也称 Maydl 疝）。⑤ Richter 疝（嵌顿肠管壁的一部分）。⑥ Littre 疝（嵌顿小肠憩室，常为 Meckel 憩室）。⑦绞窄性疝：嵌顿未及时解除，出现肠壁血运障碍，即为绞窄性疝。⑧滑动性疝：疝内容物为疝囊一部分，属于难复性疝；右侧多见，疝内容物为盲肠、阑尾、膀胱；左侧疝内容物为乙状结肠、膀胱。

疝的分类

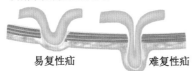

小肠为最常见疝内容物

易复性疝　难复性疝

易复性疝：疝内容物易回纳

难复性疝：疝内容物不能完全回纳或不能回纳但不引起严重症状（大网膜最常见）

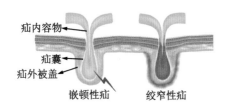

疝内容物
疝囊
疝外被盖
嵌顿性疝　绞窄性疝

嵌顿性疝：疝囊颈小，腹压突然增高疝内容物被卡住，不能回纳疝块增大，疼痛明显

绞窄性疝：嵌顿疝合并血运障碍疝外被盖炎症（红肿），脓毒血症（白细胞↑）

（口诀：嵌顿痛大不回纳，绞窄红肿脓毒血）

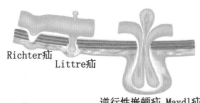

Richter疝
Littre疝
逆行性嵌顿疝 Maydl疝

Richter疝：嵌顿肠管壁的一部分

Littre疝：嵌顿小肠憩室

逆行性嵌顿疝：嵌顿多个肠袢，呈"W"形

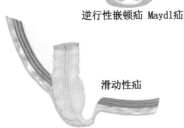

滑动性疝

滑动性疝：疝内容物为疝囊一部分，属于难复性疝右侧多见，疝内容物为盲肠、阑尾、膀胱左侧疝内容物为乙状结肠、膀胱

二、嵌顿性疝

1.临床表现：疝块突然增大，疼痛，不能回纳（**口诀：嵌顿痛大不回纳**）。

2.先试行手法复位：①嵌顿时间＜3～4 h，无明显腹部压痛、腹肌紧张等腹膜刺激征；②年老体弱伴其他严重疾病，估计肠祥尚未绞窄者。

3.复位后观察腹部情况，如有腹膜炎、肠梗阻表现，应尽早剖腹探查。

三、绞窄性疝

1.临床表现：疝外被盖红肿，明显疼痛，脓毒血症（白细胞↑）（**口诀：绞窄红肿脓毒血**）。

2.剖腹探查，切除坏死的肠管，一期肠吻合，单纯疝囊高位结扎，不作一期疝修补术。

3.复发疝包括 3 种：①真性复发疝：在手术部位再次发生的疝，解剖部位和疝类型都与初次相同；②遗留疝：初次手术时遗留的伴发疝；③新发疝：疝的解剖部位与初次手术不同，类型与初次手术相同或不相同。

四、腹股沟区解剖

1.腹股沟管的解剖：内口（深环）、外口（浅环）。上壁：腹内斜肌、腹横肌的弓状下缘。前壁：腹外斜肌腱膜，外 1/3 有腹内斜肌；皮肤和皮下组织。下壁：腹股沟韧带、腔隙韧带。后壁：腹膜和腹横筋膜，内 1/3 有腹股沟镰（**口诀：内外带膜**）。

腹股沟管

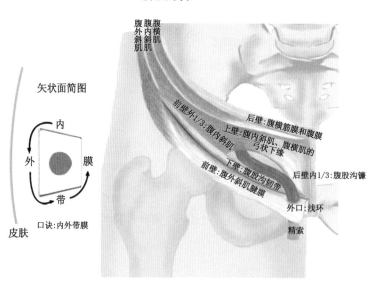

2.Hesselbach 三角（海氏三角、直疝三角）：外侧边：腹壁下动脉。内侧边：腹直肌外侧缘。底边：腹股沟韧带。腹股沟直疝由海氏三角突出。

3.股管的解剖：上口（股环）、下口（卵圆窝）。前缘：腹股沟韧带。后缘：耻骨梳韧带。内缘：腔隙韧带。外缘：股静脉。

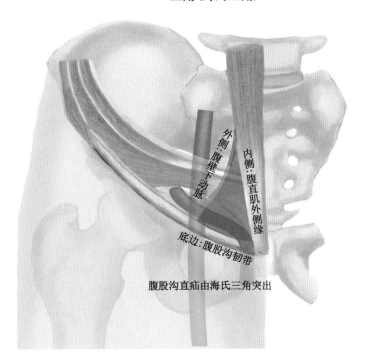

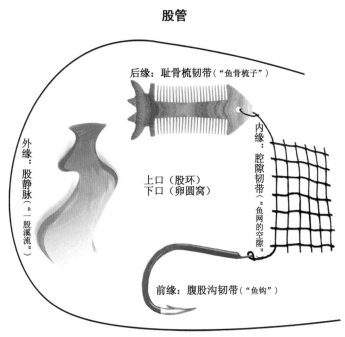

五、斜疝

1. 儿童及青壮年多见，经腹股沟管突出，疝囊在精索前方，可进阴囊，咳嗽有冲击感。疝块呈椭圆或梨形，回纳疝块后压住内环（深环），疝块不再突出，疝囊颈在腹壁下动脉外侧，透光试验阴性。嵌顿较多。

2. 鉴别诊断：①睾丸鞘膜积液（透光试验阳性）；②交通性鞘膜积液；③精索鞘膜积液；④隐睾（肿块较小，挤压出现特有的胀痛）；⑤急性肠梗阻。

3. 非手术治疗：＜1岁婴幼儿有自愈的可能。年老体弱，伴有其他严重疾病不能手术者可用

腹股沟斜疝

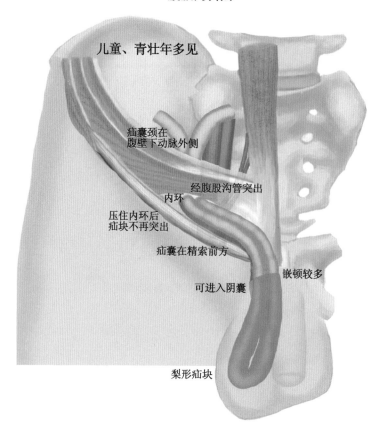

儿童、青壮年多见

疝囊颈在腹壁下动脉外侧

经腹股沟管突出

内环

压住内环后疝块不再突出

疝囊在精索前方

嵌顿较多

可进入阴囊

梨形疝块

疝带。

4. 传统手术治疗：疝囊高位结扎＋腹股沟管修补术。

5. 疝囊高位结扎术：单纯疝囊高位结扎，适宜＞1岁婴幼儿；绞窄性疝局部感染重，修补术易失败。

6. 腹股沟管修补术

（1）Ferguson法：加强前壁，在精索前方将腹内斜肌下缘和联合腱缝至腹股沟韧带上。

（2）Bassini法：加强后壁；在精索后方将腹内斜肌下缘和联合腱缝至腹股沟韧带上，置精索于腹内斜肌与腹外斜肌腱膜间。

（3）Halsted法：加强后壁；在精索后方将腹内斜肌下缘和联合腱缝至腹股沟韧带上，还将腹外斜肌腱膜亦在精索后方缝合，精索在皮下。

（4）McVay法：加强后壁；在精索后方将腹内斜肌下缘和联合腱缝至耻骨梳韧带上。适用于股疝、直疝、大斜疝、复发疝。

（5）Shouldice法：加强后壁；将修补重点放在内环及腹横筋膜，切开腹横筋膜重叠缝合，再做Bassini法缝合（**口诀：Front 前壁，Base 后壁，Ha 还加强后壁，Mc 为耻**）。

7. 无张力疝修补术：大多用人工高分子材料网片修补。嵌顿疝行急诊手术时，若存在感染风险，不提倡使用补片。

8. 经腹腔镜疝修补术：创伤小、痛苦少、恢复快，同时处理并发疝、双侧疝。

疝修补术

传统疝修补术：
疝囊高位结扎＋加强管壁（见下图）

无张力疝修补术：
用补片加强管壁

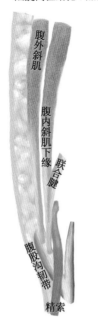

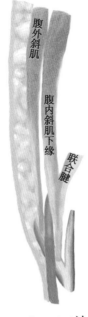

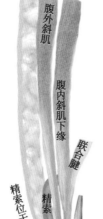

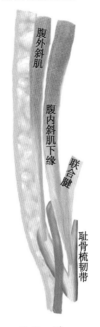

Ferguson法：
加强前壁
精索前方
将腹内斜肌下缘和联合腱
缝至腹股沟韧带

Bassini法：
加强后壁
精索后方
将腹内斜肌下缘和联合腱
缝至腹股沟韧带

Halsted法：
加强后壁
精索后方
还将腹外斜肌
缝至腹股沟韧带

McVay法：
加强后壁
精索后方
将腹内斜肌下缘和联合腱
缝至耻骨梳韧带

（口诀：Front前壁，Base后壁，Ha还加强后壁，Mc为耻）

（适用于：股疝、直疝、复发疝）

六、直疝

老年人多见，经直疝三角突出，疝囊在精索后方，不进入阴囊。疝块呈半球形，基底宽；回纳疝块后压住内环，疝块可再次突出。疝囊颈在腹壁下动脉内侧，极少嵌顿。治疗见斜疝部分。

腹股沟直疝

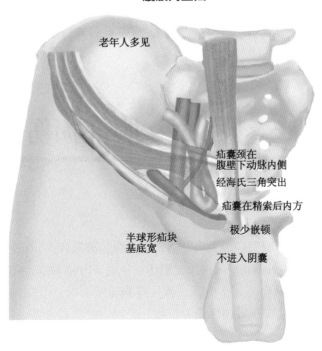

老年人多见

疝囊颈在
腹壁下动脉内侧

经海氏三角突出

疝囊在精索后内方

极少嵌顿

不进入阴囊

半球形疝块
基底宽

七、股疝

40岁以上女性多见，疝囊通过股环、经股管突出；见腹股沟韧带下方，卵圆窝处半球形突起，疝块小，咳嗽无明显冲击感。股环狭窄，最易嵌顿（占60%），出现急性机械性肠梗阻的症状。易发展为绞窄性疝。治疗最常用的手术是McVay修补术。

股疝

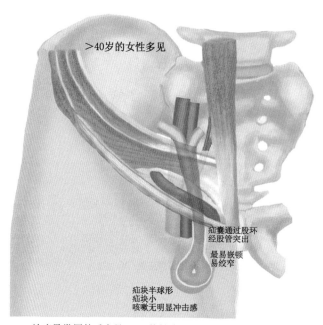

>40岁的女性多见

疝囊通过股环
经股管突出

最易嵌顿
易绞窄

疝块半球形
疝块小
咳嗽无明显冲击感

治疗最常用的手术是McVay修补术

八、切口疝

发生于腹壁手术切口（经腹直肌切口，最常见），最常见病因为切口感染。主要表现：切口处可复性肿块。疝环较大，很少发生嵌顿。

第二十二章　腹部损伤

一、概述

1. 分类：①开放性损伤：有腹膜破损者为穿透伤，无腹膜破损者为非穿透伤；②闭合性损伤：可能仅限于腹壁，也可同时兼有内脏损伤；③医源性损伤：穿刺、内镜等诊治措施导致的腹部损伤。

2. 病因：①开放性损伤：常由刀刃、枪弹、弹片等利器所引起。受损内脏肝最常见；②闭合性损伤：常由坠落、碰撞、冲击、挤压等钝性暴力所致。受损内脏脾最常见。

3. 临床表现：①实质脏器损伤：腹腔内出血，失血性休克，可有移动性浊音；②空腔脏器损伤：腹膜刺激征，胃液、胆汁、胰液刺激最强。

4. 诊断性腹腔穿刺术和腹腔灌洗术：阳性率可达 90% 以上。腹腔灌洗阳性标准：①灌洗液含有肉眼可见的血液、胆汁、胃肠内容物、尿液；②显微镜下红细胞 > 100×10^9/L，或白细胞 > 0.5×10^9/L；③淀粉酶 > 100 Somogyi 单位；④灌洗液中发现细菌。

5. 立位腹部平片：膈下新月形阴影（游离气体为胃肠道破裂的证据）。腹膜后积气（腹膜后十二指肠破裂、结直肠破裂）。

6. 严密观察的内容：①每 15 ~ 30 min 测脉搏、呼吸、血压；②每 30 min 查腹部体征；③每 30 ~ 60 min 测红细胞数、血红蛋白、血细胞比容、白细胞数；④必要时重复腹腔穿刺或灌洗术。

7. 观察期间注意：①不随便搬动（以免加重伤情）；②不用止痛剂（以免掩盖症状）；③不给饮食（胃肠道穿孔会造成污染）。

8. 剖腹探查指征：①腹痛和腹膜刺激征进行性加重、范围扩大者；②全身情况有恶化趋势，出现口渴、烦躁、脉率增快、体温增高，血压下降或不稳，抗休克情况不见好转，白细胞计数上升，红细胞计数进行性下降；③肠鸣音逐渐减弱、消失，出现明显腹胀者；④膈下有游离气体表现；⑤内脏出血者；⑥腹腔穿刺抽出不凝血、气体、胆汁、胃内容；⑦直肠指检有明显触痛（**口诀：剖腹重大全身胀，气体出血穿直肠**）。

9. 治疗：①首先处理对生命威胁最大的损伤，处理呼吸心搏骤停、活动性出血、开放性气胸、张力性气胸、颅脑外伤；②实质脏器出血伴休克：积极抗休克，准备剖腹探查；③空腔脏器破裂：纠正休克，准备剖腹探查，应用抗生素。

10. 剖腹探查：常选用正中切口。①探查顺序：肝脾→膈肌、胆囊→胃→十二指肠第一段→空肠、回肠→大肠及其系膜→盆腔脏器→胃后壁、胰腺→十二指肠二、三、四段；②处理顺序：出血性损伤→穿孔性损伤；③空腔脏器损伤处理顺序（污染重→轻）：结肠→回肠→空肠→胃。

二、肝破裂

1. 腹部开放性损伤中最易受损的器官，右肝破裂多见，可伴右下方肋骨骨折。分 3 种类型：真性破裂、被膜下破裂、中央型破裂。

2. 临床表现：腹腔内出血＋腹膜刺激征（胆汁外溢），胆道出血（呕血、黑便），继发感染（肝脓肿）。

3. 非手术治疗：轻度肝裂伤，血流动力学稳定，可先观察。

4. 手术治疗：①彻底清创，确切止血，消除胆瘘，通畅引流；②肝动脉结扎术（出血不易控制时），肝切除术（破损严重），纱布填塞法。

三、脾破裂

1. 脾是腹部闭合性损伤中最易受损的器官，可伴左下方肋骨骨折，分 3 种类型：真性破裂（占 85%，脾上极及膈面）、被膜下破裂、中央型破裂。

2. 临床表现：腹腔内出血。

3. 延迟性脾破裂：包膜下血肿破裂（多见）、真性破裂时被网膜包裹的血肿破裂，多见于伤后 2 周。

4. 治疗原则：抢救生命第一，保脾第二。保守治疗仅适用于轻度单纯性脾破裂。脾切除术适用于持续出血、脾门撕裂、多发伤、中央型破裂。

5. 脾切除后凶险性感染（OPSI）：发生率 1%，< 2 岁婴幼儿多见，致病菌为肺炎球菌。

肝破裂

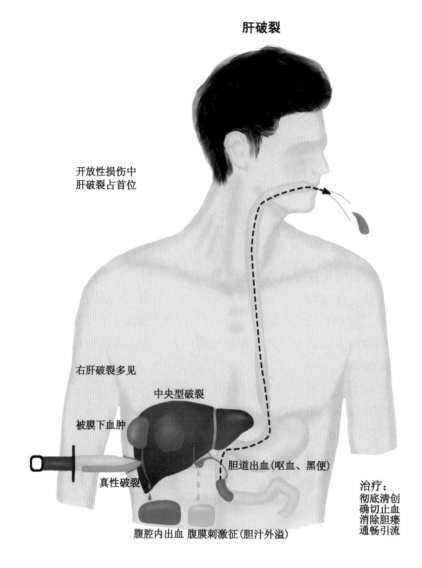

开放性损伤中
肝破裂占首位

右肝破裂多见

中央型破裂

被膜下血肿

真性破裂

胆道出血(呕血、黑便)

治疗：
彻底清创
确切止血
消除胆瘘
通畅引流

腹腔内出血 腹膜刺激征(胆汁外溢)

脾破裂

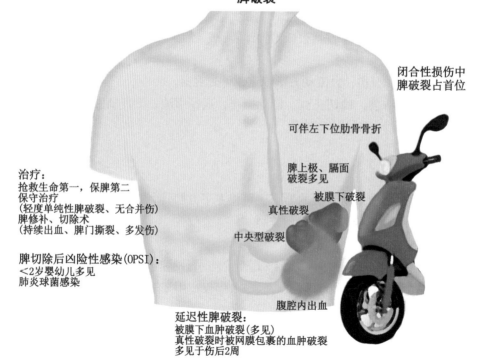

闭合性损伤中
脾破裂占首位

可伴左下位肋骨骨折

脾上极、膈面
破裂多见

被膜下破裂

真性破裂

中央型破裂

腹腔内出血

治疗：
抢救生命第一，保脾第二
保守治疗
(轻度单纯性脾破裂、无合并伤)
脾修补、切除术
(持续出血、脾门撕裂、多发伤)

脾切除后凶险性感染(OPSI)：
<2岁婴幼儿多见
肺炎球菌感染

延迟性脾破裂：
被膜下血肿破裂(多见)
真性破裂时被网膜包裹的血肿破裂
多见于伤后2周

四、胰腺损伤

1.胰腺损伤仅占腹部损伤的 1%。方向盘伤、车把伤（多见），损伤胰颈、胰体（多见）。

2.临床表现：腹膜刺激征，胰液外溢至网膜囊（上腹痛），经网膜孔进入腹膜腔（弥漫性腹膜炎）；腹腔内出血（量少）。血淀粉酶可↑（穿孔也可↑）、腹腔穿刺液淀粉酶↑。CT 明确诊断。

3.治疗：有腹膜刺激征者，应立即手术，严密止血，控制胰液外漏，充分引流。

4.主要并发症：胰腺假性囊肿（外伤后 3～4 周形成，胰体、尾部多见，出现上腹包块，可压迫邻近组织器官，破裂后导致胰源性腹水，待囊壁变厚后切除），胰腺脓肿，胰瘘。

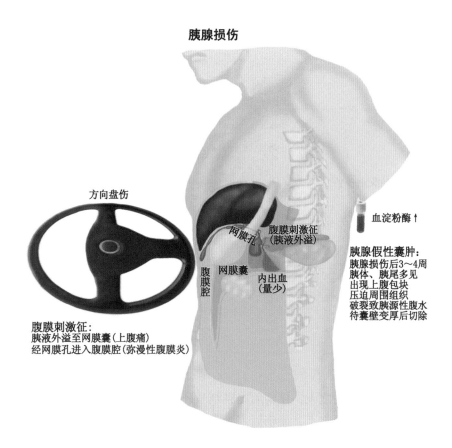

胰腺损伤

五、十二指肠损伤

十二指肠二、三部损伤多见，腹膜后十二指肠破裂，腹部体征相对较轻，但全身情况不断恶化，右上腹、腰部持续性疼痛。X 线腹平片：右肾、腰大肌轮廓模糊；CT：腹膜后、右肾前间隙有气泡。

六、小肠损伤

小肠损伤发病率高，腹膜刺激征出现早，气腹征较少。手术治疗以简单修补为主，损伤大行一期吻合术。

七、结肠损伤

1. 腹膜刺激征出现晚，程度重。一部分结肠位于腹膜后，常导致严重的腹膜后感染。
2. 右半结肠损伤：全身和局部情况良好，行一期修补，切除吻合。
3. 左半结肠损伤：一期行肠造口或外置，3～4周后二期关闭瘘口。

肠道破裂

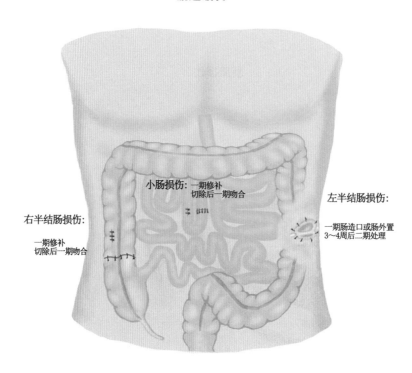

右半结肠损伤：
一期修补
切除后一期吻合

小肠损伤：一期修补
切除后一期吻合

左半结肠损伤：
一期肠造口或肠外置
3～4周后二期处理

八、直肠损伤

1. 直肠上段在盆底腹膜反折之上，损伤后腹膜刺激征出现晚，程度重。
2. 直肠下段在盆底腹膜反折之上，损伤后无腹膜炎症状，引起严重的直肠周围间隙感染。
3. 治疗：一期行乙状结肠双腔造瘘术，2～3个月后二期关闭瘘口。

第二十三章　急性化脓性腹膜炎

一、解剖生理概述

1. 腹膜分为壁腹膜（体神经支配，痛觉定位准确）和脏腹膜（自主神经支配，对牵拉、炎症、压迫敏感，定位不准确）。腹膜腔是壁腹膜和脏腹膜之间的潜在间隙。男性的腹膜腔是封闭的，女性的腹膜腔经输卵管、子宫、阴道与外界相通。
2. 腹膜腔分为大腹腔（腹腔）和小腹腔（网膜囊），由网膜孔（Winslow孔）相通。
3. 腹膜面积与全身皮肤面积相等，约1.5平方米。

二、急性弥漫性腹膜炎

（一）原发性腹膜炎

1.病因：①血行播散：上呼吸道、泌尿系感染→菌血症→腹膜炎；②上行性感染：女性生殖道→输卵管→进入腹腔，如淋病性腹膜炎；③直接扩散：泌尿系感染，细菌直接透过腹膜进入腹腔；④透壁性感染：肠道细菌移位，通过肠壁进入腹腔，见于机体抵抗力低下时，如肝硬化腹水、肾病、营养不良等。

2.原发性腹膜炎的致病菌：溶血性链球菌、肺炎双球菌多见。

（二）继发性腹膜炎

1.病因：①腹部外伤、穿孔（最常见，外伤肠管破裂，溃疡急性穿孔、急性胆囊炎穿孔）；②腹腔脏器炎症扩散（急性阑尾炎、急性胰腺炎、女性盆腔炎症）；③腹部手术污染；④腹前、后壁的严重感染蔓延。

2.继发性腹膜炎的致病菌：以胃肠道内的常驻菌群为主，大肠埃希菌最常见，常为混合性感染，毒性较强。

3.临床表现：腹痛（为主），恶心、呕吐，发热（年老体弱者体温可不升高；若脉搏↑而体温↓，提示病情恶化）。

4.全身感染中毒症状：寒战高热、呼吸急促、脉搏细速、血压下降、代谢性酸中毒、休克。

5.腹部体征（视听叩触）：①视：腹式呼吸减弱或消失，腹胀加重（是病情恶化的重要标志）；②听：肠鸣音减弱或消失；③叩：胃肠胀气→鼓音，胃肠穿孔→肝浊音界缩小或消失，腹腔内积液→移动性浊音；④触（标志性体征）：腹部压痛、反跳痛，肌紧张（板状腹）。

6.直肠指检：直肠前窝波动肿物，饱满触痛（盆腔脓肿）。

7.非手术治疗：病情较轻，病程＞24 h且体征逐渐减轻，不能耐受手术者。①半卧位（腹腔渗液流向盆腔，减少毒素吸收；使渗液局限便于引流；减轻膈肌挤压改善呼吸循环）；②禁食、胃肠减压；③纠正水电解质紊乱；④抗感染治疗（首选第三代头孢）；⑤营养支持（患者代谢率为正常人的140%）。

8.手术适应证：①非手术治疗6～8 h后（一般≤12 h），症状及体征不缓解；②腹腔内原发病严重（胃肠道穿孔、绞窄性肠梗阻、内脏破裂）；③腹腔内炎症较重（严重中毒症状，休克）；④腹膜炎病因不明，无局限趋势。

9.手术治疗：①处理原发病：阑尾切除，胃大部切除，胆囊切除或造瘘，肠切除或造瘘；②清理腹腔：清楚腹内液和异物，生理盐水冲洗，关腹前一般不用抗生素盐水，以免造成严重粘连。

10.充分引流指征：①坏死病灶未能切除、有大量坏死组织无法清除；②预防术后发生漏液；③手术部位有较多的渗液、渗血；④已形成局部脓肿。

11.术后处理：禁食水、胃肠减压、补液、抗感染、营养支持治疗。

三、膈下脓肿

1.平躺时腹腔最低点，毒素吸收能力强，全身中毒症状重。

2.临床表现：①全身症状：发热，脉率增快，乏力等；②局部症状：持续性钝痛，右膈下脓肿刺激胸膜，出现胸腔积液、肺不张。

3.体征：季肋区叩痛，右膈下脓肿可见肝浊音界扩大。

4.检查：白细胞计数↑，中性粒细胞比例↑。超声检查：可在超声引导下行经皮穿刺置管引流术。

5.治疗：经皮穿刺置管引流术，切开引流术。

四、盆腔脓肿

1. 半卧位时腹腔最低点，面积小，毒素吸收能力弱，全身中毒症状轻。

2. 临床表现：直肠刺激征（里急后重，大便次数增加）、膀胱刺激征（尿频尿急）。查体：腹部检查多阴性，直肠指检触及波动感肿物。已婚女性可行阴道后穹窿穿刺。

3. 治疗：①非手术（脓肿较小，给予抗生素、热敷、温盐水灌肠，理疗）；②手术治疗（脓肿较大，经直肠前壁穿刺抽脓＋引流；已婚女性可行阴道后穹隆穿刺＋引流）。

五、肠间脓肿

脓液被肠管、网膜包裹，可有腹部感染、粘连性肠梗阻症状，保守治疗为主。

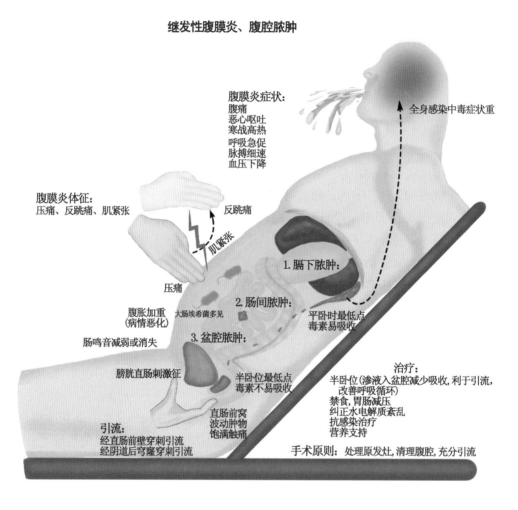

继发性腹膜炎、腹腔脓肿

六、腹腔间隔室综合征

1. 正常腹内压：$5 \sim 7$ mmHg。腹腔高压：≥ 12 mmHg。腹腔间隔室综合征（ACS）：腹内压 ≥ 20 mmHg，伴有相关器官功能衰竭。

2. 病因：腹腔内容量增加（出血、胃肠水肿、扩张，大量液体复苏），腹壁紧缩（烧伤焦痂、腹壁水肿）。

3. 症状和体征：腹痛，腹部膨隆。胸闷气短，呼吸困难，高碳酸血症（膈肌抬高），心率加快，血压下降（下腔静脉受压，回心血量减少）；少尿（肾血流量减少）。晚期出现无尿、氮质血症、呼吸循环衰竭。

4. 诊断：膀胱测压最常用，间接反映腹内压水平。CT 检查。

5. 治疗：①非手术治疗：全身支持治疗，改善呼吸循环；②经皮穿刺引流腹腔积液；③手术治疗（开腹减压术）：适用于非手术治疗无效，腹内压持续＞ 25 mmHg。

第二十四章　胃十二指肠疾病

一、解剖生理概要

1. 胃的血供：①胃小弯：胃左动脉（起自腹腔干）、胃右动脉（肝固有动脉）；②胃大弯：胃网膜左动脉（脾动脉）、胃网膜右动脉（胃十二指肠动脉）；③胃底：胃短动脉（脾动脉）。

2. 胃的淋巴引流分为 4 群：①腹腔淋巴结群；②幽门上淋巴结群；③幽门下淋巴结群；④胰脾淋巴结群。

3. 各类细胞的功能：主细胞（胃蛋白酶原），壁细胞（盐酸，抗贫血因子，即内因子），G 细胞（胃泌素），D 细胞（生长抑素），嗜铬样细胞（组胺）。**口诀：壁内泌 GD 生长嗜组**（"壁内密集地生长石子"）。

4. 胃分为 3 部分：胃底、胃体、胃窦；容量 1000 ml，每天分泌胃液 1500 ～ 2500 ml。

5. 十二指肠分为 4 部分：球部（溃疡）、降部（十二指肠乳头）、水平部（肠系膜上动脉综合征）、升部（Treitz 韧带），胆汁和胰液经十二指肠乳头进入肠道。

二、胃十二指肠溃疡大出血

1. 胃溃疡出血多位于胃小弯（胃左、右动脉）。十二指肠溃疡出血多位于球部后壁（胃十二指肠动脉、胰十二指肠上动脉）。

2. 症状和体征（与出血量、出血速度有关）：呕血，黑便，头晕、心慌，短期内失血量＞ 800 ml 可出现休克症状。肠鸣音亢进（积血刺激肠蠕动）。

4. 检查：红细胞计数↓、血红蛋白↓，急诊胃镜（首选检查，明确出血部位）。

5. 保守治疗：补充血容量；放置胃管；抑制胃酸（质子泵抑制剂、H_2 受体拮抗剂），生长抑素；胃镜（止血）。

6. 手术治疗：胃大部切除术、溃疡底部贯穿缝扎。适用于：①保守治疗无效；②出血速度快，短期内出现休克；③短期内可能再次出血者；④高龄伴动脉硬化。

三、急性胃十二指肠溃疡穿孔

1. 急性胃溃疡穿孔多发生于胃小弯（60%）；急性十二指肠溃疡穿孔发生于球部前壁（慢性穿孔多见于球部后壁）。

2. 临床表现：多有溃疡病史，突发上腹部刀割样剧痛，波及全腹；面色苍白、恶心呕吐，脉搏细弱、血压下降；胃内容物可沿右结肠旁沟流下，出现右下腹痛。

3. 体征：全腹压痛，反跳痛，肌紧张，呈板状腹。肠鸣音消失，肝浊音界缩小或消失。

4. 检查：①血常规：白细胞计数↑，中性粒细胞比例↑；②立位腹平片：膈下游离气体。

5. 保守治疗：适用于一般情况好，症状、体征较轻的空腹穿孔。

6. 穿孔缝合术：主要术式，适用于：①穿孔＞ 8 h；②腹腔内感染及水肿明显，有大量脓性渗液；

③既往无溃疡病史或有溃疡病史未经正规内科治疗，无出血、梗阻并发症者；④不能耐受急诊根治性溃疡手术者。

7. 根治性溃疡手术：胃大部切除术，适用于：①穿孔＜8 h；②缝合术后再次穿孔；③有出血史、幽门梗阻者；④患者一般情况良好，能耐受手术。

胃十二指肠溃疡出血

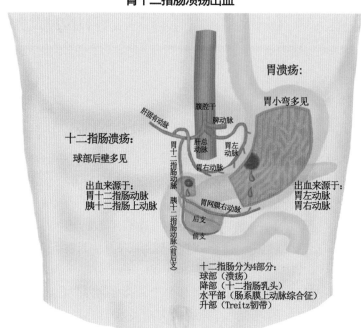

消化性溃疡并穿孔

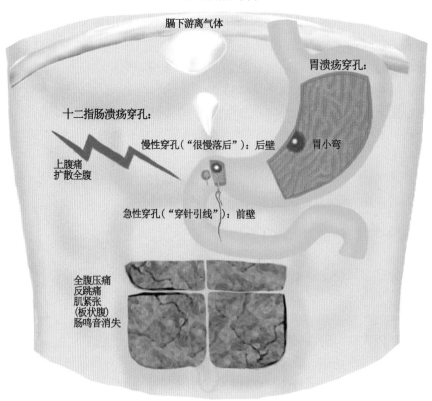

四、胃十二指肠溃疡瘢痕性幽门梗阻

1. 溃疡反复发作，形成瘢痕狭窄，伴有水肿、痉挛。

2. 临床表现：腹痛、反复呕吐隔夜宿食，不含胆汁，每次量可达 1000～2000 ml。贫血、消瘦、脱水表现，上腹可见胃型、可闻及振水音。低钾低氯性代谢性碱中毒（大量胃酸丢失）。

3. 鉴别诊断：①水肿性、痉挛性幽门梗阻：进行胃肠减压，高渗温盐水洗胃，水肿性、痉挛性幽门梗阻症状可缓解，瘢痕性幽门梗阻症状不缓解；②胃癌，十二指肠肿瘤，胰头癌。

4. 治疗：瘢痕性幽门梗阻是外科手术的绝对适应证；保守治疗无效，行胃大部切除术（首选）。

五、胃大部切除术

1. 治疗溃疡的理论基础：①切除溃疡；②切除了溃疡的好发部位；③切除了大部分胃体，壁细胞、主细胞数量减少，胃酸、胃蛋白酶原分泌减少；④切除了胃窦部，G 细胞数量减少，胃泌素刺激的胃酸分泌减少。

2. 切除范围：切除胃远端的 2/3～3/4。胃切断线的解剖标志：胃小弯胃左动脉第一分支→胃大弯胃网膜左动脉第一个垂直分支的连线。

3. 胃空肠吻合口长 3～4 cm，吻合口过大易引起倾倒综合征，过小易造成胃排空障碍。

4. 胃溃疡分 4 型：①Ⅰ型（最常见）：溃疡在胃小弯角切迹附近，低胃酸分泌；②Ⅱ型：胃溃疡合并十二指肠溃疡，高胃酸分泌；③Ⅲ型：幽门管溃疡，高胃酸分泌；④Ⅳ型：胃上 1/3、贲门溃疡，低胃酸分泌。胃Ⅱ、Ⅲ型溃疡行胃大部切除的范围应不少于胃的 60%。

5. Billroth Ⅰ式吻合（胃大部切除胃十二指肠吻合术）：用于胃溃疡。残胃与十二指肠直接吻合，操作简单，不改变正常解剖生理，术后因胃肠功能紊乱引起的并发症少；缺点：术后溃疡复发率高（吻合口张力大，切胃较少），十二指肠溃疡不适用，球部水肿较重、瘢痕粘连时不适用。

Billroth Ⅰ式胃大部切除术（毕Ⅰ）

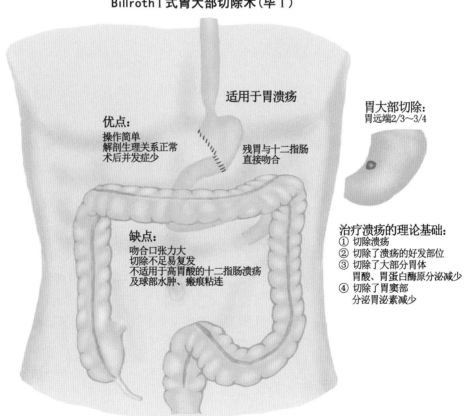

适用于胃溃疡

优点：
操作简单
解剖生理关系正常
术后并发症少

残胃与十二指肠
直接吻合

胃大部切除：
胃远端2/3～3/4

缺点：
吻合口张力大
切除不足易复发
不适用于高胃酸的十二指肠溃疡
及球部水肿、瘢痕粘连

治疗溃疡的理论基础：
① 切除溃疡
② 切除了溃疡的好发部位
③ 切除了大部分胃体
　　胃酸、胃蛋白酶原分泌减少
④ 切除了胃窦部
　　分泌胃泌素减少

6. Billroth Ⅱ式吻合（胃大部切除胃空肠吻合术）：用于胃溃疡和十二指肠溃疡。残胃与空肠上段作吻合，术后溃疡复发率低（吻合口张力小，切胃较多）；缺点：操作复杂，改变正常解剖生理，术后并发症多（胆汁胰液反流致碱性反流性胃炎）。

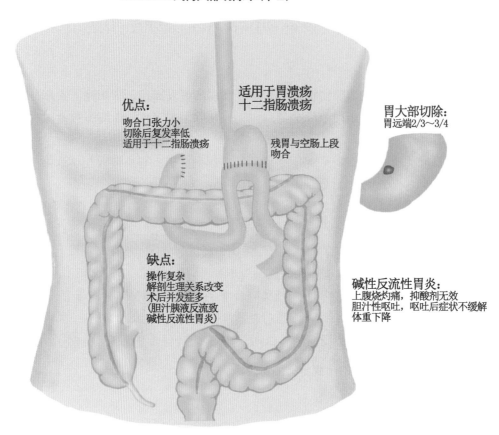

BillrothⅡ式胃大部切除术(毕Ⅱ)

适用于胃溃疡
十二指肠溃疡

优点：
吻合口张力小
切除后复发率低
适用于十二指肠溃疡

残胃与空肠上段
吻合

胃大部切除：
胃远端2/3～3/4

缺点：
操作复杂
解剖生理关系改变
术后并发症多
（胆汁胰液反流致
碱性反流性胃炎）

碱性反流性胃炎：
上腹烧灼痛，抑酸剂无效
胆汁性呕吐，呕吐后症状不缓解
体重下降

7. 碱性反流性胃炎：肠液反流至胃，导致胃黏膜充血水肿、易出血。三联征：①上腹烧灼痛，抑酸剂无效；②胆汁性呕吐，呕吐后症状不缓解；③体重下降。治疗：保护胃黏膜、调节胃动力。

8. 胃空肠 Roux-en-Y 吻合术：在 Treitz 韧带以远 10 ～ 15 cm 处横断空肠，远断端与残胃吻合，近断端与距前胃肠吻合口 50 cm 的远断端空肠行端侧吻合；可减少反流性胃炎的发生。

9. 迷走神经切断术

（1）迷走神经干切断术：在食管裂孔水平切断左、右迷走神经。

（2）选择性迷走神经切断术：保留了肝胆支、腹腔支。切断了支配胃的所有迷走神经。复发率高，导致幽门括约肌功能障碍（鸦爪支），胃潴留。因此，选择性迷走神经切断术需加胃引流手术（幽门成形、胃空肠吻合、胃窦切除）。

（3）高选择性迷走神经切断术：保留了肝胆支、腹腔支和鸦爪支（支配胃窦部）。切断支配胃底、胃体的迷走神经。复发率更高，不会引起胃潴留。

胃空肠 Roux-en-Y 吻合术

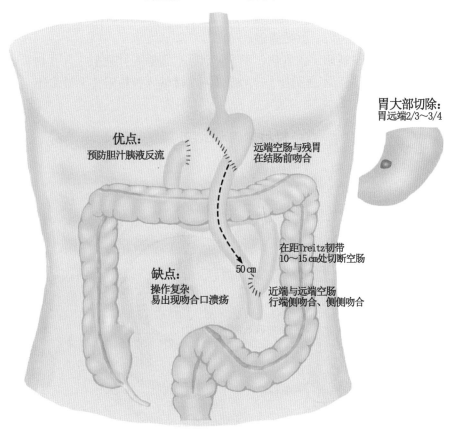

优点:
预防胆汁胰液反流

远端空肠与残胃
在结肠前吻合

胃大部切除:
胃远端2/3～3/4

在距Treitz韧带
10～15cm处切断空肠

缺点:
操作复杂
易出现吻合口溃疡

50cm

近端与远端空肠
行端侧吻合、侧侧吻合

迷走神经切断术

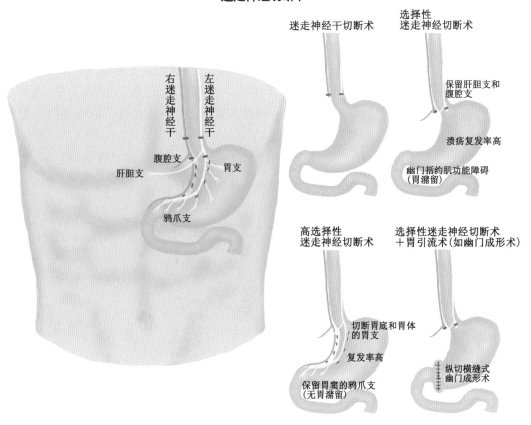

右迷走神经干

左迷走神经干

腹腔支

肝胆支

胃支

鸦爪支

迷走神经干切断术

选择性
迷走神经切断术

保留肝胆支和
腹腔支

溃疡复发率高

幽门括约肌功能障碍
(胃潴留)

高选择性
迷走神经切断术

选择性迷走神经切断术
＋胃引流术(如幽门成形术)

切断胃底和胃体
的胃支

复发率高

保留胃窦的鸦爪支
(无胃潴留)

纵切横缝式
幽门成形术

10. 胃大部切除术后并发症：①术后出血：胃肠道腔内出血，腹腔内出血；②十二指肠残端破裂；③胃肠吻合口破裂或瘘；④术后梗阻；⑤倾倒综合征；⑥碱性反流性胃炎；⑦溃疡复发；⑧营养性并发症（贫血、体重减轻、腹泻）；⑨残胃癌。

11. 术后梗阻：①吻合口梗阻（含食物，不含胆汁）；②输入袢梗阻（含食物、胆汁）；③急性完全性输入袢梗阻（食物量少，不含胆汁）；④慢性不全性输入袢梗阻（大量胆汁，几乎无食物）。

胃大部切除术后梗阻

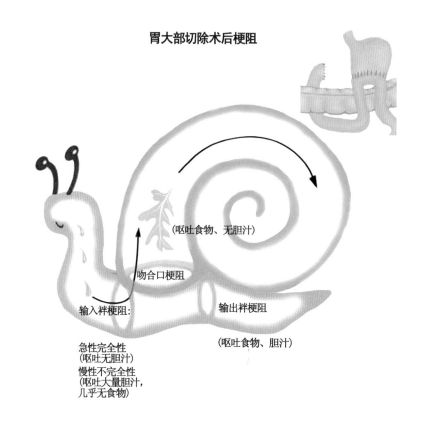

12. 倾倒综合征：①早期倾倒综合征：进食后半小时内，高渗性胃内容物快速进入肠道，导致血管活性物质分泌，引起一过性血容量不足。调整饮食，少食多餐。②晚期低血糖综合征：餐后 2～4 h，食物刺激胰岛素大量分泌，导致反应性低血糖。患者头晕、心慌、出冷汗，面色苍白、无力、易晕厥。调整饮食，减缓糖类吸收。

胃大部切除术后——倾倒综合征

早期倾倒综合征：

进食后半小时

一过性血容量不足
（"先倒出水"）

原因：
高渗性食物
使细胞外液进入肠腔

头晕心慌出冷汗
苍白无力易晕厥

晚期倾倒综合征：

进食后2～4 h

反应性低血糖
（"后倒出糖块"）

原因：
含糖食物
快速进入肠道并入血
刺激胰岛素大量分泌

13.残胃癌：胃十二指肠溃疡患者行胃大部切除术5年以上，残余胃发生的原发性胃癌，多在手术后10年以上出现。

14.迷走神经切断术后并发症：①胃潴留（鸦爪支被切断，引起胃排空障碍，采用保守治疗）；②吞咽困难（1～4个月恢复）；③胃小弯坏死穿孔。

六、胃癌

1.好发于胃窦（占50%）。

2.病因：地域因素，饮食因素（熏烤腌制），幽门螺杆菌感染；与胃癌相关的慢性疾病（胃溃疡、胃息肉、慢性萎缩性胃炎、残胃、黏膜上皮异型增生）。

3.大体分类

（1）早期胃癌：病变局限于黏膜、黏膜下层，不论病灶大小、有无淋巴结转移。微小胃癌直径＜0.5 cm，小胃癌直径＜1 cm。分为3型：Ⅰ型（隆起型），Ⅱ型（表浅型：Ⅱa浅表隆起型，Ⅱb浅表平坦型，Ⅱc浅表凹陷型），Ⅲ型（凹陷型）。

（2）进展期胃癌：浸润深度超过黏膜下层。Borrmann分型：Ⅰ型（肿块型），Ⅱ型（溃疡局限型），Ⅲ型（溃疡浸润型），Ⅳ型（弥漫浸润型，若全胃受累，称为皮革胃）。

胃癌大体分型

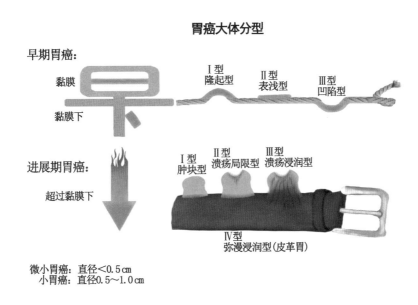

4.组织分类：腺癌（最常见）、乳头状腺癌、管状腺癌、黏液腺癌、印戒细胞癌、鳞状细胞癌等。

5.胃癌转移：①直接浸润（胃癌常浸润至癌灶外6 cm，胃窦癌浸润幽门下3 cm以内）；②淋巴转移（最常见）：可经胸导管转移至左锁骨上淋巴结（Virchow淋巴结）；③血行转移（肝转移最常见）；④腹膜种植转移（Krukenberg瘤：来自胃肠道的卵巢转移癌，常为双侧种植转移，为黏液细胞癌，镜下见印戒细胞）。

6.临床表现：上腹部疼痛不适，进食后饱胀、体重减轻。

7.胃镜＋活检（最有效），气钡双重造影，CT（术前分期）。

8.根治性手术：胃切除术＋D_2淋巴结清扫，胃切断线距肿瘤边缘至少5 cm。

9.淋巴结清扫：D（淋巴结清扫范围），D_1（第1站淋巴结），D_2（第2站淋巴结）。N（有转移淋巴结范围）。

胃癌的转移途径

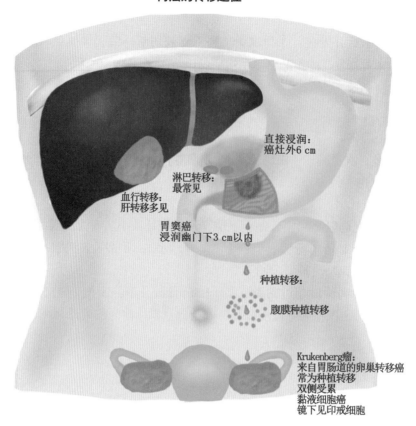

直接浸润：
癌灶外6 cm

淋巴转移：
最常见

血行转移：
肝转移多见

胃窦癌
浸润幽门下3 cm以内

种植转移：

腹膜种植转移

Krukenberg瘤：
来自胃肠道的卵巢转移癌
常为种植转移
双侧受累
黏液细胞癌
镜下见印戒细胞

10.根治性手术分三级：A级（D＞N＋切缘1 cm未见癌），B级（D＝N或切缘1 cm见癌），C级（残余肿瘤，属于非根治手术）。

11.姑息性手术（姑息切除，胃空肠吻合术、空肠造口术）。化疗，放疗，靶向治疗。

七、胃淋巴瘤

1.多为非霍奇金淋巴瘤，组织学类型以B淋巴细胞为主，胃远端2/3后壁、胃小弯多见，与幽门螺杆菌感染胃黏膜相关淋巴样组织相关。上腹痛常见。

2.钡餐检查：胃壁不规则增厚，肿块虽大但仍可见蠕动通过病变处（特征性表现）。胃镜检查：可见黏膜隆起肥厚呈鹅卵石样、黏膜下多发结节。

3.治疗：抗幽门螺杆菌，化疗（CHOP方案），手术治疗（早期可根治）。

八、胃肠道间质瘤

1.最常见的间叶源性肿瘤，起源于未定向分化的间质细胞。主要位于肌层内。c-kit基因突变（酪氨酸激酶受体持续活化，促进增殖），编码的KIT蛋白（CD117）是诊断标志物，免疫组化见CD117、DOG-1表达增加。

2.具有恶性潜能的肿瘤，危险程度与肿瘤部位、大小、核分裂象、肿瘤浸润深度、有无转移相关。

3.手术治疗（首选），甲磺酸伊马替尼（酪氨酸激酶抑制剂）。

九、胃的良性肿瘤

1. 黏膜上皮细胞肿瘤：胃腺瘤、腺瘤性息肉。胃窦部多见，有一定恶变率，积极手术治疗。
2. 间叶组织肿瘤：平滑肌瘤（最常见）、纤维瘤、脂肪瘤。胃体、胃窦部多见。恶变少。

第二十五章　小肠疾病

一、肠结核

继发于肺结核，回盲部多见，分为：①溃疡型（沿肠管横轴，环形溃疡，腹部隐痛，右下腹阵发绞痛，X 线"跳跃征"）；②增生型（低位肠梗阻，右下腹包块）。内科治疗为主，有外科并发症时考虑手术。

二、肠伤寒穿孔

伤寒杆菌侵及回肠末端，溃疡沿肠管纵轴，穿孔多见于距回盲瓣 50 cm 内，患者突发腹膜炎，气腹。伤寒杆菌培养，肥达试验阳性。应及时手术治疗。

肠炎型疾病

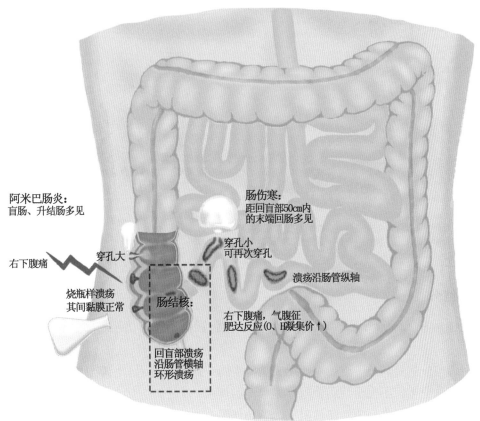

三、急性出血性肠炎

原因不明，可能与感染相关，空肠或回肠受累，腹痛、腹泻（血水样便、果酱样便）、便血。多采用保守治疗。手术治疗（明显腹膜炎表现，不能控制的肠道大出血，肠梗阻经非手术治疗不能缓解）。

四、克罗恩病

回肠末段多见，呈节段性分布；炎症波及肠壁全层，裂隙状深溃疡，溃疡穿透形成内、外瘘；黏膜水肿呈鹅卵石样改变，病变肠袢间粘连，与周围组织粘连。腹痛（右下腹）、腹泻、体重下降是其常见症状。可出现不全性肠梗阻症状。X线"线样征"。多采用保守治疗。手术治疗（处理并发症）。

五、肠梗阻

（一）按梗阻原因分类

1.机械性肠梗阻（最常见）：①肠外因素（粘连性梗阻、肿瘤压迫、嵌顿疝）；②肠壁因素（肠套叠、炎症水肿、肿瘤、肠道畸形）；③肠腔内因素（粪块、异物、蛔虫）。

2.动力性肠梗阻：①麻痹性（低钾血症、腹腔手术后、腹膜炎）；②痉挛性（慢性铅中毒、急性肠炎、肠功能紊乱）。

3.血运性肠梗阻：肠系膜血管栓塞、动脉粥样硬化。

肠梗阻的原因

血运性：
血管栓塞
动脉硬化

机械性(最常见)：
肠外因素（粘连带压迫、肿瘤压迫）

肠腔内因素（粪块、异物）

动力性：
痉挛

肠壁病变(肿瘤、炎症水肿)

麻痹

麻痹性肠梗阻：低钾血症、腹腔手术后、腹膜炎
痉挛性肠梗阻：慢性铅中毒、急性肠炎、肠功能紊乱

（二）其他分类

1.按肠壁血运有无障碍分类：单纯性肠梗阻（无肠管血运障碍），绞窄性肠梗阻（有肠管血运障碍）。

2.按梗阻部位分类：高位（空肠）梗阻，低位小肠（回肠）梗阻，结肠梗阻。

3.按梗阻程度分类：不完全性肠梗阻，完全性肠梗阻。

4.按病程发展快慢分类：急性肠梗阻，慢性肠梗阻。

（三）肠梗阻

1.最常见的肠梗阻：粘连性肠梗阻，多见于手术后。肠梗阻常见原因：新生儿——肠道畸形多见，≤2岁幼儿——肠套叠，儿童——蛔虫，老人——粪块、肿瘤。

2.临床表现

（1）腹痛：单纯性肠梗阻——呈阵发性绞痛，肠鸣音亢进↑，无腹膜刺激征，绞窄性肠梗阻——腹痛间歇期不断缩短→持续性腹痛，肠鸣音↓，有腹膜刺激征，麻痹性肠梗阻——持续性胀痛不适，肠鸣音↓。

（2）呕吐：高位肠梗阻——呕吐早，较频繁，低位肠梗阻——呕吐出现晚，胃内容物→粪样物，绞窄性肠梗阻——血性呕吐物，麻痹性肠梗阻——溢出性呕吐。

（3）腹胀：高位肠梗阻——腹胀不明显，低位肠梗阻及麻痹性肠梗阻——腹胀明显，遍及全腹，肠扭转、闭袢性肠梗阻——腹部隆起不对称。

（4）停止排气排便：完全性肠梗阻——停止排气排便，绞窄性肠梗阻——可有血性黏液便（**口诀：痛吐胀停**）。

3.立位腹平片：积气肠袢，液平面。空肠梗阻——"鱼肋征"，回肠梗阻——阶梯状液平面，结肠梗阻——结肠袋形。

4.绞窄性梗阻表现：①腹痛发作急骤，初始即为持续性剧烈腹痛，或在阵发加重之间仍有持续性疼痛；②呕吐出现早而频繁，呕吐物、胃肠减压液、肛门排出物为血性，或腹穿有血性液体；③病情发展迅速，早期出现休克，抗休克治疗后改善不明显；④有腹膜炎的表现，全身症状重，体温上升、脉率增快、白细胞计数增高；⑤腹胀不对称，腹部有局部隆起及有压痛的肿块；⑥腹部X线显示孤立扩大的肠袢，不随时间改变位置；⑦经积极的非手术治疗无效（**口诀：重痛吐血休克，全身不对孤肠**）。

5.基础治疗：①胃肠减压；②矫正水、电解质平衡紊乱；③防治感染，应用抗生素；④对症处理。

6.手术治疗：①单纯解除梗阻的手术；②肠切除术；③肠短路吻合术；④肠造口或肠外置术。

7.肠管已坏死表现：①肠壁呈黑紫色；②肠壁失去张力和蠕动能力，对刺激无收缩反应；③肠系膜终末小动脉无搏动。

六、小肠扭转

青壮年多见，餐后剧烈活动为诱因，突发腹部剧烈绞痛，脐周的持续性疼痛，阵发性加重，放射至腰背痛；呕吐频繁，腹部不对称，被动屈膝侧卧位，不能平卧。腹部X线平片特有征象：空肠回肠换位，小跨度扭曲肠袢。CT检查可见"漩涡征"。

七、乙状结肠扭转

老年男性多见，便秘多见，多次左下腹痛发作病史，排便后缓解。突发腹部剧烈绞痛，明显腹胀，呕吐不明显。腹部X线平片：巨大马蹄形双腔充气肠袢。钡剂灌肠：扭转部位钡剂受阻，呈"鸟嘴征"。

八、肠套叠

2岁以下幼儿多见，回结肠套叠多见。阵发性腹痛、果酱样大便、回盲部空虚、腊肠样肠管。钡餐造影：杯口状，弹簧状。空气、氧气、钡剂灌肠，可诊断、治疗早期肠套叠。手术适用于无法复位，复位后有腹膜刺激征，病程＞48 h，怀疑肠坏死。

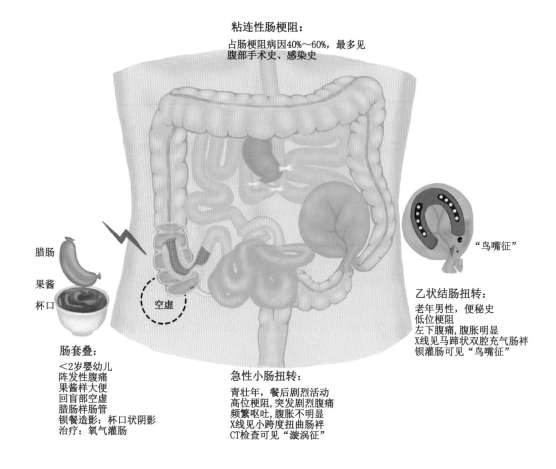

粘连性肠梗阻：

占肠梗阻病因40%～60%，最多见
腹部手术史、感染史

"鸟嘴征"

腊肠

果酱

杯口

空虚

乙状结肠扭转：

老年男性，便秘史
低位梗阻
左下腹痛，腹胀明显
X线见马蹄状双腔充气肠袢
钡灌肠可见"鸟嘴征"

肠套叠：

<2岁婴幼儿
阵发性腹痛
果酱样大便
回盲部空虚
腊肠样肠管
钡餐造影：杯口状阴影
治疗：氧气灌肠

急性小肠扭转：

青壮年，餐后剧烈活动
高位梗阻，突发剧烈腹痛
频繁呕吐，腹胀不明显
X线见小跨度扭曲肠袢
CT检查可见"漩涡征"

九、肠系膜血管缺血性疾病

1.肠系膜上动脉栓塞：发病急骤，剧烈腹痛，恶心呕吐，呕血便血。腹部体征轻（轻压痛、腹平软、肠鸣音正常），与严重的症状不相称。晚期可出现腹胀加重，腹膜刺激征，肠鸣音↓。

2.肠系膜上动脉血栓形成：慢性缺血致餐后腹痛、慢性腹泻、消瘦。血管闭塞时症状与栓塞类似。

3.肠系膜上静脉血栓形成：起病缓慢，腹部不适、腹泻或便秘；数日后可突然出现剧烈腹痛、恶心呕吐，呕血、便血常见；腹胀，肠鸣音↓。

4.选择性动脉造影，明确病变位置。早诊断，早治疗（手术）。

十、色素沉着息肉综合征（Peutz–Jeghers 综合征）

家族史（常染色体显性遗传病），青少年发病，嘴唇、口腔黏膜黑斑，分布广泛，属于错构瘤，可癌变，无法根治，主要是对息肉及其并发症的治疗。

十一、家族性肠息肉病

家族史（常染色体显性遗传病），青少年发病，多数在 20～40 岁得到诊断，累及结肠、直肠，极少累及小肠，100% 癌变。治疗：全结肠切除＋回肠肛管吻合术。

色素沉着息肉综合征（Peutz-Jeghers综合征）

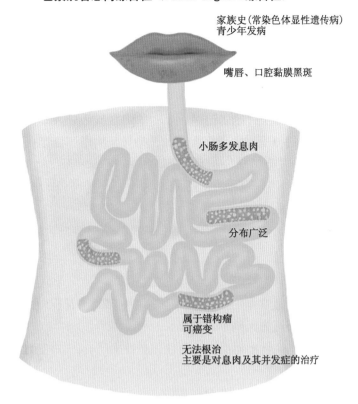

家族史(常染色体显性遗传病)
青少年发病

嘴唇、口腔黏膜黑斑

小肠多发息肉

分布广泛

属于错构瘤
可癌变

无法根治
主要是对息肉及其并发症的治疗

家族性肠息肉病

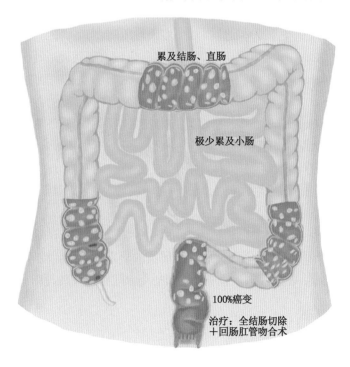

家族史(常染色体显性遗传病)
青少年发病，多数在20～40岁得到诊断

累及结肠、直肠

极少累及小肠

100%癌变

治疗：全结肠切除
＋回肠肛管吻合术

第二十六章 阑尾疾病

一、解剖生理概要

1. 麦氏点（McBurney 点）：脐与右髂前上棘连线中外 1/3 交界处。是阑尾的体表投影点。

2. 阑尾动脉：回结肠动脉的分支，属于终末动脉，易导致阑尾坏疽穿孔。

3. 阑尾静脉：阑尾静脉→回结肠静脉→肠系膜上静脉→门静脉→肝。阑尾炎→门静脉炎→肝脓肿。

4. 转移性右下腹痛：上腹、脐周牵涉痛（腹腔丛和内脏小神经传入 $T_{10 \sim 11}$），经过 6～8 h 后，转移至右下腹痛（炎症刺激壁腹膜）。

5. 阑尾是淋巴器官（B 细胞），是消化道类癌的最常见部位，组织学基础为嗜银细胞。

二、急性阑尾炎

1. 病因：①阑尾管腔阻塞（最常见）：淋巴滤泡增生（60%）、粪石（35%）；②细菌入侵：革兰氏阴性杆菌和厌氧菌多见；③阑尾先天畸形，阑尾长、管腔细等。

2. 临床病理分型：①急性单纯性阑尾炎；②急性化脓性阑尾炎；③坏疽性及穿孔性阑尾炎；④阑尾周围脓肿。

3. 转归：①炎症消退；②炎症局限；③炎症扩散。

4. 临床表现

（1）转移性右下腹痛（典型）：上腹部或脐部→右下腹。单纯性阑尾炎——轻度隐痛；化脓性阑尾炎——阵发性剧痛；坏疽性阑尾炎——持续性剧痛；穿孔性阑尾炎——因阑尾腔压力骤减，腹痛可暂时减轻，出现腹膜炎后，腹痛又持续加剧。

（2）胃肠道症状（恶心、呕吐、腹泻），全身症状（寒战、高热，心率增快）。

5. 体征

（1）右下腹压痛、反跳痛（重要体征）：常见麦氏点压痛。

（2）结肠充气试验（Rovsing 征）：压患者左下腹，出现右下腹痛。

（3）腰大肌试验（Psoas 征）：左侧卧位，右大腿后伸，出现右下腹痛，提示阑尾位于腰大肌前方、盲肠后位，位置深。

（4）闭孔内肌试验（Obturator 征）：屈右髋，内旋大腿，出现右下腹痛，提示阑尾靠近闭孔内肌，位置较低（**口诀：腰大肌深闭孔低**）。

（5）直肠指检：常在直肠的右前方。阑尾穿孔（直肠前广泛压痛）；阑尾周围脓肿（痛性肿块）。

6. 鉴别诊断：①胃十二指肠溃疡穿孔；②妇产科疾病：宫外孕、卵巢滤泡或黄体囊肿破裂；③右侧输尿管结石；④急性肠系膜淋巴结炎。

7. 并发症：①腹腔脓肿（阑尾周围多见）；②内、外瘘形成；③门静脉炎（最严重）。

8. 非手术治疗：适用于单纯性阑尾炎，急性阑尾炎的早期，不能耐受手术者。

9. 阑尾切除术的并发症：①腹腔内出血；②切口感染；③粘连性肠梗阻；④阑尾残端炎；⑤粪瘘。

三、慢性阑尾炎

①多由急性阑尾炎转归，发作性右下腹痛；②右下腹局限性压痛；③钡剂灌肠见阑尾不充盈、充盈不全，管腔不规则，72 h 后仍有钡剂残留。

阑尾炎

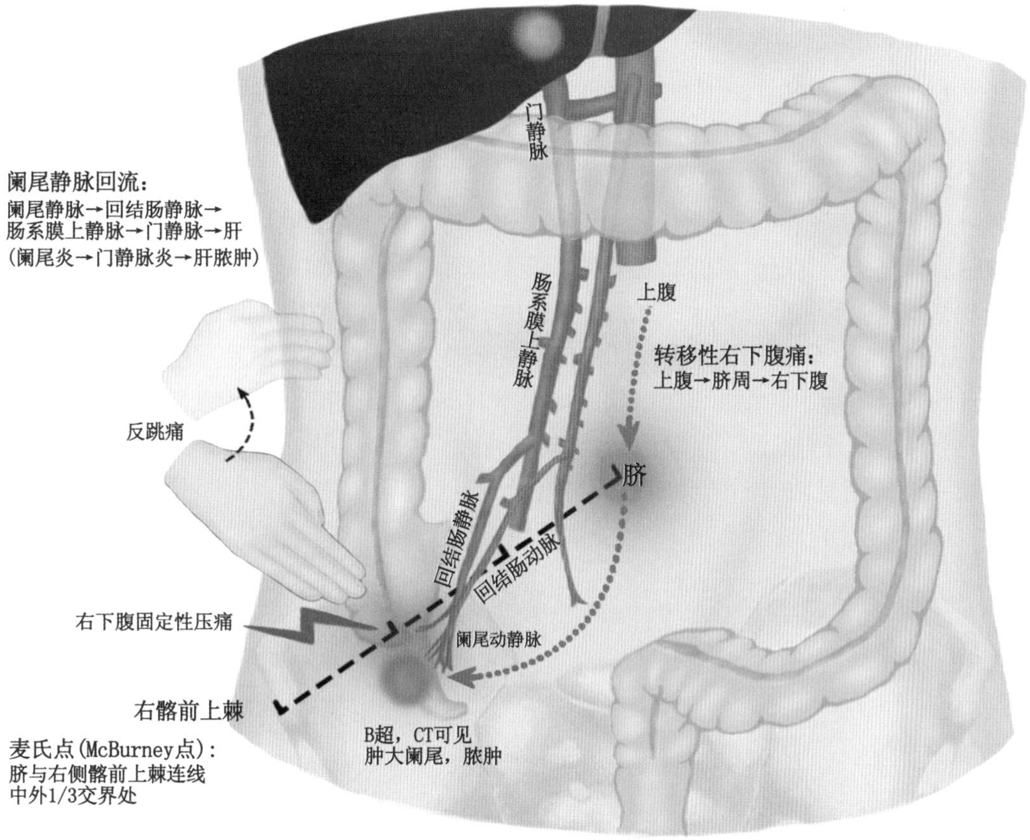

阑尾静脉回流：
阑尾静脉→回结肠静脉→
肠系膜上静脉→门静脉→肝
（阑尾炎→门静脉炎→肝脓肿）

门静脉

肠系膜上静脉

反跳痛

上腹

转移性右下腹痛：
上腹→脐周→右下腹

脐

回结肠静脉

回结肠动脉

右下腹固定性压痛

阑尾动静脉

右髂前上棘

B超，CT可见
肿大阑尾，脓肿

麦氏点（McBurney点）：
脐与右侧髂前上棘连线
中外1/3交界处

诊断试验：（口诀：腰大肌深闭孔低）
腰大肌试验：阳性提示阑尾在腰大肌前方，位置深
闭孔内肌试验：阳性提示阑尾靠近闭孔内肌，位置低
结肠充气试验：阳性

四、特殊类型阑尾炎

1. 新生儿急性阑尾炎：症状体征不明显，白细胞升高不明显，穿孔率高，尽早手术。

2. 小儿急性阑尾炎：病情发展快且较重；体征不明显，不典型，局部压痛和肌紧张，穿孔率较高，尽早手术。

3. 妊娠期急性阑尾炎：症状体征不明显，炎症易扩散，易导致流产，应尽早手术，尽量不引流。

4. 老年人急性阑尾炎：体征不典型，临床症状轻，病理改变重，易坏死穿孔，尽早手术。

5. AIDS/HIV 感染患者的阑尾炎：白细胞不升高，早期手术。

第二十七章　结、直肠与肛管疾病

一、解剖生理概要

1. 结肠：三个解剖标志（结肠袋、结肠带、肠脂垂）。

2. 直肠：长 12 ～ 15 cm，以腹膜返折为界，分上段直肠（后侧无腹膜）和下段直肠（腹膜外）。临床上也将直肠分为上段直肠（齿状线上 10 cm ～ 15 cm）、中段直肠（齿状线上 5 cm ～ 10 cm）和下段直肠（齿状线上 0 ～ 5 cm）。

3. 肛垫：位于直肠、肛管交界处，也称直肠肛管移行区，富含血管、结缔组织及 Treitz 肌；Treitz 肌将肛垫固定于内括约肌上，肛垫松弛下移是痔形成的基础。

4. 肛管：齿状线是直肠与肛管交界线。

（1）齿状线上为黏膜，直肠上、下动脉，骶正中动脉。直肠上静脉丛→直肠上静脉→肠系膜下静脉→门静脉。自主神经支配。淋巴回流至肠系膜下血管根部淋巴结（为主）、髂内淋巴结。

（2）齿状线下为皮肤，肛管动脉。直肠下静脉丛→肛管静脉→髂内静脉→下腔静脉。肛管静脉→阴部内静脉→下腔静脉。阴部内神经支配。淋巴回流至腹股沟淋巴结、髂外淋巴结。

5. 肛管直肠环：是括约肛管的重要结构，如手术时不慎完全切断，可引起肛门失禁。分 4 部分：直肠壁纵肌的下部，耻骨直肠肌，肛管内括约肌，肛管外括约肌的深、浅部。

6. 肛提肌：薄而宽呈四边形的盆底肌，与尾骨及其筋膜构成盆膈，封闭骨盆下口。分 3 部分：耻骨直肠肌（对括约肛门有重要作用），耻骨尾骨肌，髋骨尾骨肌。

齿状线的解剖

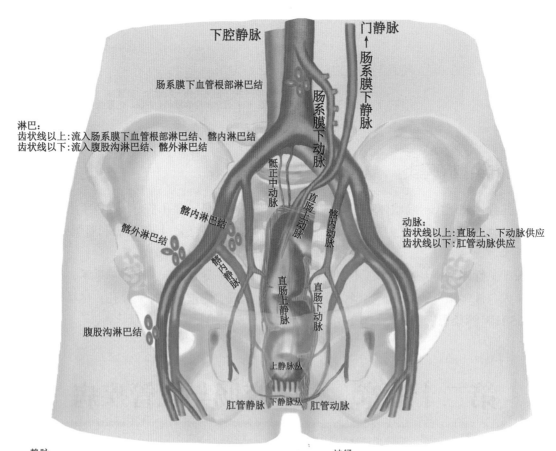

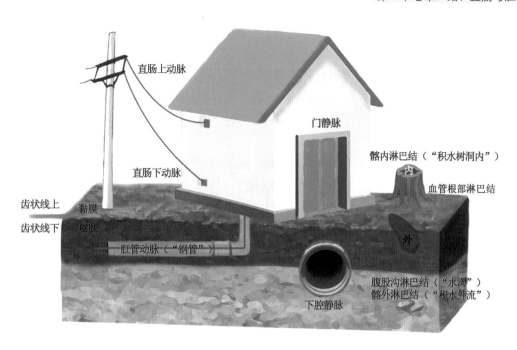

直肠上动脉

门静脉

髂内淋巴结（"积水树洞内"）

直肠下动脉

血管根部淋巴结

齿状线上　黏膜

齿状线下　皮肤

肛管动脉（"钢管"）

腹股沟淋巴结（"水源"）
髂外淋巴结（"积水外流"）

下腔静脉

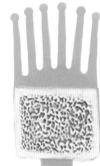

直肠壁纵肌的下部
（"皇冠"）

耻骨直肠肌
（"骨头脸"）

肛管直肠环：

是括约肛管的重要结构
如手术时不慎完全切断
可引起肛门失禁

肛管内括约肌
（"上肢的圈"）

肛管外括约肌的深、浅部
（"下肢的圈"）

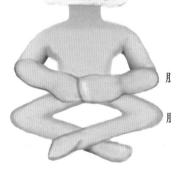

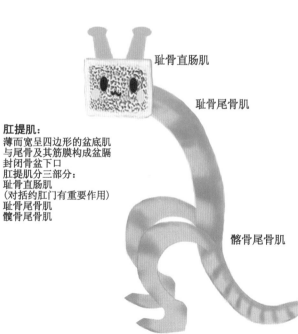

耻骨直肠肌

耻骨尾骨肌

肛提肌：
薄而宽呈四边形的盆底肌
与尾骨及其筋膜构成盆膈
封闭骨盆下口；
肛提肌分三部分：
耻骨直肠肌
（对括约肛门有重要作用）
耻骨尾骨肌
髂骨尾骨肌

髂骨尾骨肌

二、结肠癌

1. 结肠癌多由腺瘤性息肉癌变而来，多步骤、多阶段、多基因参与。

2. 高危因素：饮食（高动物蛋白、高动物脂肪、低纤维饮食），遗传因素（基因突变携带者），癌前病变（家族性息肉病、溃疡性结肠炎、血吸虫病肉芽肿，绒毛状腺瘤、结肠腺瘤、管状腺瘤）。

3. 大体分型：溃疡型（常见）、隆起型（右侧常见）、浸润型（左侧结肠）。

4. 临床表现：排便习惯改变、粪便性状改变（最早）。

（1）右半结肠癌：隆起型多见，右下腹肿块、贫血，全身症状重。

（2）左半结肠癌：浸润型多见，肠梗阻、便血。

5. 转移途径：①淋巴转移（为主）：首先转移到结肠壁和结肠旁淋巴结，再转移到肠系膜血管周围淋巴结、肠系膜血管根部淋巴结；②血行转移：依次为肝、肺、骨；③直接浸润；④腹膜种植转移。

6. 高危人群：① I 级亲属有结直肠癌病史者；②有癌症史、肠道腺瘤、息肉史者；③大便隐血试验（＋）。

7. 辅助检查：①结肠镜＋活组织检查（首选）；②癌胚抗原（CEA）↑，无特异性诊断价值，主要用于术后判断预后和复发；③ CT（肝、肺转移）；④ X 线钡剂灌肠。

8. 结肠癌根治手术：右半结肠切除术，横结肠切除术，左半结肠切除术，乙状结肠切除术。

9. 右侧结肠癌伴急性肠梗阻：①右半结肠切除＋一期回肠结肠吻合术；②如肿瘤不能切除，行回肠横结肠侧侧吻合术。

10. 左侧结肠癌伴急性肠梗阻：若肠管扩张、水肿明显，可行横结肠造口术＋二期根治性切除术。

三、直肠癌

1. 直肠癌发病率（占大肠癌 60%）＞结肠癌，低位直肠癌多见（60%），年轻人直肠癌比例高（占 10%）。直肠壶腹部多见。

2. 大体分型：①溃疡型（多见）；②隆起型；③浸润型。

3. 组织学分类

①腺癌：乳头状腺癌（占 80%）、管状腺癌、黏液腺癌、印戒细胞癌；②腺鳞癌：腺癌细胞＋鳞癌细胞；③未分化癌。

4. 转移途径：①淋巴转移（为主）；②直接浸润：先向肠壁深层浸润性生长，浸润肠壁一圈 1.5～2 年；③血行转移；④种植转移。

5. 临床表现：①直肠刺激症状：便意频繁，排便习惯改变、里急后重；②肠腔狭窄症状；③癌肿破溃感染症状（黏液脓血便）。

6. 诊断：①直肠指检：诊断直肠癌最重要的方法，约 70% 的直肠癌可触及；②大便隐血检查（＋）；③癌胚抗原（CEA）↑，糖类抗原 19-9（CA19-9）↑；④内镜检查：直肠镜、结肠镜；⑤腹部 B 超、CT、MRI。

7. 外科治疗

（1）局部切除术：适用于早期分化好的肿瘤。

（2）腹会阴联合直肠癌切除术（Miles 手术）：原则上适用于腹膜返折以下的直肠癌。

（3）经腹直肠癌切除术（Dixon 手术）：是目前应用最多的直肠癌根治术，适用于距齿状线 ≥ 5 cm 的直肠癌；远端切缘距肿瘤 ≥ 2 cm（直肠癌向远端浸润一般 ≤ 2 cm），低位直肠癌至少 1 cm。

（4）经腹直肠癌切除、近端造口、远端封闭手术（Hartmann 手术）：适用于全身一般情况很差、不能耐受 Miles 手术，或急性梗阻不宜行 Dixon 手术的患者。

8. 放射治疗，化学治疗。

结直肠癌

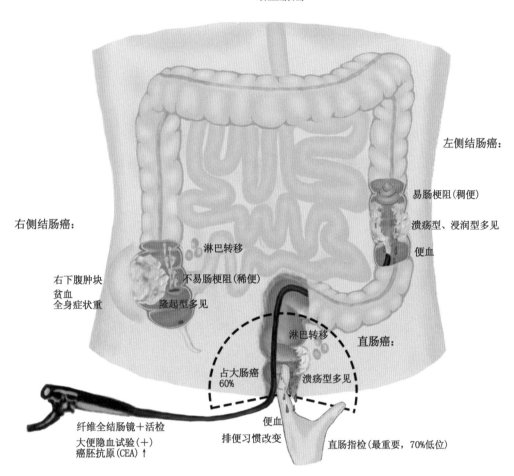

右侧结肠癌：

右下腹肿块
贫血
全身症状重

隆起型多见

淋巴转移

不易肠梗阻(稀便)

左侧结肠癌：

易肠梗阻(稠便)

溃疡型、浸润型多见

便血

淋巴转移

直肠癌：

占大肠癌
60%

溃疡型多见

纤维全结肠镜＋活检
大便隐血试验（＋）
癌胚抗原（CEA）↑

便血

排便习惯改变

直肠指检(最重要，70%低位)

直肠癌手术方式

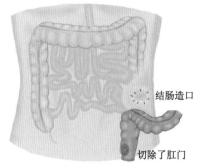

结肠造口

切除了肛门

Miles手术：
腹会阴联合直肠癌切除术
（腹膜返折以下的直肠癌）

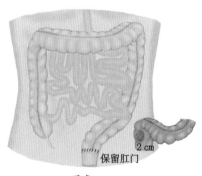

2 cm

保留肛门

Dixon手术：
经腹直肠癌切除术
（腹膜返折以上的直肠癌）
目前应用最多
要求癌肿距齿状线≥5 cm
远端切缘距癌肿下缘≥2 cm

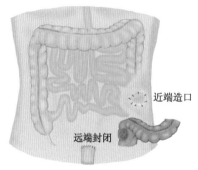

近端造口

远端封闭

Hartmann手术：
经腹直肠癌切除、
近端造口、远端封闭手术

四、肛裂

1. 齿状线下肛管皮肤层裂伤后形成的缺血性溃疡。肛管的后正中线上多见（截石位 6 点），青中年人多见。

2. 肛裂"三联征"：肛乳头肥大，肛裂，前哨痔（下端皮肤因炎症水肿，静脉、淋巴回流受阻，形成袋状皮垂向下突出）。

3. 临床表现：周期性疼痛，排便时疼痛、便后缓解、再次剧痛（括约肌痉挛）；便秘，出血（便纸上少量鲜血）。

4. 非手术治疗：急性——坐浴、润便，慢性——坐浴、润便、扩肛。

5. 手术疗法：肛裂切除术，肛管内括约肌切断术。

肛裂

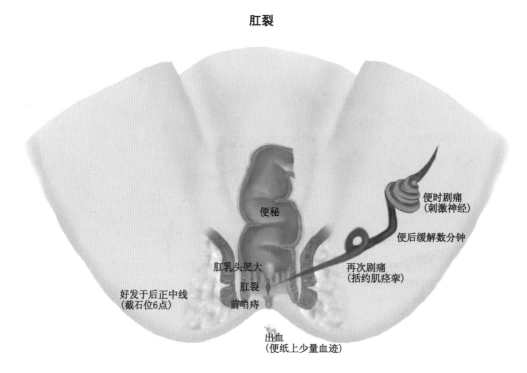

治疗：
保守治疗（温水坐浴，纠正便秘，扩肛）
手术治疗（肛裂切除术，内括约肌切断术）

肛裂三联征

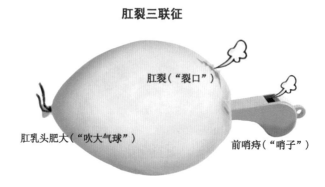

五、痔

1. 分类：内痔、外痔、混合痔。

2. 内痔：齿状线上，截石位 3、7、11 点位，临床表现为出血（间歇性便后出鲜血）、脱出（Ⅱ、Ⅲ、Ⅳ度），瘙痒，常无疼痛。

3. 内痔分度：①Ⅰ度：便时带血，便后出血可自行停止，无痔脱出；②Ⅱ度：常有便血，排便时有痔脱出，便后可自行还纳；③Ⅲ度：偶有便血，排便或久站、咳嗽时痔脱出，需用手还纳；④Ⅳ度：偶有便血，痔脱出不能还纳、还纳后又脱出。

3. 外痔：齿状线下，肛门不适、潮湿不洁、瘙痒。分为：血栓性外痔（暗紫色肿物，有剧痛）、结缔组织外痔、炎性外痔。

4. 混合痔：痔块呈环状脱出肛门外，称为环形痔。脱出的痔块被括约肌嵌顿，称为嵌顿性痔。

5. 肛门视诊。直肠指检：对痔的诊断意义不大，主要在于排除其他病变。肛门镜检查。

6. 鉴别诊断：①直肠癌；②直肠息肉；③直肠脱垂。

7. 治疗原则：①无症状无需治疗；②有症状的痔消除症状，无需根治；③以非手术治疗为主。

8. 手术疗法：①痔单纯切除术：Ⅱ～Ⅳ度内痔、混合痔；②吻合器痔上黏膜环形切除术（PPH）：主要适用于Ⅲ、Ⅳ度内痔、非手术失败的Ⅱ度和环形痔。环行切除齿状线上 2 cm 的直肠黏膜 2～4 cm，使下移的肛垫上移固定；③血栓外痔剥离术：用于治疗血栓性外痔。

痔

内痔好发于截石位3、7、11点

7点　3点

内痔：肛垫肥大移位，直肠上静脉丛屈曲

外痔：直肠下静脉丛屈曲团块
肛门不适、潮湿不洁、瘙痒

血栓性外痔
嵌顿痔

剧痛

混合痔：内痔与外痔静脉丛融合

内痔：间歇性便后出鲜血，瘙痒，常无疼痛

治疗原则：
无症状无需治
有症状无需根治
非手术治疗为主

内痔分度：
Ⅰ度　不脱出
Ⅱ度　脱出，自行回纳
Ⅲ度　用手回纳
Ⅳ期　无法回纳

用手回纳

六、直肠肛管周围脓肿

1. 指直肠肛管周围软组织内或其周围间隙发生的急性化脓性感染，并形成脓肿。多由肛腺感染引起。

2. 肛门周围脓肿（最常见）：肛腺感染扩散至皮下，局部症状明显，肛周持续性跳痛，局部红肿，压痛。全身中毒症状不明显。

3. 坐骨肛管间隙脓肿：肛腺感染经外括约肌扩散到坐骨直肠间隙。肿块大，位置较深，局部症状明显，持续性跳痛，直肠刺激征，排尿困难。全身中毒症状明显。患侧臀部增大，直肠指检深压痛、波动感。

4. 骨盆直肠间隙脓肿：肿块大，位置深。全身中毒症状重，局部症状不明显。

5. 非手术治疗：抗生素治疗（革兰氏阴性菌）、温水坐浴、口服缓泻剂，局部理疗。

6. 手术治疗：脓肿切开引流术。

直肠肛管周围脓肿

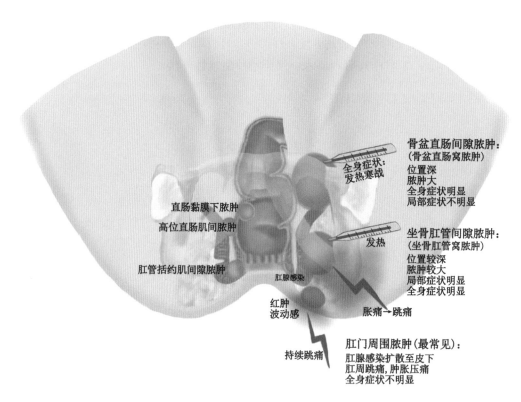

七、肛瘘

1. 肛管或直肠与皮肤相通的肉芽肿性管道，由内口、瘘管、外口三部分组成。

2. 按瘘管位置高低分类：①低位肛瘘：瘘管位于外括约肌深部以下；②高位肛瘘：瘘管位于外括约肌深部以上。

3. 按瘘管与括约肌的关系分类：①肛管括约肌间型（最常见）；②经肛管括约肌型；③肛管括约肌上型；④肛管括约肌外型。

4. 单纯性肛瘘：只有1个瘘管；复杂性肛瘘：≥2个内外口、瘘管。

5. 临床表现：瘘外口流出脓性、血性、黏液性分泌物。

6. Goodsall 规律：在肛门中间作横线，若外口在线前方，瘘管常是直型，内口常在附近的肛窦上；若外口在线后方，瘘管常是弯型，且内口常在肛管后正中。

7. 治疗：①瘘管切开术（低位肛瘘，只伤及外括约肌浅部、皮下部，不会肛门失禁）；②挂线疗法（适用于距肛门 3 ～ 5 cm，有内外口的低位、高位单纯性肛瘘，不易造成肛门失禁）；③肛瘘切除术（低位单纯性肛瘘）。

肛瘘

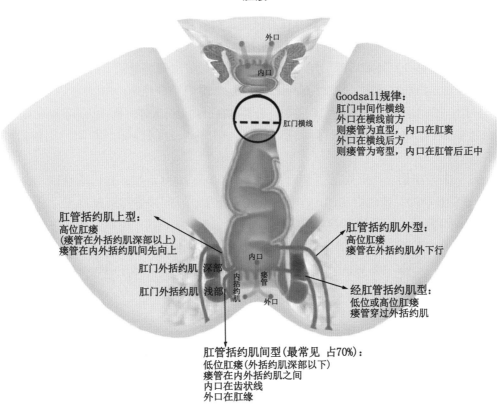

肛瘘的治疗

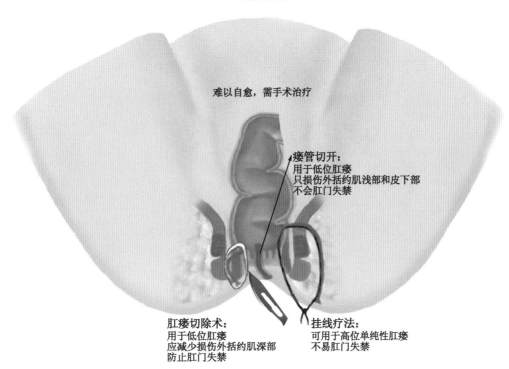

第二十八章　肝疾病

一、解剖生理概要

1. 第一肝门：肝总管、门静脉、肝动脉在肝脏面横沟各自分出左右干进入肝实质内。

2. 第二肝门：肝左、右、中静脉在肝后上方的静脉窝进入下腔静脉。

3. 第三肝门：小部分肝（右后叶、尾状叶）的血液经数支肝短静脉流入肝后方的下腔静脉。

4. 肝蒂：肝十二指肠韧带内，包含门静脉、肝动脉、淋巴、神经。

5. Glisson 鞘：在肝实质内，肝胆管、门静脉、肝动脉在肝内走行大体一致，共同包裹在 Glisson 鞘内。

6. 肝血供特点：25% ～ 30% 来自肝动脉，70% ～ 75% 来自门静脉。肝动脉提供肝所需氧的 40% ～ 60%。

7. 肝生理：①分泌胆汁（肝细胞、胆管细胞）：800 ～ 1000 ml/d；②代谢功能（合成肝糖原、维生素 A）；③凝血功能；④解毒功能；⑤吞噬和免疫作用；⑥间接参与造血。

8. 肝 Couinaud 分段（根据肝静脉、门静脉走行，分 5 叶 8 段）：尾状叶 Ⅰ，左外叶（上段 Ⅱ、下段 Ⅲ），左内叶 Ⅳ，右前叶（上段 Ⅷ、下段 Ⅴ），右后叶（上段 Ⅶ、下段 Ⅵ）。

9. 肝再生能力强（切除 70% 可恢复）。可耐受肝门血液阻断 60 min，术中阻断不宜超过 15 ～ 20 min。

肝解剖

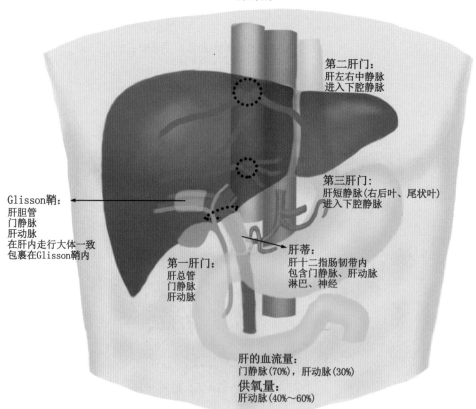

二、细菌性肝脓肿

1. 病原菌侵入肝的途径：①胆道逆行感染（为主）：大肠埃希菌多见；②肝动脉：全身性感染，并发菌血症，金黄色葡萄球菌；③门静脉：阑尾炎，痔核感染，脐部感染；④淋巴系统：肝邻近器

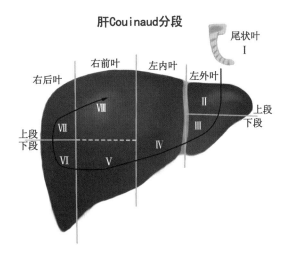

肝Couinaud分段

官感染；⑤开放性肝损伤。

2. 临床表现：急性起病，寒战高热、肝区疼痛（持续性钝痛）；恶心呕吐，可见黄疸。

3. 体征：右季肋部饱满，可有皮肤红肿，肝大，肝区压痛、叩击痛。

4. 脓肿破溃：①左叶脓肿穿入心包；②右叶脓肿导致右侧脓胸；③向膈下溃破引起膈下脓肿；④穿破肝内血管和胆管，致胆管排血，出现上消化道出血症状；⑤脓液破入腹腔，导致腹膜炎。

5. 检查：白细胞计数↑，中性粒细胞比例↑；细菌培养阳性。肝功能：转氨酶↑，胆红素↑。B超（首选）：可在B超引导下行穿刺引流。

6. 治疗：①全身支持；②大剂量抗生素；③经皮肝穿刺置管引流术：单个较大的脓肿在B超引导下穿刺吸脓，置管引流；④手术治疗（脓肿切开引流术）。

细菌性肝脓肿

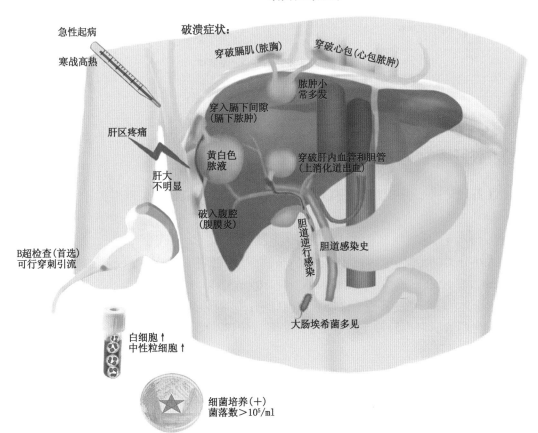

三、阿米巴性肝脓肿

1.单发多见，肝右叶多见，继发于阿米巴痢疾，缓慢起病，高热、盗汗，脓肿较大，脓液棕褐色，无臭味，细菌培养阴性，脓液镜检、粪便检查可见阿米巴滋养体。白细胞计数↑，嗜酸性粒细胞↑；B超（首选）。

2.抗阿米巴治疗（为主），经皮肝穿刺置管引流术，脓肿切开引流术。

阿米巴性肝脓肿

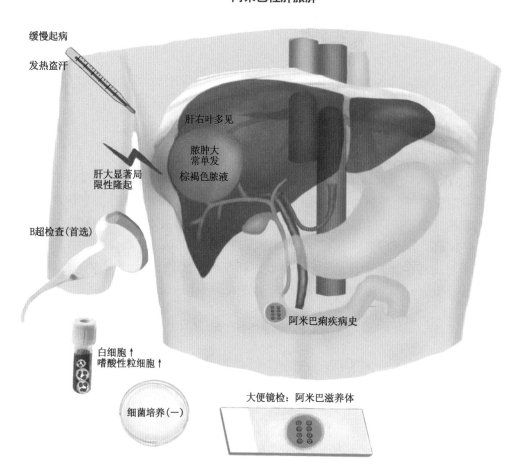

缓慢起病
发热盗汗
肝右叶多见
脓肿大
常单发
棕褐色脓液
肝大显著局限性隆起
B超检查(首选)
阿米巴痢疾病史
白细胞↑
嗜酸性粒细胞↑
细菌培养(一)
大便镜检：阿米巴滋养体

四、原发性肝癌

1.病因：①肝硬化；②病毒性肝炎；③黄曲霉素；④其他：亚硝胺、寄生虫、饮酒、营养、遗传等。

2.按病理形态分类：①巨块型；②结节型；③弥漫型。

3.按肿瘤大小分类：①微小肝癌（直径≤2 cm）；②小肝癌（直径＞2 cm，≤5 cm）；③大肝癌（直径＞5 cm，≤10 cm）；④巨大肝癌（直径＞10 cm）。

4.按组织学分类：①肝细胞肝癌；②胆管细胞肝癌；③混合型肝癌。

5.转移：①经门静脉肝内转移（最常见）；②血行转移：肺（最常见）、骨、脑；③淋巴转移；⑤直接侵犯；⑥种植转移。

6.临床表现：①肝区疼痛：持续性隐痛、胀痛，可放射至右肩背部；突然剧烈腹痛（肝癌自发破裂）。②消化道症状：食欲减退、腹胀、恶心呕吐、腹泻等。③全身症状：发热，乏力，消瘦。④癌旁现象：低血糖，红细胞增多症，高血钙，高胆固醇血症。

7. 体征：肝大，黄疸，腹水，蜘蛛痣，肝掌，男性乳房发育。

8. 甲胎蛋白（AFP）：诊断标准为≥400ng/ml，排除慢性肝炎、肝硬化、睾丸或卵巢胚胎性肿瘤、怀孕等。

9. 影像学诊断：①B超：可发现直径1 cm的微小肝癌；②增强CT："快进快出"，动脉期不均匀强化，静脉期强化减弱；③MRI，肝动脉造影。

10. 肝切除术：首选的、最有效的方法。

A. 手术适应证：①患者一般状况较好；②肝功能正常或仅轻度损害，按肝功能分级属A级，或B级经短期护肝治疗后恢复到A级；③肝外无转移。

B. 根治性切除：①单发的微小肝癌、小肝癌；②单发的向肝外生长的大肝癌、巨大肝癌，表面光滑，周围界限较清楚；③多发肿瘤≤3个，且局限在一段、一叶内。

11. 不能切除肝癌的外科治疗：肝动脉结扎、肝动脉栓塞化疗、射频。

12. 肝移植；放疗，化疗。

13. 肝癌破裂出血时：急诊肝切除（一般情况好者）；肝动脉结扎，肝动脉栓塞。

五、转移性肝癌

1. 原发肿瘤常为结肠癌、直肠癌、胃癌、胰腺癌。

2. AFP升高者较少。增强CT（低密度结节，边缘增强明显，呈"牛眼"征）。

六、肝海绵状血管瘤

1. 最常见的肝良性肿瘤，女性多见，单发多见，肿瘤生长缓慢，瘤体较小时无任何症状。增大后主要表现为压迫症状。破裂出血少见。

2. 增强CT："快进慢出"，动脉期病灶边缘强化，静脉期强化区向中心填充，平衡期病灶呈高密度、等密度。

第二十九章　门静脉高压症

1. 门静脉主干是由肠系膜上静脉、肠系膜下静脉、脾静脉汇合而成。

2. 门静脉系统与腔静脉系之间有4个交通支：①食管下段、胃底交通支（门静脉→胃冠状静脉、胃短静脉→食管胃底静脉丛→奇静脉、半奇静脉→上腔静脉）；②直肠下端、肛管交通支（门静脉→肠系膜下静脉→直肠周围静脉丛→直肠下静脉、肛管静脉→下腔静脉）；③前腹壁交通支（门静脉→脐旁静脉→腹上深静脉、腹下深静脉→上、下腔静脉）；④腹膜后交通支（门静脉→肠系膜上、下静脉→下腔静脉）。

3. 按门静脉血流受阻部位不同，将门静脉高压症分为：肝前型（门静脉血栓、先天性畸形、外在压迫）、肝内型、肝后型（Budd-Chiari综合征、缩窄性心包炎、右心衰竭）。肝内型门静脉高压症又分为：窦前型（血吸虫肝硬化）、窦后型（肝炎后肝硬化）、窦型（肝炎后肝硬化）。

4. 病理生理及临床表现：①脾大（首先出现）、脾功能亢进（红细胞、白细胞、血小板↓）；②交通支扩张（上消化道大出血，呕血、黑便）；③腹水（原因：毛细血管床滤过压↑，低蛋白血症致胶体渗

门静脉和腔静脉之间的4个交通支

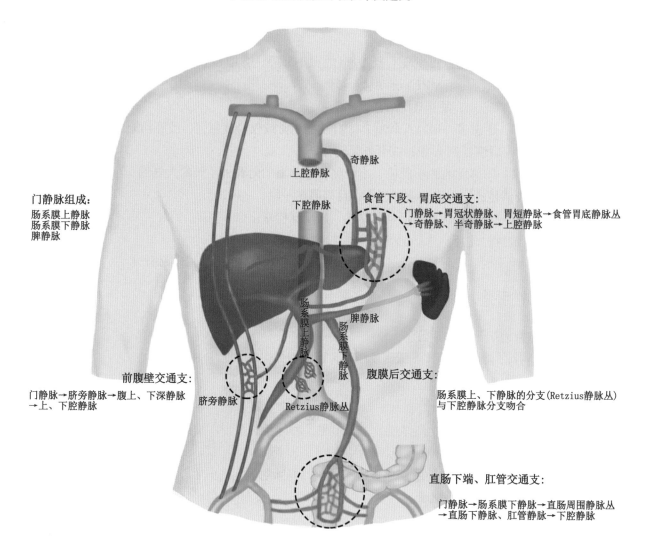

门静脉组成：
肠系膜上静脉
肠系膜下静脉
脾静脉

奇静脉

上腔静脉

下腔静脉

食管下段、胃底交通支：
门静脉→胃冠状静脉、胃短静脉→食管胃底静脉丛
→奇静脉、半奇静脉→上腔静脉

肠系膜上静脉

脾静脉

肠系膜下静脉

前腹壁交通支：
门静脉→脐旁静脉→腹上、下深静脉
→上、下腔静脉

脐旁静脉

Retzius静脉丛

腹膜后交通支：
肠系膜上、下静脉的分支(Retzius静脉丛)
与下腔静脉分支吻合

直肠下端、肛管交通支：
门静脉→肠系膜下静脉→直肠周围静脉丛
→直肠下静脉、肛管静脉→下腔静脉

透压↓，淋巴液自肝表面漏出，醛固酮增加→钠水潴留）；④黄疸、蜘蛛痣、肝掌、男性乳腺发育。

5. 脾大分3度：轻度——脾下缘在肋缘下 2 cm 以内；中度——脾下缘超出肋缘下 2 cm，不超过脐水平线和腹正中线；高度——脾下缘超出脐水平线或腹正中线。

6. 检查：①血液学检查：脾功能亢进时，红细胞、白细胞、血小板减少；②食管 X 线吞钡检查：食管黏膜呈虫蚀样，蚯蚓样、串珠状；③胃镜检查；④B 超：肝硬化、腹水、门静脉扩张（门静脉内径≥ 1.3 cm）；⑤CT 和 MRI。

7. 肝功能 Child-Pugh 分级：A 级总分 5 ～ 6 分，肝功能良好；B 级 7 ～ 9 分，肝功能中等；C 级≥ 10 分，肝功能差。

8. 食管胃底曲张静脉破裂出血的治疗：药物治疗，三腔二囊管压迫止血，胃镜治疗，经颈静脉肝内门体分流术，手术治疗。

9. 药物治疗：①输血、输液；②注射生长抑素（首选），血管加压素，奥曲肽；③质子泵抑制剂。

10. 三腔二囊管压迫止血：一般不超过 24 h，插管 50 ～ 60 cm，食管气囊充气 100 ～ 150 ml，胃气囊充气 150 ～ 200 ml，管端悬吊 0.25 ～ 0.5 kg 物品；每隔 12 h 放空气囊 10 ～ 20 min。

11. 胃镜治疗（控制急性出血首选）：硬化剂注射，套扎术。

12. 经颈静脉肝内门体分流术（TIPS）：适用于药物和内镜治疗无效、肝功能较差、等待肝移植

门静脉高压症

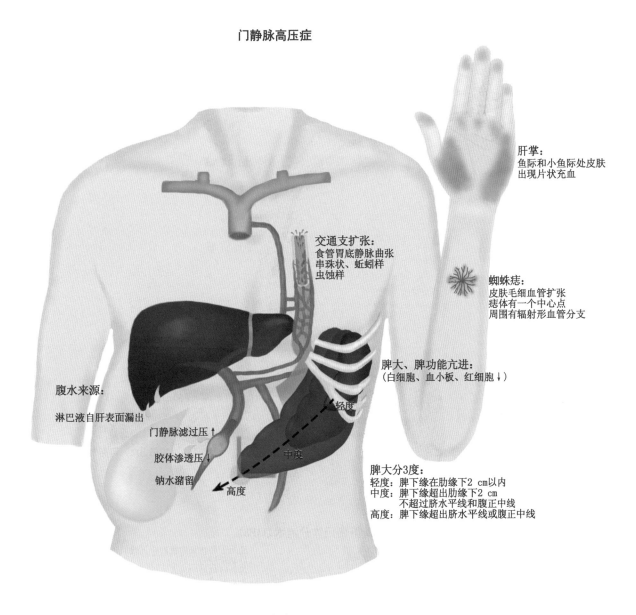

肝掌：
鱼际和小鱼际处皮肤
出现片状充血

交通支扩张：
食管胃底静脉曲张
串珠状、蚯蚓样
虫蚀样

蜘蛛痣：
皮肤毛细血管扩张
痣体有一个中心点
周围有辐射形血管分支

脾大、脾功能亢进：
（白细胞、血小板、红细胞↓）

腹水来源：

淋巴液自肝表面漏出

门静脉滤过压↑

胶体渗透压↓

钠水潴留

轻度

中度

高度

脾大分3度：
轻度：脾下缘在肋缘下2 cm以内
中度：脾下缘超出肋缘下2 cm
不超过脐水平线和腹正中线
高度：脾下缘超出脐水平线或腹正中线

的患者。术后并发肝性脑病、肝衰竭的风险高。

13. 手术治疗

①手术适应证：肝功能 Child A 级、B 级，无黄疸、腹水，既往消化道出血病史，一般情况尚可，估计能耐受手术者。

②贲门周围血管离断术（急诊手术首选）：脾切除，离断冠状静脉、胃短静脉、胃后静脉、左膈下静脉；手术成功的关键在于离断高位食管支；彻底阻断门静脉-奇静脉间的血流。

③非选择性门体分流术（入肝的门静脉血完全分流至腔静脉）：门-腔静脉端侧分流术，中心脾-肾静脉分流术，门-腔静脉侧侧分流术，肠系膜上静脉与下腔静脉"桥式"分流术。术后降压效果可靠，门静脉压降低 10 ～ 16 cmH_2O，肝血流完全阻断，术后肝功能得不到改善，肝性脑病发生率高（30% ～ 50%）。

④选择性门体分流术：远端脾-肾静脉分流术。术后降压效果差，门静脉压降低 8 ～ 10 cmH_2O，肝血流部分阻断，术后肝功能部分改善，肝性脑病发生率较低，吻合口小，易形成血栓。

⑤肝移植。

食管胃底曲张静脉破裂出血

（非手术治疗）

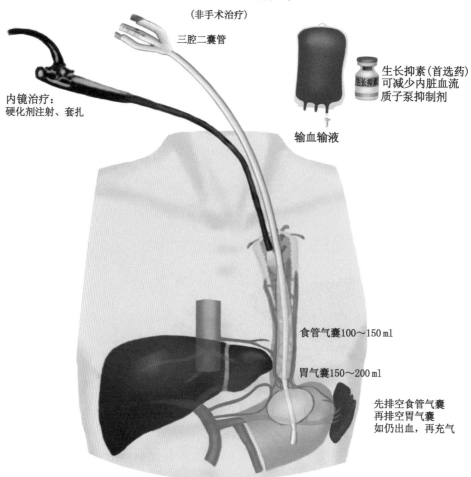

三腔二囊管

生长抑素（首选药）
可减少内脏血流
质子泵抑制剂

内镜治疗：
硬化剂注射、套扎

输血输液

食管气囊100～150 ml

胃气囊150～200 ml

先排空食管气囊
再排空胃气囊
如仍出血，再充气

经颈静脉肝内门体分流术(TIPS)

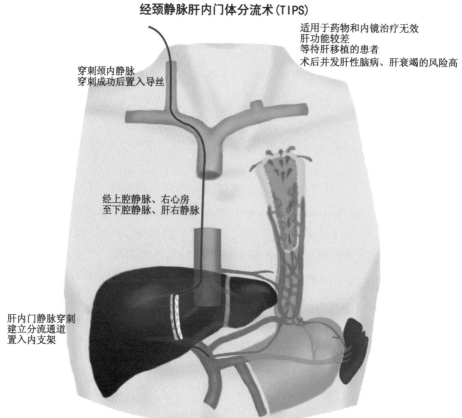

适用于药物和内镜治疗无效
肝功能较差
等待肝移植的患者
术后并发肝性脑病、肝衰竭的风险高

穿刺颈内静脉
穿刺成功后置入导丝

经上腔静脉、右心房
至下腔静脉、肝右静脉

肝内门静脉穿刺
建立分流通道
置入内支架

贲门周围血管离断术
急诊手术首选

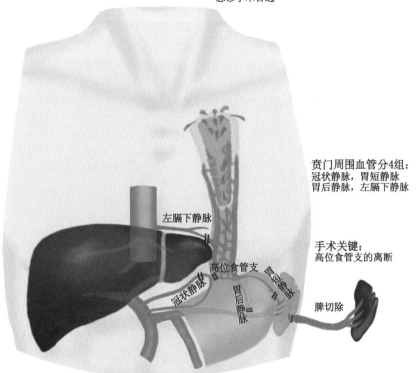

左膈下静脉

贲门周围血管分4组：
冠状静脉，胃短静脉
胃后静脉，左膈下静脉

手术关键：
高位食管支的离断

高位食管支

胃短静脉

冠状静脉

胃后静脉

脾切除

门-腔静脉端侧分流术
（非选择性分流术）

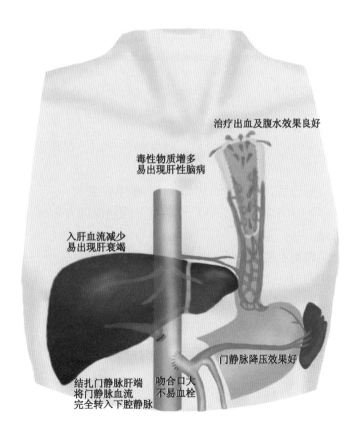

治疗出血及腹水效果良好

毒性物质增多
易出现肝性脑病

入肝血流减少
易出现肝衰竭

门静脉降压效果好

结扎门静脉肝端
将门静脉血流
完全转入下腔静脉

吻合口大
不易血栓

远端脾-肾静脉分流术
（选择性分流术）

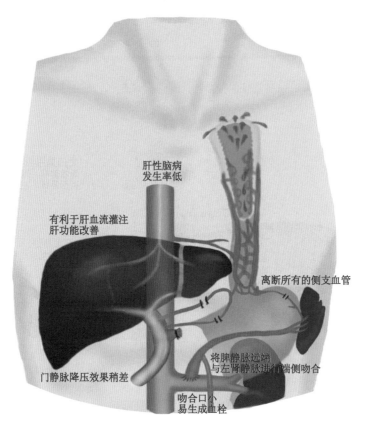

肝性脑病
发生率低

有利于肝血流灌注
肝功能改善

离断所有的侧支血管

将脾静脉远端
与左肾静脉进行端侧吻合

门静脉降压效果稍差

吻合口小
易生成血栓

第三十章　胆道疾病

一、解剖生理概要

1. 肝内胆管：毛细胆管→小叶间胆管→肝段、肝叶胆管→左、右肝管，与门静脉、肝动脉分支伴行，包绕在结缔组织鞘（Glisson 鞘）内。

2. 肝外胆道：包括左、右肝管，肝总管，胆总管，胆囊和胆囊管。

3. 胆囊三角（Calot 三角）：由胆囊管、肝总管、肝下缘构成的三角区，内有胆囊动脉、肝右动脉、副右肝管、胆囊淋巴结。

4. 胆总管分段：①十二指肠上段；②十二指肠后段；③胰腺段；④十二指肠壁内段。

5. Vater 壶腹：胆总管进入十二指肠前扩大成壶腹。

6. Oddi 括约肌：胆总管十二指肠壁内段和壶腹部的平滑肌、胰管括约肌控制胆管开口，防止反流。

7. Hartmann 袋：胆囊颈上部呈囊状扩大，胆囊结石常滞留于此处。

8. Heister 瓣：胆囊管近胆囊颈的一段有螺旋状黏膜皱襞，可防止胆囊结石进入胆总管，结石常滞留于此处。

9. 胆汁：成人每日分泌 800～1200 ml，由肝细胞、胆管细胞分泌。促胰液素促进胆汁分泌最强，

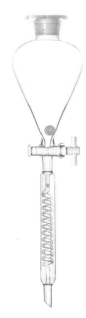

Hartmann袋：
胆囊颈上部呈囊状扩张，
为结石易嵌顿处

Heister瓣：
胆囊管近胆囊颈的一段
有螺旋状黏膜皱襞
为结石易嵌顿处

生长抑素、胰多肽抑制胆汁分泌。

10.胆汁功能：①乳化脂肪；②促进脂肪、胆固醇和维生素 A、D、E、K 吸收；③抑制肠内细菌生长繁殖和内毒素形成；④中和胃酸，刺激肠蠕动。

11.胆囊的功能：①胆汁的浓缩和贮存（每天接纳胆汁约 500 ml，胆囊将胆汁浓缩 5 ～ 10 倍）；②分泌功能：分泌黏蛋白，"白胆汁"；③胆囊收缩排出胆汁（胆囊收缩素）。

二、影像学检查

1.超声：首选。

2.经皮肝穿刺胆管造影（PTC），经皮肝穿刺胆管引流（PTBD）。

3.内镜逆行胰胆管造影（ERCP）：可引起并发症，如急性胰腺炎、出血、穿孔、胆道感染。

4.磁共振胆胰管成像（MRCP）。

三、先天性胆管扩张症

1.肝内、肝外胆管的先天性囊状扩张。临床表现为三联征：腹痛、腹部肿块、黄疸。

2.治疗：彻底切除囊肿、行胆总管与空肠 Roux-en-Y 吻合术。

四、胆道蛔虫病

1.蛔虫钻入胆道，引起 Oddi 括约肌痉挛，导致胆绞痛、胆道感染、胰腺炎，如钻至胆囊，导致胆囊穿孔。

2.突发剑突下方钻顶样绞痛，阵发加剧，可伴右肩放射痛。剑突下轻度压痛，临床症状重而体征轻。突发突止，反复发作，无规律。

3.B 超检查（首选，胆管内蛔虫影、平行强光带），CT。

4.非手术治疗（为主）：①解痉镇痛：山莨菪碱（654-2）；②利胆驱虫；③控制胆道感染；④ ERCP 取虫。

5.手术治疗（胆总管探查、T 管引流）。

五、胆石症

1. 按化学成分分类

（1）胆固醇类结石（最常见）：①纯胆固醇结石：胆固醇 > 90%、剖面放射状、胆囊多见；②混合性结石：胆固醇、胆色素、钙盐等成分，剖面呈层状或年轮状。

（2）胆色素类结石：胆色素为主，胆固醇低于 40%，红褐色或黑褐色。①黑色素结石：几乎均发生在胆囊；②胆色素钙结石：棕色，质软，易碎，可呈泥沙样，多见于胆管。

2. 按发生部位分类：胆囊结石，胆管结石。胆管结石又分为肝外胆管结石和肝内胆管结石。

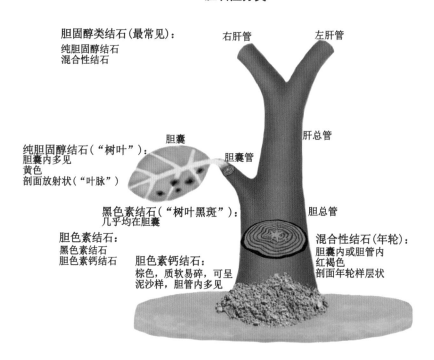

胆石症分类

六、胆囊结石

1. 好发于 40 岁以上肥胖、多次生产的女性（4F：forty，fat，fertile，female）。

2. 临床表现：①胆绞痛（典型的首发症状）：右上腹阵发剧痛，右肩背放散，伴恶心、呕吐；②右上腹饱胀、不适；③继发胆管结石，胆源性胰腺炎，胆石性肠梗阻，癌变。

3. Mirizzi 综合征：胆囊管与肝总管伴行过长，或胆囊管与肝总管汇合位置过低，结石嵌顿于胆囊颈，压迫肝总管，引起肝总管狭窄、胆囊肝总管瘘，导致胆囊炎、胆管炎反复发作，黄疸。

4. 超声检查（首选）：胆囊内强回声团，后有声影，随体位改变移动。

5. 无症状性胆囊结石的处理：应定期随访观察。有症状和（或）并发症的胆囊结石：腹腔镜胆囊切除术（首选）。

6. 胆囊切除适应证：①结石数量多，结石直径 ≥ 2 ～ 3 cm；②胆囊壁钙化，瓷性胆囊；③伴有胆囊息肉 ≥ 1 cm；④胆囊壁增厚 > 0.3 cm；⑤儿童胆囊结石（无症状不手术）。

7. 胆总管探查的指征：①术前病史、临床表现、影像学检查提示胆总管梗阻；②术中证实胆总管有结石、蛔虫、肿块；③胆总管扩张（直径 > 1 cm）、胆管壁明显增厚，发现胰腺炎、胰头肿物，胆管穿刺抽出脓性、血性胆汁或泥沙样胆色素颗粒；④胆囊结石细小，有可能通过胆囊管进入胆总管。

胆囊结石

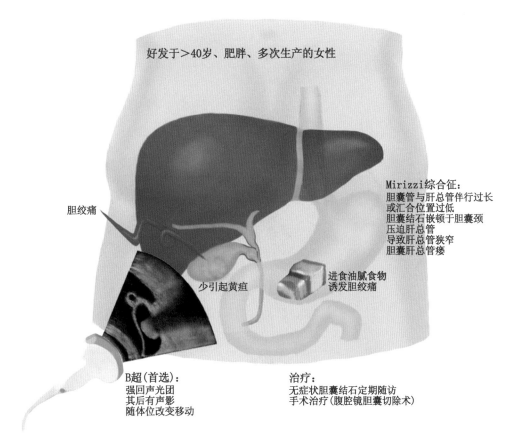

好发于＞40岁、肥胖、多次生产的女性

胆绞痛

Mirizzi综合征：
胆囊管与肝总管伴行过长
或汇合位置过低
胆囊结石嵌顿于胆囊颈
压迫肝总管
导致肝总管狭窄
胆囊肝总管瘘

少引起黄疸

进食油腻食物
诱发胆绞痛

B超（首选）：
强回声光团
其后有声影
随体位改变移动

治疗：
无症状胆囊结石定期随访
手术治疗（腹腔镜胆囊切除术）

七、肝外胆管结石

1. 原发性胆管结石：胆管内形成的结石，为胆色素类结石、混合性结石。继发性胆管结石：胆囊结石排到胆总管所形成的，为胆固醇类结石。

2. 临床表现：一般无症状，造成胆管梗阻时出现腹痛、黄疸，陶土样便；继发胆管炎时，出现Charcot 三联征：①腹痛，为胆绞痛，剑突下或右上腹部剧痛，常有右肩背放射痛；②寒战高热（梗阻继发胆管炎）；③黄疸。

3. B 超（首选），CT。

4. 治疗：主要采用手术治疗，胆总管切开取石＋T 管引流（首选）。原则：①解除胆道梗阻；②取净结石；③畅通引流；④合理应用抗生素。

八、肝内胆管结石

1. 左右肝管汇合部以上的结石。肝左外叶、右后叶多见；含有细菌的棕色胆色素结石多见，易引起急性胆管炎、肝脓肿，可癌变。

2. 临床表现常是急性胆管炎引起的腹痛、寒战高热。局限于肝段、肝叶的结石可无黄疸，肝不对称肿大，可有肝区压痛和叩击痛。

3. 手术治疗为主：胆管切开取石、肝切除术、胆肠吻合术等。

肝内胆管结石

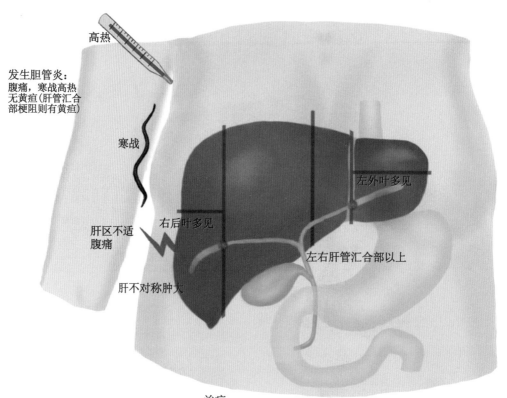

高热

发生胆管炎：
腹痛，寒战高热
无黄疸(肝管汇合
部梗阻则有黄疸)

寒战

右后叶多见

肝区不适
腹痛

左外叶多见

左右肝管汇合部以上

肝不对称肿大

治疗：
反复发作胆管炎，则手术治疗(胆管切开取石、肝切除术)

九、急性结石性胆囊炎

1.病因：①胆囊管梗阻（胆汁排出受阻）；②细菌入侵（逆行感染，大肠埃希菌多见）。

2.临床表现：进脂肪餐后或夜间，突发右上腹阵发性绞痛，放射至右肩背部，发热，伴恶心呕吐。

3.Murphy 征阳性：检查者的左手拇指按压于胆囊点（右腹直肌外缘与右肋缘交点），让受检者缓慢深吸气，因疼痛而突然屏气者为阳性。

4.白细胞升高。B 超（首选）：胆囊增大，壁增厚，多可见结石影。

5.非手术治疗：采用禁食、营养支持、解痉、抗生素。病情稳定后择期手术。

6.急诊行手术治疗（胆囊切除术）：发病＜ 72 h，保守治疗无缓解，急性化脓性胆管炎、并发胆囊穿孔（胆囊底部多见）、胰腺炎。

十、慢性胆囊炎

1.急性胆囊炎反复发作、胆囊结石长期刺激，最终成为慢性胆囊炎，胆囊萎缩、胆囊壁增厚、胆囊内结石。

2.临床表现不典型、多有胆绞痛病史，可有厌油脂、腹胀等消化不良症状。Murphy 征可阴性，急性发作时阳性。治疗选择腹腔镜胆囊切除术。

急性胆囊炎

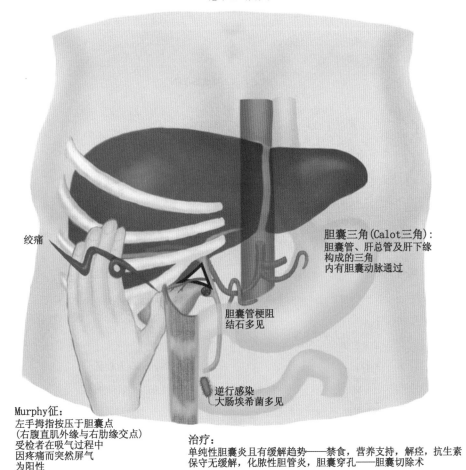

绞痛

胆囊三角(Calot三角):
胆囊管、肝总管及肝下缘
构成的三角
内有胆囊动脉通过

胆囊管梗阻
结石多见

逆行感染
大肠埃希菌多见

Murphy征:
左手拇指按压于胆囊点
(右腹直肌外缘与右肋缘交点)
受检者在吸气过程中
因疼痛而突然屏气
为阳性

治疗:
单纯性胆囊炎且有缓解趋势——禁食,营养支持,解痉,抗生素
保守无缓解,化脓性胆管炎,胆囊穿孔——胆囊切除术

十一、急性梗阻性化脓性胆管炎(AOSC)

1. 急性胆管梗阻(肝内外胆管结石),继发化脓性感染(细菌经胆汁入血),亦称急性重症胆管炎(ACST)。

2. 临床表现:① Charcot 三联征:腹痛,寒战高热,黄疸。② Reynolds 五联征:腹痛,寒战高热,黄疸,休克(脉细速,血压低),神经精神症状(神情淡漠,嗜睡,昏迷)。

3. 体征:右上腹压痛明显、腹膜刺激征、肝大、叩击痛、可触及肿大胆囊。

4. 检查:白细胞明显升高、中性粒细胞为主,肝功能受损。内镜逆行胰胆管造影(ERCP)。

5. 治疗原则:紧急手术,切开胆总管减压,取出结石解除梗阻,T管通畅引流。

十二、胆道出血

1. 胆道出血:损伤或感染造成血管和胆管之间的内瘘,血液经胆管流入十二指肠。

3. 临床表现:典型三联征——上消化道出血、胆绞痛、黄疸。周期性出血(每1～2周发作一次,每次200～300 ml),引起便血为主(柏油便)。

3. 非手术治疗(首选)。手术适应证:①反复大出血;②伴胆道感染需要引流;③原发病需手术治疗。

急性梗阻性化脓性胆管炎（AOSC）

肝内外胆管结石继发感染

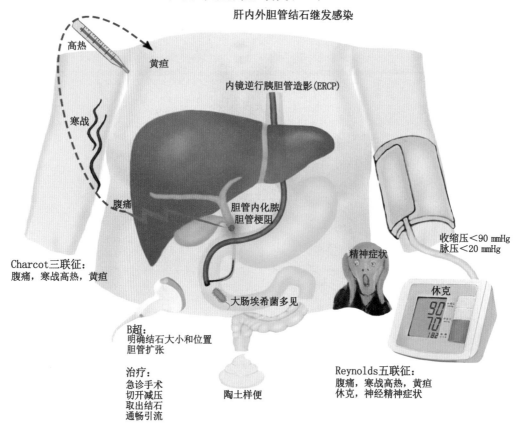

高热

黄疸

内镜逆行胰胆管造影（ERCP）

寒战

腹痛

胆管内化脓
胆管梗阻

精神症状

收缩压＜90 mmHg
脉压＜20 mmHg

Charcot三联征：
腹痛，寒战高热，黄疸

大肠埃希菌多见

休克

B超：
明确结石大小和位置
胆管扩张

陶土样便

Reynolds五联征：
腹痛，寒战高热，黄疸
休克，神经精神症状

治疗：
急诊手术
切开减压
取出结石
通畅引流

胆道出血

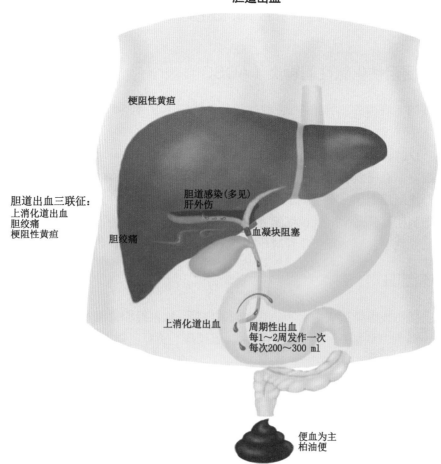

梗阻性黄疸

胆道感染（多见）
肝外伤

胆道出血三联征：
上消化道出血
胆绞痛
梗阻性黄疸

胆绞痛

血凝块阻塞

上消化道出血

周期性出血
每1～2周发作一次
每次200～300 ml

便血为主
柏油便

十三、胆囊息肉

1. 胆囊息肉恶变的因素包括：①直径＞1 cm；②单发病变，基底宽大；③息肉逐渐增大；④合并胆囊结石，胆囊壁增厚；⑤年龄＞50 岁者。

2. 病理学分类：非肿瘤性息肉（胆固醇息肉、炎性息肉、腺肌增生）和肿瘤性息肉（腺瘤、腺癌，血管瘤、脂肪瘤、平滑肌瘤）。

3. 无恶变因素、无症状者可定期观察。有恶变危险因素、有症状者，宜行腹腔镜胆囊切除术。

十四、胆囊癌

1. 50 岁以上，女性多见，发病为男性 4 倍，胆囊体部、底部多见，腺癌多见（80%）。病因：70% 伴胆囊结石，"瓷化"胆囊、胆囊腺瘤、胆胰管结合部异常、溃疡性结肠炎。

2. 治疗：①单纯胆囊切除术；②胆囊癌根治性切除术，切除范围：胆囊，距胆囊床 2 cm 的肝，胆囊引流区的淋巴结清扫；③胆囊癌扩大根治术；④姑息性手术。

十五、胆管癌

1. 指发生在左、右肝管至胆总管下端的肝外胆管的恶性肿瘤。病因：1/3 伴肝胆管结石，原发性硬化性胆管炎，先天性胆管囊性扩张，肝吸虫感染，慢性伤寒，溃疡性结肠炎。

2. ①上段胆管癌多见（左、右肝管→胆囊管开口），腺癌多见，沿胆管壁浸润（为主），远处转移少见；②中段胆管癌（胆囊管开口→十二指肠上缘）；③下段胆管癌（十二指肠上缘→十二指肠乳头）。

3. 临床表现：进行性无痛性黄疸，伴皮肤瘙痒，尿色深，白陶土便。肝大，脾大，腹水。胆囊肿大（上段胆管癌胆囊不大，中、下段胆管癌胆囊增大）。

4. 治疗：手术切除为主。

胆管癌

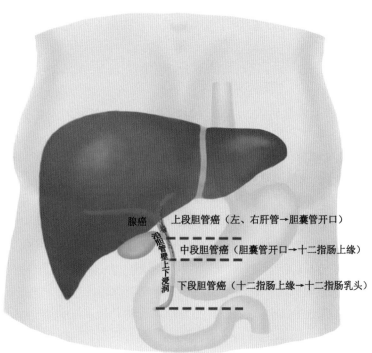

腺癌　　上段胆管癌（左、右肝管→胆囊管开口）

沿胆管壁上下浸润　　中段胆管癌（胆囊管开口→十二指肠上缘）

下段胆管癌（十二指肠上缘→十二指肠乳头）

第三十一章　胰腺疾病

一、急性胰腺炎

1. 胆源性胰腺炎（我国最常见，胆石症），酒精性胰腺炎（国外最常见，酗酒），暴饮暴食（最常见诱因），高脂血症，高钙血症，损伤（方向盘伤），医源性因素（ERCP、胆胰手术）。

2. 发病机制：Vater 壶腹部阻塞→胆汁反流入胰管→胰管内压力过高→胰管破裂→胰液外溢→胰酶异常激活（胰蛋白酶原→胰蛋白酶，最先激活、最关键的酶）→胰腺自身消化。

3. 引起胰腺细胞坏死（磷脂酶 A），血管坏死（弹性蛋白酶），脂肪坏死（脂肪酶）。

4. 急性水肿性胰腺炎：胰腺体尾部充血水肿，体积增大，质地变硬，大网膜脂肪坏死灶、皂化斑，胰周渗液。镜下可见腺泡和间质水肿，炎性细胞浸润，可伴有局灶性脂肪坏死。

5. 急性出血坏死性胰腺炎：胰腺可见大片出血，坏死灶，呈暗紫色、灰黑色；大网膜脂肪坏死灶、皂化斑；镜下可见脂肪坏死，腺泡严重破坏。

6. 临床表现：①腹痛：为主要临床症状，饱餐后和饮酒后，突发左上腹持续性剧痛，伴左肩、腰背部放射痛；②恶心、呕吐：发作早、频繁，呕吐后腹痛不缓解；③腹胀：肠麻痹（腹腔神经丛受刺激），停止排气排便，可致腹腔间隔室综合征；④发热：初期轻度发热，胰腺坏死伴感染，出现高热；⑤黄疸：胆源性胰腺炎，胆总管受压；⑥休克、多器官功能障碍：早期为低血容量所致，后期继发感染导致；⑦消化道出血（呕血黑便），血钙降低（手足抽搐），胰性脑病（意识障碍、神志恍惚、昏迷）。

7. 急性出血坏死性胰腺炎体征：局限性或弥漫性腹膜炎；Grey-Turner 征：腰部、季肋部皮肤见青紫色瘀斑；Cullen 征：脐周皮肤见青紫色瘀斑。

8. ①血淀粉酶：1～2 h 开始升高，6～8 h 可测→24 h 达高峰→4～5 天恢复正常；血淀粉酶＞500 U/dl 有诊断意义；②尿淀粉酶：24 h 开始升高→48 h 达高峰→1～2 周恢复正常。血、尿淀粉酶升高 3 倍有诊断意义，升高的程度与病情严重程度不平行；③血脂肪酶：24～72 h 开始升高→7～10 天恢复正常。

9. 血糖：早期↑（应激反应），后期↑（胰岛破坏、胰岛素不足）。血糖＞11.0 mmol/L 提示预后不良。

10. 血钙：发病 2～3 天后↓（钙与脂肪坏死产生的脂肪酸结合），血钙＜1.87 mmol/L 提示预后不良。

11. B 超检查（首选）：胰腺肿大，水肿时为低回声，出血坏死时呈粗大强回声，边界不清，胰周渗液，可见胆道结石，胆管扩张。

12. CT 检查（最具诊断价值）：①急性水肿性胰腺炎：弥漫增大、密度不均，胰周积液；②急性出血坏死性胰腺炎：肿大胰腺内见蜂窝状低密度区。

13. 临床分型：轻症急性膜腺炎（水肿性胰腺炎），中症急性胰腺炎，重症急性膜腺炎（出血坏死性胰腺炎）。

14. 临床分期：①早期：发病 1 周内（可延长至第 2 周），胰酶异常激活→全身细胞因子瀑布样级联反应；表现为全身炎症反应综合征（SIRS），甚至多器官功能障碍。②后期：发病 1 周后，仅见于中度重症胰腺炎、重症急性胰腺炎；表现为 SIRS，器官功能障碍或衰竭，胰腺或胰腺周围组织坏死。

15. 局部并发症：①急性胰周液体积聚；②急性坏死物积聚；③包裹性坏死；④胰腺假性囊肿；⑤消化道瘘；⑥消化道出血。

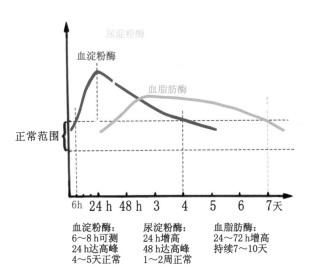

急性胰腺炎

胆源性胰腺炎（我国最常见，胆石症）

呕吐后腹痛不缓解

放射至左肩

早期中度发热
坏死感染时高热

左上腹持续剧痛

血淀粉酶↑
血脂肪酶↑

血钙↓（形成钙皂）
血糖↑（应激，胰岛素）

出血

胰管受阻
胰管破裂
胰液外溢
胰酶激活
自身消化

弥漫增大
密度不均
边界不清
胰周渗液

放射至
左腰背部

休克
器官功能障碍
（呼吸衰竭、心力衰竭
肾衰竭、胰性脑病）

腹胀：
可致腹腔间隔室综合征
腹内高压
脏器功能障碍

Cullen征：
脐周青紫瘀斑
（胰液至皮下
破坏脂肪血管）

Grey-Turner征：
腰部、季肋部
片状青紫瘀斑

非手术治疗：
禁食、胃肠减压
营养支持
预防感染

补充体液、抗休克

抑制胰酶、外分泌

解痉止痛
（阿托品）

禁吗啡（引起Oddi括约肌痉挛）

尿淀粉酶
血淀粉酶
血脂肪酶
正常范围

6h 24h 48h 3 4 5 6 7天

血淀粉酶：
6～8 h可测
24 h达高峰
4～5天正常

尿淀粉酶：
24 h增高
48 h达高峰
1～2周正常

血脂肪酶：
24～72 h增高
持续7～10天

16.非手术治疗：①禁食、胃肠减压；②支持治疗；③预防感染；④补充液体、抗休克；⑤抑制胰酶〔胰蛋白酶抑制剂（抑肽酶）〕、外分泌（生长抑素）；⑥解痉止痛（常用山莨菪碱、阿托品。禁用吗啡，因可致 Oddi 括约肌张力增高）（**口诀：禁食胃肠减压，支持预防感染；补充体液抗休克，抑制胰酶外分泌，解痉止痛禁吗啡**）。

17. 手术治疗适应证：①腹膜炎不能排除其他急腹症时；②胰腺和胰周继发感染；③伴胆总管下端梗阻、胆道感染；④合并肠穿孔、大出血、胰腺假性囊肿。

18. 手术方式：坏死组织清除＋引流术。

19. 胰腺假性囊肿：体尾部多见，包膜内壁无上皮细胞。直径＜ 6 cm，无症状（观察）。手术指征：直径≥ 6 cm，继发感染、出血，有压迫症状；囊肿逐渐增大，多发囊肿，囊肿壁厚（内引流术、囊肿切除术）。

二、慢性胰腺炎

1. 饮酒、吸烟、胆道疾病、遗传等因素，导致胰腺萎缩、结节样硬化、胰管狭窄。

2. ①四联征：腹痛（最常见）、体重下降、糖尿病（胰腺内分泌不足）、脂肪泻（外分泌不足）。②三联征：胰腺钙化、糖尿病、脂肪泻。③五联征：腹痛、胰腺钙化、糖尿病、脂肪泻、胰腺假性囊肿。

3. 非手术治疗：戒烟戒酒；止痛；少食多餐，低脂低糖；补充胰酶；营养支持。手术治疗：胰管引流术、胰腺切除术。

慢性胰腺炎

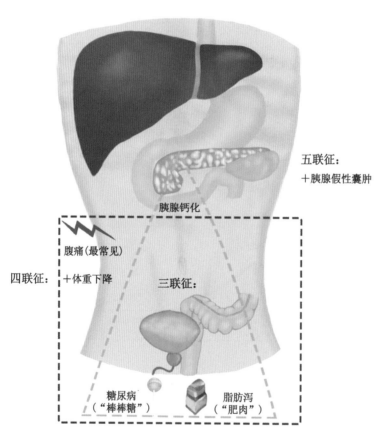

三、胰腺癌

1. 胰头癌多见，导管腺癌占 90%，常见淋巴结转移和浸润；进展迅速，预后极差。

2. 临床表现：上腹部疼痛不适（最早出现），黄疸（主要症状，进行性加重），消化道症状（消化不良、腹泻），体重下降。

3. 实验室检查：①血清生化检查：血、尿淀粉酶升高（胰管梗阻）；血糖升高（胰岛破坏）；血清总胆红素、直接胆红素升高（梗阻性黄疸）；碱性磷酸酶升高，转氨酶可轻度升高；②免疫学检查：糖链抗原19-9（CA19-9）↑。

4.影像学检查：B超、CT（首选）、ERCP、MRCP。

5.治疗：胰十二指肠切除术（Whipple手术），保留幽门的胰十二指肠切除术（PPPD）。

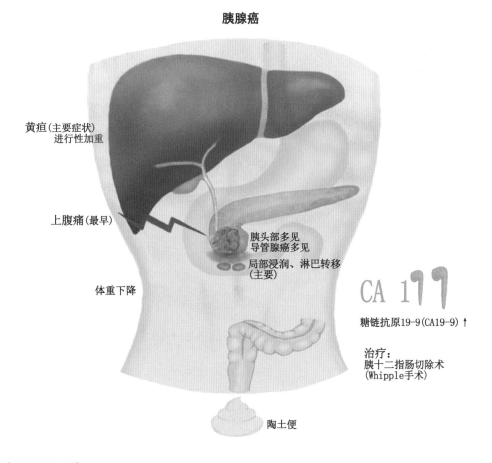

四、壶腹周围癌

1.包括胆总管下端癌、壶腹癌、十二指肠癌。腺癌多见。

2.胆总管下端癌：黄疸出现早，黄疸进行性加重，ERCP见胆管不显影，或梗阻上方胆管扩张。大便隐血（－）。

3.壶腹癌：黄疸出现早（早发现可早治疗），波动性黄疸，ERCP见十二指肠乳头处肿物。大便隐血（＋）。

4.十二指肠腺癌：黄疸出现较晚，不重，进展慢。肿瘤位于十二指肠乳头附近，胆道不完全压迫。大便隐血（＋）。

5.治疗：胰十二指肠切除术、PPPD，预后较好，5年生存率可达40%～60%。

五、胰岛素瘤

1.女性多见，90%单发，多为良性，胰岛B细胞↑致胰岛素分泌↑。

2.Whipple三联征：①空腹或运动后低血糖；②发作时血糖 < 2.2 mmol/L；③进食或给予葡萄糖后缓解。C肽水平↑，胰岛素水平↑。

3.治疗：调节饮食，手术切除。

壶腹周围癌

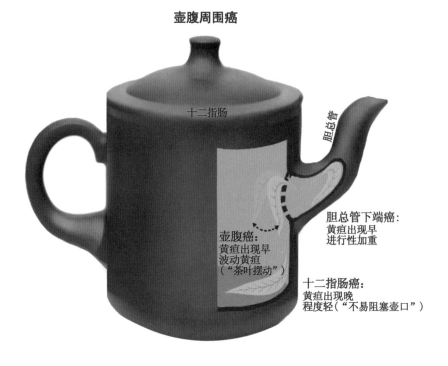

十二指肠

胆总管

胆总管下端癌：
黄疸出现早
进行性加重

壶腹癌：
黄疸出现早
波动黄疸
（"茶叶摆动"）

十二指肠癌：
黄疸出现晚
程度轻（"不易阻塞壶口"）

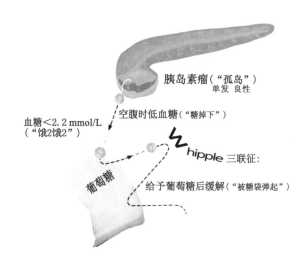

胰岛素瘤（"孤岛"）
单发 良性

空腹时低血糖（"糖掉下"）

血糖＜2.2 mmol/L
（"饿2饿2"）

Whipple 三联征：

葡萄糖

给予葡萄糖后缓解（"被糖袋弹起"）

六、胃泌素瘤（Zollinger–Ellison 综合征）

1. 来源于 G 细胞，导致分泌胃泌素↑，60%～70% 为恶性。可分为散发性（多见，占 75%）和多发性内分泌肿瘤Ⅰ型（MEN-Ⅰ）（占 25%，胰腺内分泌瘤＋甲状旁腺功能亢进＋垂体瘤）。

2. 肿瘤 90% 位于胃泌素瘤三角（上起胆囊管和胆总管交界，下至十二指肠第三部，内至胰颈体交界）。

3. 临床表现：顽固性消化性溃疡（十二指肠球部多见），腹泻（与高胃酸有关）。

4. 怀疑胃泌素瘤：①溃疡反复发作；②溃疡伴腹泻，大量胃酸分泌；③多发溃疡、远端十二指肠、近端空肠；④伴高钙血症（甲状旁腺功能亢进）；⑤有多发性内分泌肿瘤家族史。

5. 检查：无胃切除史者基础胃酸分泌（BAO）＞15 mmol/h，胃切除术后 BAO＞5 mmol/h，或基础胃酸分泌 / 最大胃酸分泌＞0.6。空腹血清胃泌素＞200 pg/ml。超声、CT 检查。

6. 治疗：抑制胃酸（质子泵抑制剂），手术切除［胰十二指肠切除术（Whipple 手术）］。

多发性内分泌肿瘤(MEN)

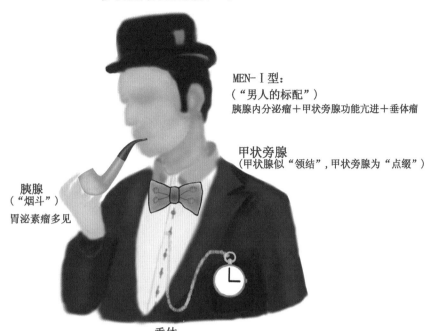

MEN-Ⅰ型：
（"男人的标配"）
胰腺内分泌瘤＋甲状旁腺功能亢进＋垂体瘤

甲状旁腺
（甲状腺似"领结"，甲状旁腺为"点缀"）

胰腺
（"烟斗"）
胃泌素瘤多见

垂体
（"下垂的怀表"）

MEN-Ⅱ型：
甲状腺髓样癌＋甲状旁腺功能亢进＋嗜铬细胞瘤

胃泌素瘤

Zollinger-Ellison 综合征

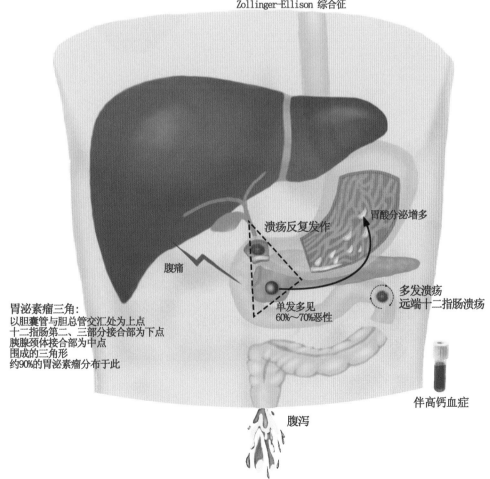

溃疡反复发作

胃酸分泌增多

腹痛

多发溃疡
远端十二指肠溃疡

胃泌素瘤三角：
以胆囊管与胆总管交汇处为上点
十二指肠第二、三部分接合部为下点
胰腺颈体接合部为中点
围成的三角形
约90%的胃泌素瘤分布于此

单发多见
60%～70%恶性

伴高钙血症

腹泻

第三十二章　脾疾病

1.脾切除的适应证：①脾大、脾功能亢进；②外伤性脾破裂；③脾肿瘤；④脾脓肿；⑤游走脾；⑥造血系统疾病（遗传性球形红细胞增多症、遗传性椭圆形红细胞增多症，自身免疫性溶血性贫血、地中海贫血、免疫性血小板减少性紫癜，丙酮酸激酶缺乏症，慢性粒细胞白血病、慢性淋巴细胞白血病、霍奇金淋巴瘤）。

2.脾切除术后常见并发症

（1）腹腔内大出血：一般发生在术后 24 ～ 48 h，因脾窝创面严重渗血、血管结扎线脱落、遗漏

脾切除适应证

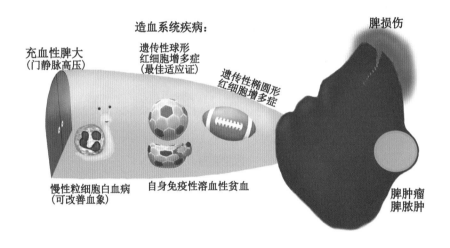

脾切除并发症

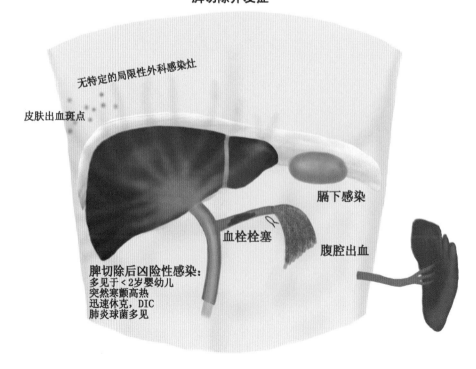

结扎血管导致，术前应警惕凝血障碍，术中严格止血。

（2）脾切除术后凶险性感染：多见于＜ 2 岁婴幼儿，肺炎球菌感染多见，突然寒战高热、昏迷、休克，常并发 DIC。

（3）膈下感染。

（4）血栓并发症（术后血小板骤升）。

第三十三章　血管外科疾病

一、动脉硬化性闭塞症（ASO）

1. 多见于＞ 45 岁的男性，大、中动脉多见（腹主动脉、其远端主干动脉），因动脉粥样硬化病变而引起。高危因素：高血压、高血脂、糖尿病、吸烟、肥胖等。动脉分叉处易受累，多节段分布，内膜增厚钙化，继发血栓。

下肢动脉硬化性闭塞症(ASO)

＞45岁男性

大、中动脉

动脉分叉处易受累
后壁多见

多节段分布

内膜增厚钙化
继发血栓

间歇性跛行
静息痛
坏死、溃疡

检查：
CTA，MRA(首选)
DSA(不规则虫蚀样狭窄，节段性闭塞)

2. 按 Fontaine 法分 4 期：

	症状	体征	病变情况
Ⅰ期	肢体麻木、发凉	皮温降低，苍白，踝 / 肱指数＜ 0.9；足背动脉搏动减弱	局限性动脉狭窄
Ⅱ期	间歇性跛行	皮温降低，苍白更明显；足背动脉搏动消失	肢体靠侧支循环代偿存活
Ⅲ期	静息痛	趾腹暗红色，远端肢体水肿	动脉广泛严重狭窄，组织濒临坏死
Ⅳ期	溃疡，坏死	干性坏疽、湿性坏疽，踝 / 肱指数＜ 0.4	组织坏死

Fontaine法分期

I	II	III	IV
可无明显症状 麻木发凉 皮温降低 行走疲劳 足背动脉搏动↓ ABI＜0.9	间歇性跛行 足背动脉搏动消失	静息痛 （夜间平卧易发生）	溃疡、坏死 ABI＜0.4

Buerger病临床分期

第一期（局部缺血期）：麻木发凉，皮温降低，间歇性跛行，足背脉搏动↓或消失（Ⅰ，Ⅱ）
第二期（营养障碍期）：静息痛（Ⅲ）
第三期（组织坏死期）：肢端溃疡、坏死，干性坏疽多见（Ⅳ）

3. 踝/肱指数（ABI）：踝部动脉收缩压与同侧肱动脉收缩压比值；ABI 正常 0.9 ～ 1.3，＜ 0.9 提示动脉缺血，＜ 0.4 提示严重缺血。

4. 间歇性跛行：步行时出现下肢疼痛、麻木、乏力，迫使患者止步，休息片刻后疼痛缓解，可继续行走，周而复始。行走距离越短，提示血管阻塞越严重。

5. 持续性疼痛（静息痛）：因组织缺血、缺血性神经炎引起静息痛。慢性动脉栓塞者疼痛夜间加重，抱膝端坐体位以减轻疼痛。

6. 缺血性溃疡：因动脉病变严重影响肢体末梢血供，溃疡多见于趾或足跟。

7. 坏疽：由于动脉血流减少，无法维持组织代谢需要，出现不可逆性组织坏死，形成干性坏疽，继发感染后形成湿性坏疽。

8. 检查：超声多普勒，CTA 及 MRA，动脉造影、DSA（广泛不规则狭窄、节段性闭塞）。

9. 非手术治疗：降低血脂，稳定动脉斑块，改善高凝状态，扩张血管，促进侧支循环。

10. 手术治疗：经皮腔内血管成形术（PTA），内膜剥脱术，旁路转流术。

二、血栓闭塞性脉管炎（TAO）

1. 又称 Buerger 病，多发于青壮年男性，吸烟史多见，四肢中、小动静脉多见；是血管的炎性、节段性和反复发作的慢性闭塞性疾病。

2. 本病首先累及动脉，然后累及静脉，由远端向近端进展，呈节段性分布。血管壁全层非化脓性炎症，管腔逐渐被血栓堵塞。后期血栓机化，新生毛细血管形成，侧支循环建立，但不足以代偿肢体缺血情况。

3. Buerger 病临床分期：①第一期（局部缺血期）：麻木发凉，皮温降低，间歇性跛行，足背动脉搏动↓或消失（Ⅰ，Ⅱ）；②第二期（营养障碍期）：静息痛（Ⅲ）；③第三期（组织坏死期）：肢端溃疡、坏死，干性坏疽多见（Ⅳ）。

3. 动脉造影检查：病变节段狭窄闭塞，正常节段血管正常。

4. 治疗：①一般治疗（戒烟，保暖，但不应热疗）；②非手术治疗（抗血小板，扩张血管，高压氧舱）；③手术治疗：旁路转流术，腰交感神经节切除术（Ⅰ、Ⅱ期患者，可解除血管痉挛）。

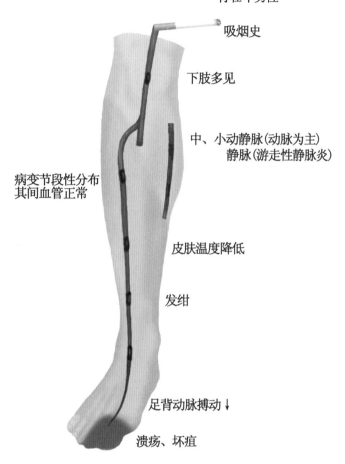

血栓闭塞性脉管炎(Buerger病)

青壮年男性

吸烟史

下肢多见

中、小动静脉(动脉为主)
静脉(游走性静脉炎)

病变节段性分布
其间血管正常

皮肤温度降低

发绀

足背动脉搏动↓

溃疡、坏疽

三、动脉栓塞

1. 动脉腔被进入血管内的栓子（血栓、空气、脂肪、癌栓）堵塞，造成血流受阻，引起急性缺血的临床表现。

2. 病因：①心源性：最多见，心房颤动、细菌性心内膜炎、冠心病；②血管源性：动脉瘤、粥样硬化斑块；③医源性：导管断裂、血管内膜撕裂。

3. 临床表现（5P）：疼痛（Pain）（最早出现），苍白（Pallor），无脉（Pulselessness），感觉异常（Paresthesia），麻痹（Paralysis）。

4. 非手术治疗：纤溶（尿激酶）、抗凝（肝素、香豆素类衍化物）、扩血管。适用于：①小动脉栓塞；②肢体已出现坏死征象；③已建立良好的侧支循环；④全身情况不能耐受手术者。

5. 手术治疗：切开动脉直接取栓，Fogarty 球囊导管取栓。

四、雷诺综合征

1. 好发于年轻女性，双侧手指多见，寒冷刺激、情绪波动时诱发，受累部位程序性出现苍白→青紫→潮红→复原。手指麻木，发凉，但很少剧痛，桡、尺动脉，足背动脉搏动正常。

2. 治疗：保暖，戒烟，控制情绪；药物治疗（胍乙啶、前列腺素 E_1）；手术治疗（交感神经末梢切除术）。

雷诺综合征

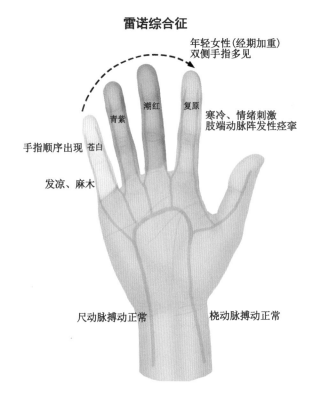

年轻女性(经期加重)
双侧手指多见

潮红 复原

青紫

手指顺序出现 苍白

寒冷、情绪刺激
肢端动脉阵发性痉挛

发凉、麻木

尺动脉搏动正常   桡动脉搏动正常

五、主动脉夹层动脉瘤

1. 主动脉内膜、中层弹力膜发生撕裂，血液进入主动脉中层，形成壁间假腔，通过破口与主动脉真腔相通。

2. 患者前胸、后背、腹部突发剧痛，疼痛沿动脉走行传导，伴高血压、心动过速；75% 的患者死于主动脉破裂。

主动脉夹层动脉瘤

DeBakey分型
根据破口位置及夹层累及范围

Stanford分型
根据手术的需要

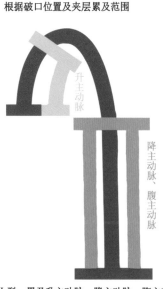

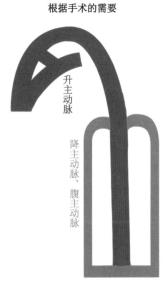

Ⅰ型：累及升主动脉、降主动脉、腹主动脉
Ⅱ型：仅累及升主动脉
（Ⅰ、Ⅱ型破口位于主动脉瓣上5 cm内）
Ⅲ型：仅累及降主动脉、腹主动脉
（破口位于左侧锁骨下动脉开口以远2～5 cm）

A型：破口位于升主动脉（相当于Ⅰ、Ⅱ型
适合急诊外科手术

B型：病变局限于降主动脉、腹主动脉
视病情可先内科治疗，再手术或腔内治疗

3. DeBakey 分型（根据破口位置、夹层累及范围）：①Ⅰ型：累及升主动脉、降主动脉、腹主动脉；②Ⅱ型：仅累及升主动脉（Ⅰ、Ⅱ型破口位于主动脉瓣上 5 cm 内）；③Ⅲ型：仅累及降主动脉、腹主动脉（破口位于左侧锁骨下动脉开口以远 2 ～ 5 cm）。

4. Stanford 分型（根据手术的需要）：A 型：破口位于升主动脉（相当于Ⅰ、Ⅱ型），适合急诊外科手术。B 型：病变局限于降主动脉、腹主动脉，视病情可先内科治疗，再手术或腔内治疗。

六、腹主动脉瘤

1. 腹主动脉直径扩张 1.5 倍为动脉瘤，肾动脉以上为胸腹主动脉瘤，肾动脉以下为腹主动脉瘤。

2. 病因：动脉粥样硬化（最常见），吸烟、创伤、高血压、高龄、慢性阻塞性肺疾病。

3. 临床表现：搏动性肿物（脐周，剑突下），刀割样疼痛（突发持续性疼痛为破裂先兆），压迫症状，栓塞症状（瘤腔内血栓→下肢动脉血栓），动脉瘤破裂（最严重并发症，迅速致死）。

4. 检查：超声多普勒，CTA，DSA。

5. 手术治疗适应证：①瘤体直径≥ 5 cm；②瘤体直径＜ 5 cm，但不对称易于破裂者；③伴有疼痛（特别是突发持续性剧烈疼痛）；④压迫胃肠道、泌尿系统引起梗阻；⑤引起远端动脉栓塞；⑥并发感染；⑦急诊手术（瘤体破裂、与下腔静脉或肠管形成内瘘）。

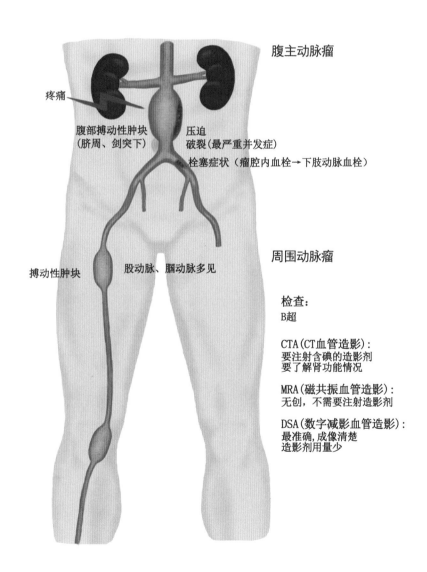

腹主动脉瘤

疼痛

腹部搏动性肿块
（脐周、剑突下）

压迫
破裂(最严重并发症)

栓塞症状（瘤腔内血栓→下肢动脉血栓）

搏动性肿块

股动脉、腘动脉多见

周围动脉瘤

检查：
B超

CTA(CT血管造影)：
要注射含碘的造影剂
要了解肾功能情况

MRA(磁共振血管造影)：
无创，不需要注射造影剂

DSA(数字减影血管造影)：
最准确，成像清楚
造影剂用量少

七、原发性下肢静脉曲张

1. 多见于长期站立、重体力劳动、久坐者；左下肢多见，大隐静脉曲张多见，单独的小隐静脉曲张少见。

2. 临床表现：下肢浅静脉扩张、迂曲，下肢沉重、乏力；足靴部皮肤营养性变化（色素沉着、皮炎、湿疹、溃疡）。

3. 体格检查

① Trendelenburg 试验（大隐静脉瓣膜功能试验）：患者平卧，抬高患肢，排空静脉，在大腿根部扎止血带，阻断大隐静脉，然后让患者站立，迅速释放止血带，如出现自上而下的静脉逆向充盈，提示大隐静脉瓣膜功能不全。

② Perthes 试验（深静脉通畅试验）：患者站立，在大腿上 1/3 扎止血带，阻断大隐静脉回流，嘱患者用力踢腿或下蹲活动 10～20 次，迫使静脉血液向深静脉回流；若活动后浅静脉曲张更明显，则表明深静脉不通畅（禁忌大隐静脉高位结扎）。

③ Pratt 试验（交通静脉瓣膜功能试验）：患者仰卧，抬高患肢，在大腿根部扎止血带，先从足趾向上至腘窝缠第一根弹力绷带，再自止血带处向下，缠第二根弹力绷带。让患者站立，在向下解开第一根弹力绷带的同时，向下缠缚第二根弹力绷带，如果两根绷带之间出现曲张静脉，提示该处交通静脉瓣膜功能不全。

4. 治疗：非手术治疗（穿弹力袜），硬化剂注射，手术治疗（大、小隐静脉高位结扎，曲张静脉剥脱术）。

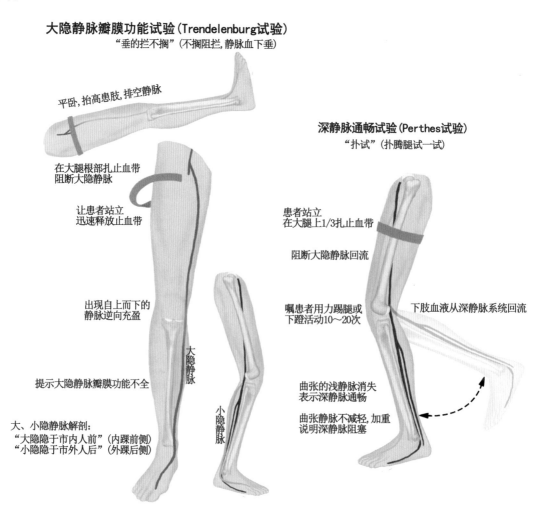

大隐静脉瓣膜功能试验（Trendelenburg试验）
"垂的拦不搁"（不搁阻拦，静脉血下垂）

平卧，抬高患肢，排空静脉

在大腿根部扎止血带阻断大隐静脉

让患者站立迅速释放止血带

出现自上而下的静脉逆向充盈

提示大隐静脉瓣膜功能不全

大、小隐静脉解剖：
"大隐隐于市内人前"（内踝前侧）
"小隐隐于市外人后"（外踝后侧）

大隐静脉

小隐静脉

深静脉通畅试验（Perthes试验）
"扑试"（扑腾腿试一试）

患者站立
在大腿上1/3扎止血带

阻断大隐静脉回流

嘱患者用力踢腿或下蹲活动10～20次

下肢血液从深静脉系统回流

曲张的浅静脉消失表示深静脉通畅

曲张静脉不减轻，加重说明深静脉阻塞

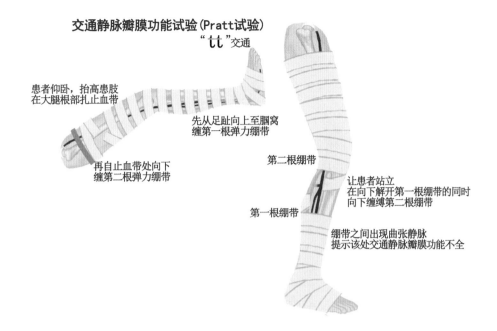

交通静脉瓣膜功能试验(Pratt试验)
"tt"交通

患者仰卧，抬高患肢
在大腿根部扎止血带

先从足趾向上至腘窝
缠第一根弹力绷带

再自止血带处向下
缠第二根弹力绷带

第二根绷带

让患者站立
在向下解开第一根绷带的同时
向下缠缚第二根绷带

第一根绷带

绷带之间出现曲张静脉
提示该处交通静脉瓣膜功能不全

八、原发性下肢深静脉瓣膜功能不全

1. 深静脉瓣膜不能完全关闭，血液逆流。

2. 临床表现：①轻度：久站后下肢沉重，踝部水肿；②中度：皮肤色素沉着，皮下组织纤维化，小溃疡；③重度：小腿明显胀痛、水肿，广泛色素沉积，复发性溃疡。

3. 下肢静脉顺行造影：静脉全程通畅，明显扩张，直筒状，失去竹节样形态。Valsalva 屏气时可见造影剂逆流。

4. 下肢静脉逆行造影：将瓣膜功能不全分 5 级。0 级：无造影剂向远侧逆流。Ⅰ级：逆流不超过大腿近端。Ⅱ级：逆流不超过膝关节平面。Ⅲ级：逆流超过膝关节。Ⅳ级：逆流至小腿、踝部（Ⅲ、Ⅳ级瓣膜功能明显受损）。

5. 治疗：深静脉瓣膜重建术（适用于Ⅱ级以上者，应结合临床症状）。

九、深静脉血栓

1. 病因：血管壁损伤、血流缓慢、血液高凝状态。

2. 按发病部位为 3 类

（1）中央型：髂–股静脉血栓形成；

（2）周围型：股静脉血栓形成（大腿疼痛，下肢肿胀不明显），小腿深静脉血栓形成（小腿疼痛、肿胀；Homans 征阳性：踝关节背屈时小腿剧痛）；

（3）混合型：全下肢深静脉血栓形成，下肢明显肿胀；初期股白肿（体温增高，脉率加快）；晚期股青肿（皮温降低，脉搏消失）。

4. 非手术治疗：卧床，抬高患肢；抗血小板，抗凝治疗，溶栓治疗。

5. 手术治疗：① Fogarty 导管取栓术（取栓应在发病后 3 ～ 5 天内，术后抗凝 2 个月，预防复发）；②经导管直接溶栓术（适用于中央型、混合型的急性期）。

第三十四章　泌尿系统外伤

一、肾损伤

1. 按外伤病因不同分2种：①闭合性损伤；②开放性损伤。

2. 闭合性损伤病理分类：①轻度肾损伤：A.肾挫伤；B.小的包膜下血肿；C.浅表肾实质撕裂伤。②重度肾损伤：A.肾实质全层裂伤（肾集合系统撕裂伤）；B.肾粉碎伤；C.肾蒂血管损伤（撕裂或离断）。

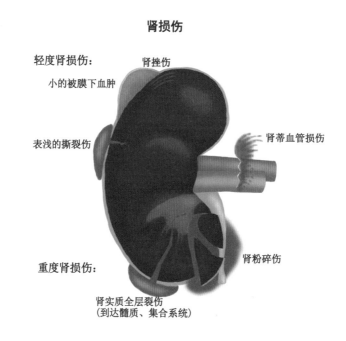

3. 临床表现：①休克；②血尿（与肾集合系统不相通→镜下血尿，与肾集合系统相通→肉眼血尿）；③疼痛（肾区疼痛，多为钝痛，血块通过输尿管引起肾绞痛）；④全腹痛和腹膜刺激症状（尿液、血液渗入腹腔）；⑤腰腹部肿块和皮下瘀斑；⑥发热（血肿吸收，继发感染）。

4. 血尿：肉眼血尿（1000 ml尿液含血＞1 ml），镜下血尿（尿沉渣红细胞＞3个/高倍视野）。

5. 尿三杯试验：以排尿最初的 10 ml 尿为第一杯，排尿约 200 ml 后收集第二杯 30 ml，以排尿最后 10 ml 为第三杯。①第一杯尿液异常：提示病变位于尿道；②第三杯尿液异常：病变位于后尿道、膀胱颈、膀胱三角；③三杯结果均异常：病变位于膀胱、膀胱以上。

尿三杯试验

6. B 超（简单、快捷），CT（首先检查）。

7. 治疗：①紧急处理：抢救休克，明确有无合并伤，做手术探查准备；②非手术治疗（轻度肾损伤、未合并其他脏器损伤）：绝对卧床 2～4 周，尿检正常后可离床活动；密切观察；补充血容量和能量；抗生素预防感染；止血、镇静、镇痛。

8. 手术治疗适应证：①开放性肾损伤；②肾粉碎伤；③肾全层裂伤；④肾蒂血管损伤。

二、膀胱损伤

1. 腹膜外型膀胱破裂：多伴骨盆骨折，膀胱前壁破裂多见，腹膜完整，尿液外渗到耻骨后间隙、膀胱周围组织；患者出现下腹痛、压痛，排尿困难，血尿，直肠指检可触及肿物。

2. ①保守治疗（膀胱挫伤，少量尿外渗，症状轻者）：抗休克；留置导尿管，保持膀胱空虚；抗生素预防感染；②手术治疗（膀胱破裂伴出血、尿外渗，症状重者）：下腹部正中切口，切开膀胱，膀胱内缝合破口；如破口大，行膀胱造口；充分引流外渗尿液。

3. 腹膜内型膀胱破裂：多见于膀胱充盈时（自发性膀胱破裂），膀胱顶部、后壁外伤多见，膀胱壁破裂与腹腔相通，尿液外渗到腹腔内，患者出现排尿困难、血尿、急性腹膜炎症状（全腹压痛、反跳痛、肌紧张），有移动性浊音。治疗：剖腹探查，修补腹膜，膀胱外修补膀胱破口；腹膜外耻骨上膀胱造口。

腹膜外型膀胱破裂

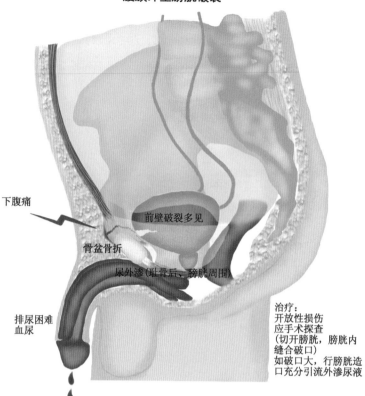

下腹痛

前壁破裂多见

骨盆骨折

尿外渗(耻骨后、膀胱周围)

排尿困难
血尿

治疗:
开放性损伤
应手术探查
(切开膀胱,膀胱内
缝合破口)
如破口大,行膀胱造
口充分引流外渗尿液

腹膜内型膀胱破裂

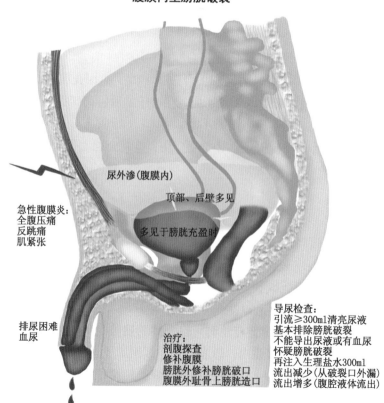

尿外渗(腹膜内)

顶部、后壁多见

急性腹膜炎:
全腹压痛
反跳痛
肌紧张

多见于膀胱充盈时

排尿困难
血尿

治疗:
剖腹探查
修补腹膜
膀胱外修补膀胱破口
腹膜外耻骨上膀胱造口

导尿检查:
引流≥300ml清亮尿液
基本排除膀胱破裂
不能导出尿液或有血尿
怀疑膀胱破裂
再注入生理盐水300ml
流出减少(从破裂口外漏)
流出增多(腹腔液体流出)

4. 导尿检查（侧漏试验）：导尿管插入膀胱后，如引流≥300 ml 清亮尿液，基本上排除膀胱破裂；如顺利插入膀胱但不能导出尿液或仅导出少量血尿，则膀胱破裂的可能性大。此时可经导尿管注入灭菌生理盐水 200～300 ml，片刻后再引流。若液体进出量差异大，提示膀胱破裂。液体从破裂口外漏时流出减少，腹腔液体回流时流出增多。

三、尿道损伤

1. 男性尿道以尿生殖膈为界，分为前尿道（球部、阴茎部）和后尿道（前列腺部、膜部），球部、膜部损伤最常见。

2. 前尿道损伤：病因骑跨伤最常见，尿道球部损伤最常见，患者尿道出血（最常见，鲜血自尿道口滴出或溢出），排尿困难，尿外渗（尿道球部损伤时阴囊肿胀→阴茎、会阴肿胀；阴茎部破裂时，如阴茎深筋膜完整，则仅出现阴茎肿胀）。治疗：导尿管引流，留置 2～3 周；如导尿失败，立即行尿道修补术，尿道断裂者行尿道端端吻合术。

前尿道损伤

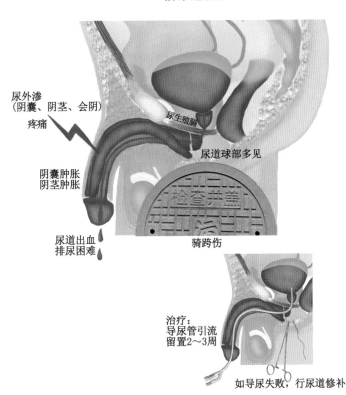

3. 后尿道损伤：病因骨盆骨折最常见，尿道膜部损伤最常见，患者尿道出血，排尿困难，尿外渗（耻骨后间隙、膀胱周围）。直肠指检触及前列腺尖端浮动。治疗：抗休克；如导尿失败（前列腺上移常致导尿失败），则行经腹-会阴尿道会师复位术，状态不允许手术者，行耻骨上膀胱穿刺造瘘；3 个月后行二期手术，恢复尿道连续性；术后定期尿道扩张。

后尿道损伤

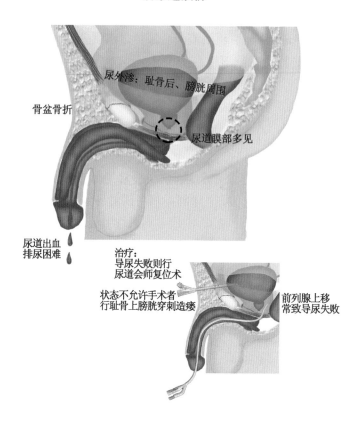

尿外渗：耻骨后、膀胱周围

骨盆骨折

尿道膜部多见

尿道出血
排尿困难

治疗：
导尿失败则行
尿道会师复位术

状态不允许手术者
行耻骨上膀胱穿刺造瘘

前列腺上移
常致导尿失败

第三十五章　泌尿、男性生殖系统感染

一、上尿路感染

急性肾盂肾炎：女性多见（新婚期、妊娠期、老年女性），上行感染多见（大肠埃希菌多见，G^-），血行感染（金黄色葡萄球菌，G^+）；全身症状常见（寒战、高热），膀胱刺激征（尿频、尿急、尿痛）；腰痛，肾区压痛，肋脊角叩痛。治疗：抗生素治疗 1～2 周。

二、下尿路感染

1. 急性细菌性膀胱炎：女性多见（20～40 岁），上行感染多见（大肠埃希菌多见）；膀胱刺激征（尿频、尿急、尿痛）；全身症状不明显（可有低热），无腰痛，无肾区压痛。治疗：抗生素治疗 3 天。

2. 淋菌性尿道炎：不洁性行为史，淋病奈瑟菌感染，尿道口红肿、发痒、刺痛，黄白色脓性分泌物，尿道刺激征（尿频、尿急、尿痛）。分泌物涂片：多核白细胞内见革兰氏阴性双球菌。治疗：青霉素为主。

3. 非淋菌性尿道炎：不洁性行为史，沙眼衣原体、支原体多见，尿道发痒，尿道刺激症状，尿道少量白色稀薄分泌物。分泌物涂片：白细胞内见支原体、衣原体包涵体。治疗：米诺环素、红霉素。

尿路感染

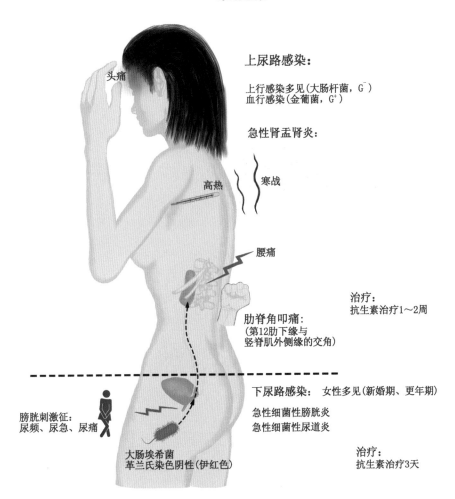

头痛

上尿路感染:

上行感染多见(大肠杆菌,G⁻)
血行感染(金葡菌,G⁺)

急性肾盂肾炎:

寒战

高热

腰痛

治疗:
抗生素治疗1~2周

肋脊角叩痛:
(第12肋下缘与
竖脊肌外侧缘的交角)

膀胱刺激征:
尿频、尿急、尿痛

下尿路感染: 女性多见(新婚期、更年期)

急性细菌性膀胱炎
急性细菌性尿道炎

治疗:
抗生素治疗3天

大肠埃希菌
革兰氏染色阴性(伊红色)

尿道炎

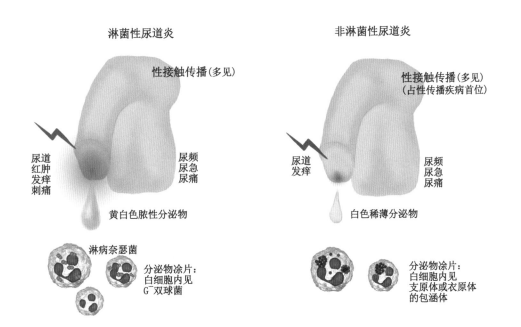

淋菌性尿道炎

性接触传播(多见)

尿道
红肿
发痒
刺痛

尿频
尿急
尿痛

黄白色脓性分泌物

淋病奈瑟菌

分泌物涂片:
白细胞内见
G⁻双球菌

非淋菌性尿道炎

性接触传播(多见)
(占性传播疾病首位)

尿道
发痒

尿频
尿急
尿痛

白色稀薄分泌物

分泌物涂片:
白细胞内见
支原体或衣原体
的包涵体

三、男性生殖系统感染

1.急性细菌性前列腺炎：上行感染多见（大肠埃希菌多见），全身症状常见（寒战、高热），尿频、尿急、尿痛；排尿困难，甚至尿潴留，会阴部、耻骨上疼痛。严禁做前列腺按摩、穿刺（预防感染蔓延）。治疗：解痉，止痛，抗感染治疗；急性尿潴留，应避免经尿道导尿，可行耻骨上穿刺造瘘。

急性细菌性前列腺炎

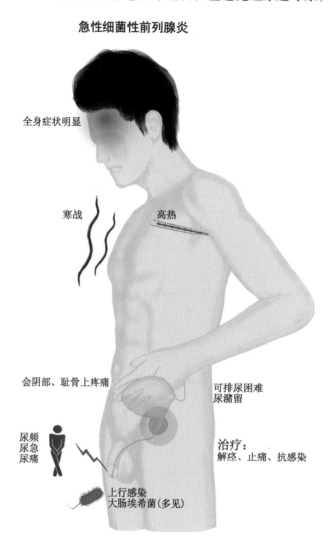

全身症状明显

寒战　高热

会阴部、耻骨上疼痛　　可排尿困难 尿潴留

尿频 尿急 尿痛　　治疗： 解痉、止痛、抗感染

上行感染 大肠埃希菌(多见)

急性细菌性前列腺炎治疗

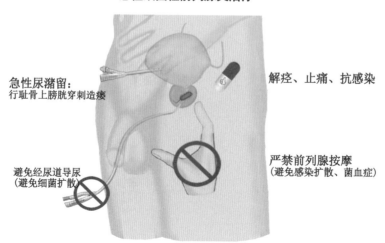

急性尿潴留： 行耻骨上膀胱穿刺造瘘　　解痉、止痛、抗感染

避免经尿道导尿 （避免细菌扩散）　　严禁前列腺按摩 （避免感染扩散、菌血症）

2.慢性前列腺炎

（1）慢性细菌性（前列腺液镜下白细胞↑，细菌培养＋）：上行感染多见（大肠埃希菌多见），排尿后尿道口"滴白"，会阴部钝痛，可有性功能减退（勃起功能障碍、早泄），精神神经症状（头晕、乏力、情绪低落、焦虑），可表现为变态反应（虹膜炎、关节炎、肌炎）。前列腺液检查（白细胞＞10个/高倍视野，卵磷脂小体减少）。治疗：抗感染治疗效果不佳，前列腺按摩、坐浴。

（2）慢性非细菌性（前列腺液镜下白细胞↑，细菌培养－）：衣原体、支原体、滴虫感染，会阴部钝痛，可有性功能减退，精神神经症状。前列腺痛（前列腺液镜下白细胞－，细菌培养－；会阴部、盆腔疼痛明显）。治疗：针对感染病菌应用抗生素，前列腺按摩、坐浴。

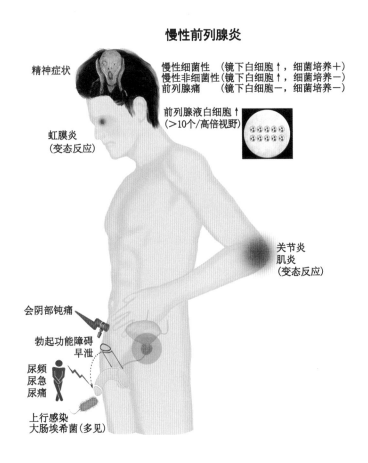

慢性前列腺炎

精神症状

慢性细菌性　（镜下白细胞↑，细菌培养＋）
慢性非细菌性（镜下白细胞↑，细菌培养－）
前列腺痛　　（镜下白细胞－，细菌培养－）

前列腺液白细胞↑
（＞10个/高倍视野）

虹膜炎
（变态反应）

关节炎
肌炎
（变态反应）

会阴部钝痛

勃起功能障碍
早泄

尿频
尿急
尿痛

上行感染
大肠埃希菌(多见)

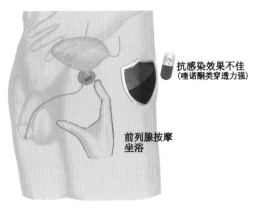

慢性细菌性前列腺炎治疗

抗感染效果不佳
（喹诺酮类穿透力强）

前列腺按摩
坐浴

3.四杯试验：以排尿最初的 10 ml 尿为第一杯，排尿约 200 ml 后收集第二杯，做前列腺按摩收集前列腺液，以排尿最后 10 ml 为第三杯。细菌性前列腺炎的诊断：①第一杯、第二杯细菌培养（－），前列腺液、第三杯细菌培养（＋）；或②菌落计数时，前列腺液、第三杯＞第一杯、第二杯10倍。

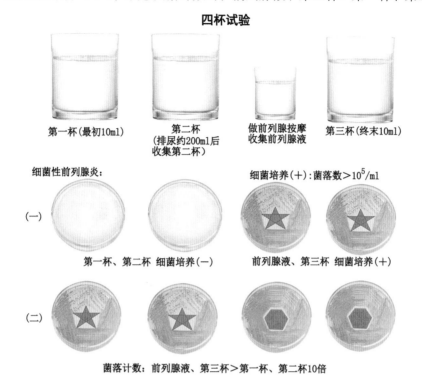

四杯试验

第一杯(最初10ml)   第二杯(排尿约200ml后收集第二杯)   做前列腺按摩收集前列腺液   第三杯(终末10ml)

细菌性前列腺炎：(－)　　　细菌培养(＋)：菌落数>10^5/ml

第一杯、第二杯 细菌培养(－)　　　前列腺液、第三杯 细菌培养(＋)

(二)

菌落计数：前列腺液、第三杯＞第一杯、第二杯10倍

4.尿液细菌培养：清洁中段尿，若菌落数＞10^5/ml，提示为尿路感染。有尿路感染症状时，菌落数＞10^2/ml 就有意义。

5.急性附睾炎：逆行感染多见（大肠埃希菌多见）；强壮年多见，高热，患侧阴囊红肿热痛，查体：阴囊皮肤红肿，附睾肿大，触痛明显。血常规见白细胞升高，彩色多普勒超声血流增加。治疗：卧床休息，阴囊托起，抗生素治疗。

6.急性附睾炎与睾丸扭转鉴别：睾丸扭转在儿童、青少年多见，发病突然，阴囊剧痛，睾丸、附睾肿大，有明显触痛。彩色多普勒超声血流减少、消失。Prehn 征（睾丸托举试验）：急性附睾炎时，将睾丸托起，疼痛减轻；睾丸扭转时，将睾丸托起，疼痛加重。

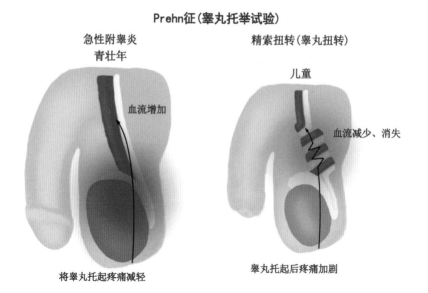

Prehn征(睾丸托举试验)

急性附睾炎　　　　　　　精索扭转(睾丸扭转)
青壮年

儿童

血流增加　　　　　　　血流减少、消失

将睾丸托起疼痛减轻　　　　睾丸托起后疼痛加剧

第三十六章　泌尿、生殖系统结核

一、肾结核

1. 多继发于肺结核，结核分枝杆菌经血液循环到肾，在双侧肾皮质形成多发微小结核灶，多可自愈，称为病理性肾结核（双侧）；如病变进展，达肾髓质、肾盂，出现症状、影像学改变，称为临床肾结核（单侧多见）。

2. 20～40岁青壮年多见，尿频（最早）、尿急、尿痛，终末血尿，脓尿，腰痛，全身症状不明显。尿液检查（抗酸杆菌、结核菌的培养）；尿路平片（KUB）：肾钙化影、广泛钙化；静脉尿路造影（IVU）：肾盂呈虫蚀样改变；膀胱镜检（炎性改变，可见特异性结核结节）。

3. 药物治疗：吡嗪酰胺，异烟肼，利福平，链霉素。

4. 手术治疗（药物治疗6～9个月无效，肾破坏严重）：①病灶清除术（病灶位于表面，与肾盂不相通）；②肾部分切除术（病灶局限在肾的一极）；③肾切除术（一侧肾功能可代偿、病变轻，可切除一侧无功能肾）；④膀胱挛缩的手术：肠膀胱扩大术，尿流改道术（输尿管皮肤造瘘，肾造瘘）。

二、附睾结核

多继发于肾结核，睾丸轻度胀痛，附睾出现结节，输精管呈串珠样改变，寒性脓肿破溃，形成窦道。治疗：早期抗结核治疗后多可治愈，手术治疗。

第三十七章　尿路梗阻

一、良性前列腺增生症

1. 前列腺由3部分组成：中央带（25%），移行带（5%），外周带（70%）。前列腺增生主要发生在移行带（尿道周围），前列腺癌主要发生在外周带。

2. 前列腺增生的2大因素：年龄增长，有功能的睾丸。

3. 临床表现：>50岁多见，尿频（最常见，急迫性尿失禁），进行性排尿困难（最重要，充溢性尿失禁），尿潴留。直肠指诊体积增大、表面光滑、质韧，中间沟变浅或消失。辅助检查：B超、尿流率（最大尿流率<15 ml/s表明排尿不畅，<10 ml/s表明梗阻严重需手术）、前列腺特异性抗原（PSA）测定、尿流动力学。

4. 尿失禁分4种类型：①真性尿失禁：尿道的括约肌功能受伤，导致尿液不自主地流出，见于外伤、手术导致膀胱颈和尿道括约肌的损伤；②充溢性尿失禁（假性尿失禁）：膀胱过度充盈而造成尿液不断溢出，多见于慢性尿潴留；③急迫性尿失禁：严重的尿频尿急，膀胱不受控制而发生排空，多见于严重的膀胱感染、神经源性膀胱、重度膀胱出口梗阻；④压力性尿失禁：当腹内压突然增加时，因盆底肌肉松弛，尿液不随意地流出，多见于多次分娩或绝经后的女性。

5. 鉴别诊断：①前列腺癌（结节，质地硬，PSA异常）；②膀胱颈挛缩（前列腺正常，膀胱镜检查可确诊）；③尿道狭窄（尿道损伤、感染史）；④神经源性膀胱功能障碍（静脉尿路造影见上尿

前列腺解剖

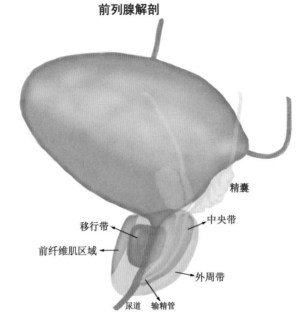

精囊

移行带 ← → 中央带

前纤维肌区域 ←

→ 外周带

尿道 输精管

良性前列腺增生症

前列腺癌

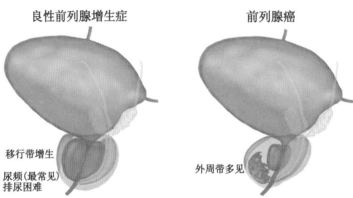

移行带增生

尿频(最常见)
排尿困难

外周带多见

尿失禁的类型

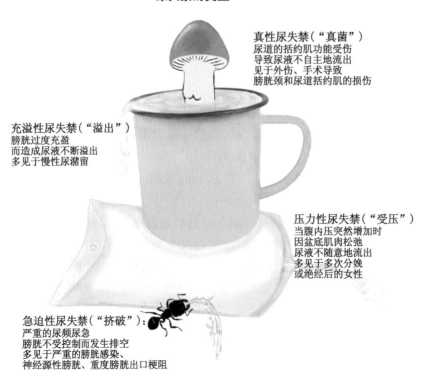

真性尿失禁("真菌")
尿道的括约肌功能受伤
导致尿液不自主地流出
见于外伤、手术导致
膀胱颈和尿道括约肌的损伤

充溢性尿失禁("溢出")
膀胱过度充盈
而造成尿液不断溢出
多见于慢性尿潴留

压力性尿失禁("受压")
当腹内压突然增加时
因盆底肌肉松弛
尿液不随意地流出
多见于多次分娩
或绝经后的女性

急迫性尿失禁("挤破"):
严重的尿频尿急
膀胱不受控制而发生排空
多见于严重的膀胱感染、
神经源性膀胱、重度膀胱出口梗阻

路积水，膀胱圣诞树样，尿流动力学检查可确诊）。

6.治疗：①等待治疗：症状较轻，不影响生活与睡眠者；②药物治疗：α 受体阻滞剂（特拉唑嗪），5α 还原酶抑制剂（非那雄胺）；③手术治疗：适用于梗阻严重、残余尿量＞ 50 ml、最大尿流率＜ 10 ml/s 的患者，经尿道前列腺切除术（TURP）（最常用）。

第三十八章　尿路结石

一、概论

1.肾位置：①左肾上端平第 11 胸椎下缘，下端平第 2 腰椎下缘，肾门正对第 1 腰椎横突；②右肾比左肾低半个椎体，肾门正对第 2 腰椎横突。

2.输尿管 3 个生理狭窄：①输尿管肾盂连接处；②跨越髂动脉入小骨盆处；③穿入膀胱壁处。

3.输尿管分 3 段：①输尿段上段：输尿管肾盂连接处→骶髂关节上缘；②输尿段中段：骶髂关节上缘→骶髂关节下缘；③输尿段下段：骶髂关节下缘→膀胱。

泌尿系统解剖

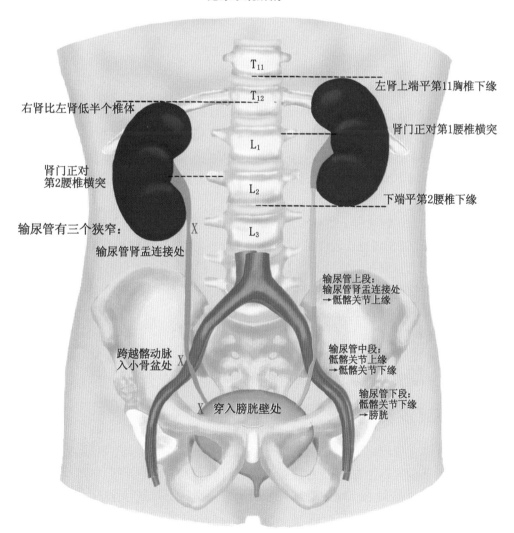

4. 尿路结石的成分及特点：①草酸钙结石（最常见）：质硬，不易碎，不规则，棕褐色，X线可显影；②磷酸盐结石：磷酸镁铵，灰白色，易碎，变形杆菌感染易生成，X线可见多层现象；③尿酸结石：尿酸代谢异常，红棕色，光滑质硬，X线不显影；④胱氨酸结石：常染色体隐性遗传病，蜡黄色，表面光滑，X线不显影。

尿路结石的成分及特点

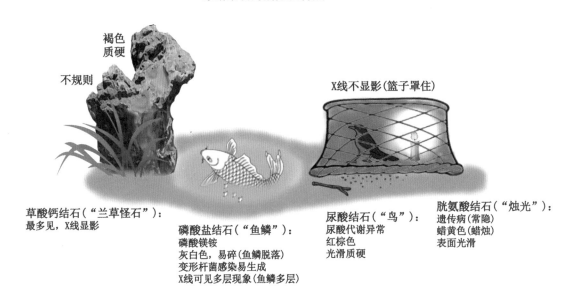

草酸钙结石（"兰草怪石"）：
最多见，X线显影

磷酸盐结石（"鱼鳞"）：
磷酸镁铵
灰白色，易碎（鱼鳞脱落）
变形杆菌感染易生成
X线可见多层现象（鱼鳞多层）

尿酸结石（"鸟"）：
尿酸代谢异常
红棕色
光滑质硬

胱氨酸结石（"烛光"）：
遗传病（常隐）
蜡黄色（蜡烛）
表面光滑

二、肾结石

1. 临床表现：①疼痛：肾区疼痛伴肋脊角叩击痛，肾绞痛（结石脱落，致输尿管结石）；②血尿（镜下血尿多见）：活动后镜下血尿可为唯一临床表现；③恶心、呕吐（引起尿路梗阻时）；④膀胱刺激征（伴感染、输尿管膀胱壁段结石）。

2. B超（首选，高回声区伴声影），尿路平片（可发现X线阳性结石，侧位片见上尿路结石位于椎体前缘之后）。

4. 治疗：病因治疗，药物治疗（结石 < 0.6 cm、表面光滑、结石以下无尿路梗阻时）。

5. 体外冲击波碎石（ESWL）：适应证：直径 ≤ 2 cm 的肾结石和输尿管上段结石。输尿管中下段结石的成功率 < 输尿管镜取石。禁忌证：①妊娠；②少尿性器质性肾衰竭；③结石远端尿路梗阻；④凝血功能障碍；⑤急性尿路感染；⑥严重心脑血管疾病。

6. 经皮肾镜碎石取石术（PCNL）：适用于 ≥ 2.0 cm 的肾结石、鹿角结石，ESWL 治疗失败者、部分 L_4 以上较大的输尿管结石。

7. 输尿管镜碎石取石术（URL）：适用于中下段输尿管结石、ESWL 治疗失败的输尿管上段结石、ESWL 治疗所致的"石街"、X线阴性的输尿管结石。

三、输尿管结石

1. 临床表现：①输尿管绞痛（腹部剧痛，沿输尿管放射至同侧腹股沟、阴囊或阴唇）；②血尿。

2. 治疗：体外冲击波碎石（首选），输尿管镜碎石取石术（中下段结石）。

3. 双侧上尿路结石（肾结石、输尿管结石）的治疗原则：①一侧肾结石、另一侧输尿管结石：

先处理输尿管结石；②双侧输尿管结石：一般先处理梗阻严重侧；条件允许时，可同时行双侧取石；③双侧肾结石：一般先处理容易取出、安全的一侧；④孤立肾上尿路结石、双侧上尿路结石→急性完全性梗阻无尿时：应及时施行手术，若不能耐受手术，应试行输尿管插管，如失败，则行经皮肾造瘘。

四、膀胱结石

1. 分 2 类：原发性膀胱结石（男孩，营养不良、低蛋白饮食），继发性膀胱结石（良性前列腺增生，膀胱憩室）。

2. 临床表现：排尿突然中断（改变体位后可继续排尿），疼痛放射至远端尿道、阴茎头部，伴排尿困难，膀胱刺激症状，常有终末血尿。

3. 治疗：①经尿道膀胱镜取石或碎石；②冲击波碎石术（SWL）；③耻骨上膀胱切开取石术。

五、尿道结石

1. 见于男性，结石多来自肾、膀胱，多位于前尿道。排尿困难，伴尿痛，可发生急性尿潴留。
2. 治疗：①前尿路结石，经尿道口直接取出；②后尿路结石，将结石推入膀胱后取出。

尿路结石

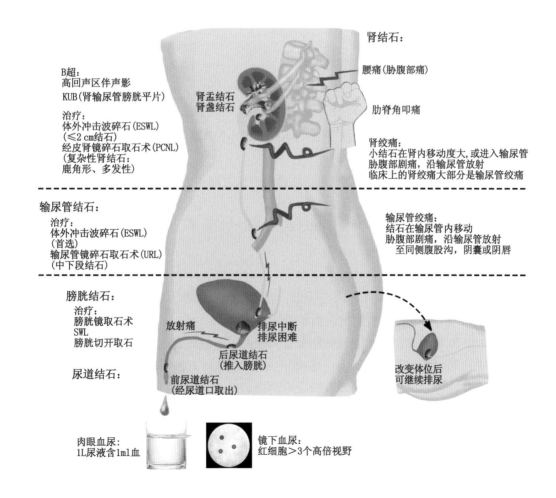

第三十九章　泌尿、男生殖系统肿瘤

一、肾细胞癌

1. 又称肾癌，是最常见的肾实质恶性肿瘤，单发多见，透明细胞癌最常见。

2. 好发于 50～70 岁男性，典型"三联征"：血尿（间歇性无痛性全程肉眼血尿），疼痛（钝痛），肿块。

3. 副瘤综合征：表现为发热（低热），贫血，肝功能异常，精索静脉曲张；红细胞增多症，高钙血症，高血压，红细胞沉降率增快。

4. B 超（常规筛查）。CT（最可靠）：平扫（肿块密度不均匀，等或略低密度），增强（"快进快出"；动脉期：明显不均匀强化，静脉期：低于周围肾实质）。

5. 治疗：①根治性肾切除术（为主）；②肾部分切除术（单发，直径＜4 cm，位于肾上、下极，肾周边）；③放疗、化疗不敏感；④免疫治疗（干扰素-α、白细胞介素）；⑤分子靶向治疗（酪氨酸激酶抑制剂）。

二、肾母细胞瘤（Wilms 瘤）

1. 小儿泌尿系统中最常见的恶性肿瘤。＜5 岁多见，单侧多见，无症状的腹部肿块（最常见、最重要），表面光滑，无压痛，中等硬度，有一定活动度；可有高血压，血尿少见，可淋巴转移，血行转移以肺转移最常见。

2. 治疗：应用手术、化疗、放疗的综合治疗。

三、肾盂癌、输尿管癌

1. 移行细胞癌多见，70～90 岁男性多见。间歇性无痛性肉眼血尿，几乎都有镜下血尿；可有腰部钝痛，肾绞痛（血块阻塞输尿管）。

2. B 超（筛查），静脉尿路造影（IVU，可见肾盂内充盈缺损、梗阻、肾积水）；CT 增强＋三维重建；膀胱镜检查（输尿管口喷血）。

3. 治疗：肾＋全输尿管＋输尿管开口部位膀胱壁袖套状切除术。

四、膀胱肿瘤

1. 膀胱癌是最常见的泌尿系统肿瘤，与吸烟，联苯胺，双联苯，膀胱慢性炎症、结石，血吸虫病相关，尿路上皮细胞癌多见，膀胱侧壁、后壁最常见。

2. 好发于 50～70 岁男性，间歇性无痛性全程肉眼血尿（最常见），膀胱刺激征，排尿困难。

3. 肿瘤 TNM 分期。Tis：原位癌；T_a：非浸润性乳头状癌；T_1：浸润黏膜固有层；T_2：浸润肌层（T_{2a}：浅肌层；T_{2b}：深肌层）；T_3：浸润膀胱周围脂肪组织（T_{3a}：镜下，T_{3b}：肉眼见肿瘤浸润）；T_4：浸润前列腺、子宫等邻近器官（T_{4a}：侵犯前列腺、精囊，子宫、阴道；T_{4b}：侵犯盆壁、腹壁）。N：区域淋巴结转移。M：远处转移。

5. 脱落细胞检查（血尿的筛查），B 超检查（可发现＞0.5 cm 的肿瘤），CT、MRI 检查（了解浸润深度）。膀胱镜＋活检（最主要的诊断方法）。

泌尿系统肿瘤

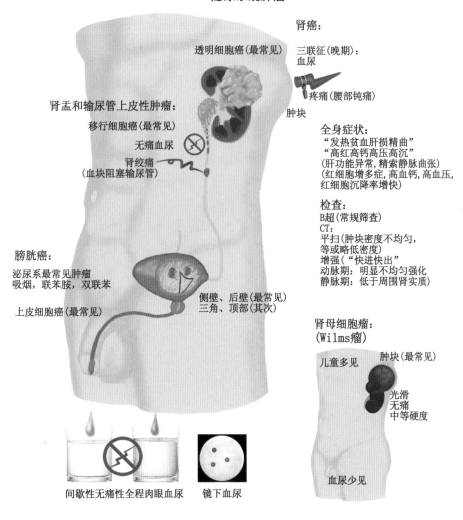

肾癌：

透明细胞癌(最常见)

三联征(晚期)：
血尿

疼痛(腰部钝痛)

肾盂和输尿管上皮性肿瘤：

移行细胞癌(最常见)

肿块

无痛血尿

肾绞痛
(血块阻塞输尿管)

全身症状：
"发热贫血肝损精曲"
"高红高钙高压高沉"
(肝功能异常,精索静脉曲张)
(红细胞增多症,高血钙,高血压,
红细胞沉降率增快)

检查：
B超(常规筛查)
CT:
平扫(肿块密度不均匀,
等或略低密度)
增强("快进快出"
动脉期：明显不均匀强化
静脉期：低于周围肾实质)

膀胱癌：

泌尿系最常见肿瘤
吸烟,联苯胺,双联苯

上皮细胞癌(最常见)

侧壁、后壁(最常见)
三角、顶部(其次)

肾母细胞瘤：
(Wilms瘤)

儿童多见

肿块(最常见)

光滑
无痛
中等硬度

间歇性无痛性全程肉眼血尿　　镜下血尿

血尿少见

膀胱癌分期

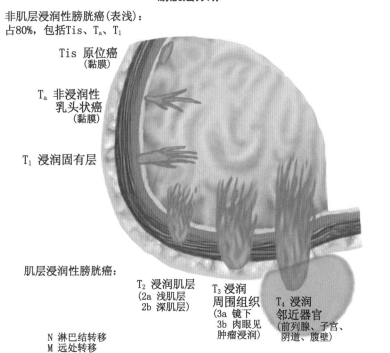

非肌层浸润性膀胱癌(表浅)：
占80%,包括Tis、T_a、T_1

Tis 原位癌
(黏膜)

T_a 非浸润性
乳头状癌
(黏膜)

T_1 浸润固有层

肌层浸润性膀胱癌：

T_2 浸润肌层
(2a 浅肌层
2b 深肌层)

T_3 浸润
周围组织
(3a 镜下
3b 肉眼见
肿瘤浸润)

T_4 浸润
邻近器官
(前列腺、子宫、
阴道、腹壁)

N 淋巴结转移
M 远处转移

6.治疗

（1）非肌层浸润性膀胱癌（Tis、T_a、T_1 期）：采用经尿道膀胱肿瘤电切术（TURBT），术后辅助腔内化疗（丝裂霉素、表柔比星、吉西他滨），免疫治疗（卡介苗）。

（2）肌层浸润性膀胱癌（T_2、T_3、T_4 期）：根治性膀胱切除术＋盆腔淋巴结清扫术。化疗为重要辅助手段（顺铂、吉西他滨、紫杉醇）。

五、前列腺癌

1.腺癌多见（占98%），外周带多见，雄激素依赖型多见；淋巴结转移、骨转移多见。

2.组织学分级（Gleason 分级，2～10分）：低危（Gleason 评分≤6），中危（7），高危（≥8）。评分越高，预后越差。

3.前列腺癌 TNM 分期。T_0：没有原发癌证据。T_1：临床隐匿肿瘤，肛诊、影像学均为阴性。T_2：肿瘤限于前列腺内。T_3：穿透前列腺被膜。T_4：肿瘤固定、侵犯精囊以外组织。N：有无淋巴结转移。M：远处转移。

4.临床表现：早期（T_1 和 T_2）常无症状，前列腺癌增大可阻塞尿道，引起尿频、尿急、排尿困难、尿潴留。

5.临床诊断的3个基本方法：①直肠指检（质硬结节）；②血清 PSA 测定（总 PSA ＞ 4ng/ml、游离/总 PSA ＜ 0.16）；③超声引导下前列腺穿刺活检。

6.治疗：根治性前列腺切除术（最有效），去势治疗（外科去势、药物去势），放射治疗。

前列腺癌

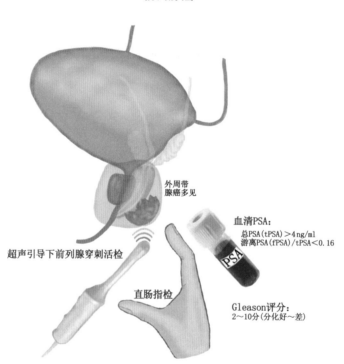

外周带
腺癌多见

血清PSA：
总PSA(tPSA)＞4 ng/ml
游离PSA(fPSA)/tPSA＜0.16

超声引导下前列腺穿刺活检

直肠指检

Gleason评分：
2～10分(分化好～差)

六、睾丸肿瘤

1.非生殖细胞肿瘤：支持细胞瘤、间质细胞瘤。生殖细胞肿瘤：①精原细胞瘤；②非精原细胞瘤：胚胎癌、畸胎瘤、卵黄囊肿瘤、绒毛膜上皮癌。

2.临床表现：睾丸肿大，质硬，无疼痛，可有下坠感。以手术治疗为主：①精原细胞瘤：根治性睾丸切除＋放疗；②非精原细胞瘤：睾丸切除＋腹膜后淋巴结清扫＋化疗。

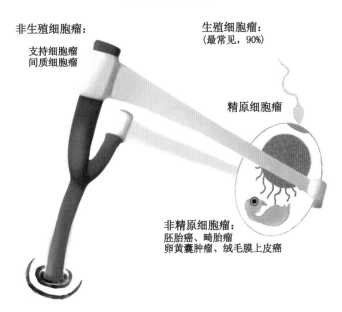

原发性睾丸肿瘤

非生殖细胞瘤：
支持细胞瘤
间质细胞瘤

生殖细胞瘤：
（最常见，90%）

精原细胞瘤

非精原细胞瘤：
胚胎癌、畸胎瘤
卵黄囊肿瘤、绒毛膜上皮癌

第四十章　骨折概论

一、骨折成因、分类

1.骨的完整性、连续性中断称为骨折。

2.成因：①直接暴力（暴力直接作用于受伤部位）；②间接暴力（暴力经传导、杠杆、旋转作用于骨）；③疲劳性骨折：长期、反复的外力，导致慢性损伤不断积累，引起骨折。（第2或3跖骨骨折，胫骨上1/3、腓骨下1/3骨折）；④病理性骨折：骨髓炎、肿瘤等病变，受到轻微外力即发生的骨折。

3.骨折分类：根据骨折处是否与外界相通，①闭合性骨折：骨折处皮肤或黏膜完整，骨折端不与外界相通；②开放性骨折：骨折附近的皮肤或黏膜破裂，骨折端与外界相通。

4.根据骨折的程度和形态分类

（1）不完全骨折：骨完整性和连续性部分中断。①裂纹骨折：骨质发生裂隙，无移位；②青枝骨折：骨折与青嫩的树枝被折时的情形相似，多见于儿童，因骨质软韧、不易完全断裂。

（2）完全骨折：骨完整性和连续性全部中断。①横形骨折；②斜形骨折；③螺旋形骨折；④粉碎性骨折；⑤嵌插骨折；⑥压缩性骨折；⑦骨骺分离。

5.根据骨折复位后是否稳定分为：①稳定性骨折：骨折端不易移位或复位后不易再发生移位者，如裂缝骨折、青枝骨折、横形骨折、嵌插骨折、压缩性骨折；②不稳定性骨折：骨折端易移位或复位后易再移位者，如斜形骨折、螺旋形骨折、粉碎性骨折。

6.骨折移位：分离、旋转、缩短、成角、侧方移位。

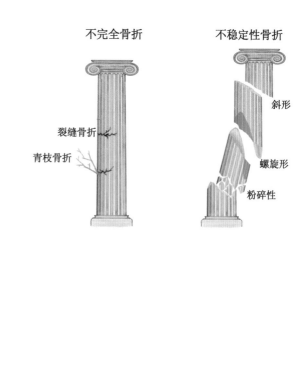

疲劳性骨折(应力性骨折)

长期、反复的外力
导致慢性损伤不断累积
引起骨折

胫骨上1/3

腓骨下1/3

第2、3跖骨

不完全骨折

裂缝骨折

青枝骨折

不稳定性骨折

斜形

螺旋形

粉碎性

骨折移位的类型

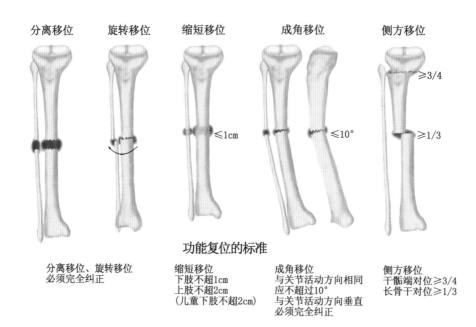

分离移位　旋转移位　缩短移位　成角移位　侧方移位

≤1cm　　≤10°

≥3/4

≥1/3

功能复位的标准

分离移位、旋转移位
必须完全纠正

缩短移位
下肢不超1cm
上肢不超2cm
(儿童下肢不超2cm)

成角移位
与关节活动方向相同
应不超过10°
与关节活动方向垂直
必须完全纠正

侧方移位
干骺端对位≥3/4
长骨干对位≥1/3

二、骨折的临床表现、影像学检查

1.临床表现：①全身表现：休克（骨盆、股骨干骨折出血量大），发热（血肿吸收低热，继发感染高热）；②局部表现：骨折的一般表现（疼痛，肿胀，功能障碍）；骨折的特有体征（畸形，异常活动，骨擦音或骨擦感），三种特有体征只要出现其中一种，即可诊断为骨折。

2.骨折的影像学检查：X线检查，CT 和 MRI 检查。

骨折临床表现

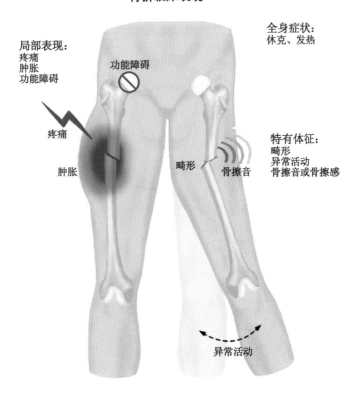

三、骨折的并发症

1. 早期并发症：①休克；②血管损伤；③神经损伤；④器官损伤（肝脾、肺、直肠、膀胱）；⑤脂肪栓塞综合征：多见于股骨干骨折，骨折处髓腔内血肿张力过大，骨髓内脂肪滴进入破裂的静脉，引起肺、脑脂肪栓塞；⑥骨筋膜室综合征：多见于前臂掌侧和小腿，由骨、骨间膜、肌间隔、深筋膜形成骨筋膜室，常由骨筋膜室内容物体积增加（血肿、水肿）、骨筋膜室容积减小（包扎过紧），导致骨筋膜室内压力增高，肌肉和神经因急性缺血坏死，产生 5P 综合征（无痛、苍白、无脉、感觉异常、肌肉麻痹）。

骨折早期并发症

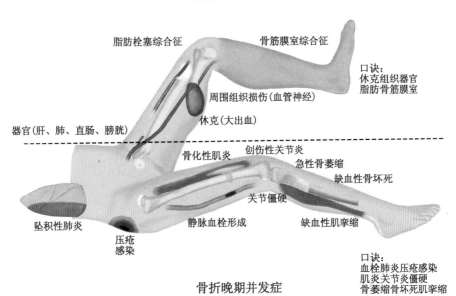

2. 骨折中晚期并发症：①下肢深静脉血栓形成；②坠积性肺炎；③压疮；④感染（开放性骨折）；⑤骨化性肌炎（肱骨髁上骨折，肘关节活动障碍）；⑥创伤性关节炎（关节内骨折）；⑦关节僵硬（关节内浆液纤维性渗出）；⑧急性骨萎缩（反射性交感神经性骨营养不良）；⑨缺血性骨坏死（腕舟状、股骨颈骨折）；⑩缺血性肌挛缩（骨筋膜室综合征处理不当，导致爪形手、爪形足畸形）。

骨筋膜室综合征

见于小腿和前臂

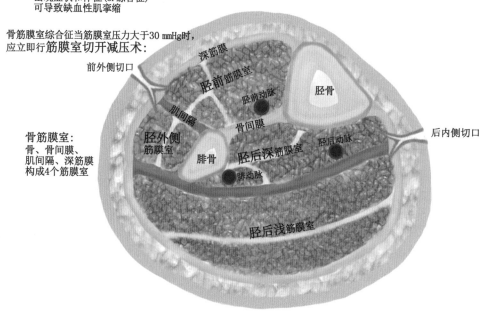

骨筋膜室综合征：
血肿、水肿使骨筋膜室内容物体积增大
包扎过紧、局部压迫使骨筋膜室容积减小
导致骨筋膜室内压力升高
肌肉和神经缺血缺氧，发生坏死
出现症状和体征(5P综合征)
可导致缺血性肌挛缩

5P综合征(晚期征象)：
无痛 苍白 无脉
感觉异常 麻痹

骨筋膜室综合征当筋膜室压力大于30 mmHg时，
应立即行**筋膜室切开减压术**：

前外侧切口
深筋膜
胫前筋膜室
胫骨
胫前动脉
肌间隔
骨间膜
后内侧切口

骨筋膜室：
骨、骨间膜、
肌间隔、深筋膜
构成4个筋膜室

胫外侧
筋膜室
腓骨
胫后深筋膜室
胫后动脉
腓动脉

胫后浅筋膜室

5P综合征

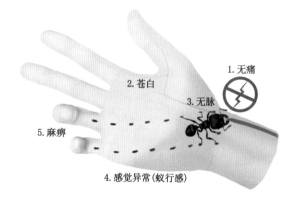

1.无痛
2.苍白
3.无脉
4.感觉异常(蚁行感)
5.麻痹

四、骨折愈合过程及愈合的临床标准

1.骨折的自然愈合分为三个阶段：①血肿炎症机化期：骨折后 2 周完成。②原始骨痂形成期：内骨痂、外骨痂（膜内成骨），连接骨痂（软骨内成骨，包括髓腔内骨痂、环状骨痂）；内骨痂、外骨痂、连接骨痂共同组成桥梁骨痂。需要 3～6 个月。③骨痂塑形改造期：应力轴线上的骨痂不断加强，应力轴线以外的骨痂逐渐清除，骨髓腔重新沟通，恢复骨的正常结构。需要 1～2 年。

2.骨折一期愈合：骨折复位固定后，断端通过哈弗系统直接连接，愈合过程中无骨痂形成、无皮质吸收。二期愈合：通过骨痂形成及塑形改造而愈合，临床骨折多为二期愈合。

骨折愈合过程

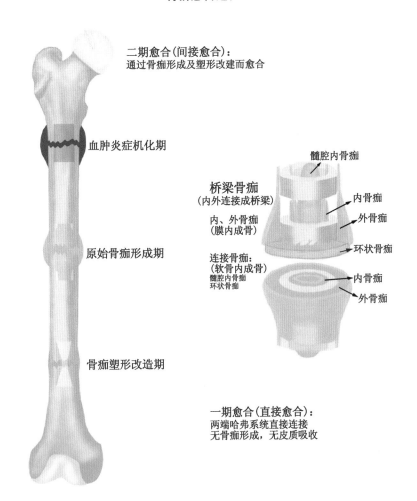

3.骨折临床愈合标准：①无压痛、纵向叩击痛；②局部无反常活动；③ X 线片显示骨折线模糊、有连续性骨痂通过骨折线；④上肢能向前平举 1 kg 重物持续达 1 min；⑤连续观察 2 周，骨折处不变形。

骨折临床愈合标准

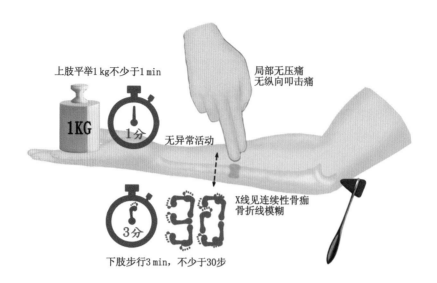

上肢平举1 kg不少于1 min

局部无压痛
无纵向叩击痛

无异常活动

X线见连续性骨痂
骨折线模糊

下肢步行3 min，不少于30步

4. 影响骨折愈合的因素

（1）全身因素：①年龄：儿童愈合快，老人愈合慢；②健康状况：患有慢性消耗性疾病（糖尿病、营养不良症、恶性肿瘤）者，骨折愈合时间延长。

（2）局部因素：①骨折的类型和数量：斜形、螺旋形骨折愈合较快（断面接触面大），横形骨折愈合较慢（断面接触面小），多发性骨折愈合较慢；②骨折部的血液：骨折两端血供均良好，骨折愈合快（干骺端骨折）；骨折一端血供较差，骨折愈合较慢（胫骨干中、下 1/3 骨折）；骨折段两端血供都差，愈合更慢（胫骨中、上段和中、下段两处同时发生骨折）；骨折段完全丧失血液供应，骨坏死（股骨头下型骨折）；③软组织损伤；④感染；⑤软组织嵌入。

（3）治疗方法不当：①反复多次的手法复位；②切开复位时软组织和骨膜剥离过多；③过度牵引，可造成骨折端分离；④骨折固定不确实；⑤过早和不适当的功能锻炼。

5. 骨折延迟愈合：骨折经过治疗，超过一般愈合所需的时间（3～9 个月），骨折断端仍未出现骨折连接。X 线平片显示骨折端骨痂少，轻度脱钙，骨折线仍明显，但无骨硬化表现。

6. 骨折不愈合：骨折经过治疗，超过一般愈合时间（9 个月），且经再度延迟治疗时间（3 个月），仍达不到骨性愈合。根据 X 线平片表现，骨折不愈合分为萎缩型（断端缺血）和肥大型（断端不稳）。①萎缩型 X 线表现：骨折端无骨痂、萎缩，骨髓腔被硬化的骨质封闭；②肥大型 X 线表现：骨折端膨大、硬化，呈象足样。

7. 骨折畸形愈合：骨折愈合的位置未达到功能复位的要求，存在成角、旋转、重叠畸形。

骨折非正常愈合

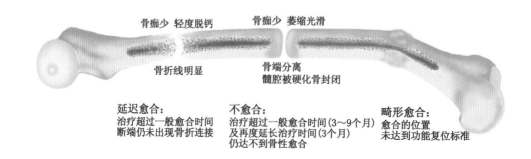

骨痂少 轻度脱钙　　　骨痂少 萎缩光滑

骨折线明显　　　骨端分离
　　　　　　髓腔被硬化骨封闭

延迟愈合：
治疗超过一般愈合时间
断端仍未出现骨折连接

不愈合：
治疗超过一般愈合时间(3～9个月)
及再度延长治疗时间(3个月)
仍达不到骨性愈合

畸形愈合：
愈合的位置
未达到功能复位标准

五、骨折的急救

①抢救休克（输液、输血，保持呼吸道通畅）；②包扎伤口（止血，减少感染；骨折端戳出伤口禁止复位）；③妥善固定（避免骨折端对重要组织器官的损伤，减轻骨折端的活动引起的疼痛，便于运送）；④迅速转运。

六、骨折的治疗原则

1. 骨折的治疗原则：复位、固定、功能锻炼。

2. 解剖复位：骨折段通过复位，恢复了正常的解剖关系，对位（骨折端的接触面）、对线（纵轴上的关系）完全良好。

3. 功能复位：骨折未能达到正常的解剖复位，但在骨折愈合后对肢体功能无明显影响者。

4. 功能复位的标准：①旋转移位、分离移位必须完全矫正。②缩短移位，成人下肢骨缩短＜1 cm，儿童下肢缩短＜2 cm，在生长发育过程中可自行矫正。③成角移位：下肢与关节活动方向一致的轻微向前或向后成角可自行矫正，而与关节活动方向垂直者（侧方成角）必须完全复位；上肢肱骨干稍有畸形，对功能影响不大。④长骨干横形骨折，骨折端对位至少1/3，干骺端骨折对位至少3/4。

5. 复位方法：①闭合复位；②切开复位：切开骨折部位的软组织，暴露骨折段，在直视下将骨折复位。

6. 切开复位适应证：①关节内骨折，可能影响关节功能者；②手法复位未能达到功能复位的标准；③骨折端有软组织嵌入；④骨折并发主要血管、神经损伤；⑤多发性骨折。

7. 骨折的固定方法：外固定（夹板、支具、石膏绷带），内固定（钢板螺钉、髓内钉）。

七、开放性骨折的处理

1. 开放性骨折分三度。第一度：骨折端自内向外刺破皮肤，软组织损伤轻。第二度：皮肤、皮下组织及肌肉中度损伤。第三度：广泛皮肤、皮下、肌肉严重损伤，合并神经血管损伤。

2. 伤后6～8 h内清创，绝大多数可以一期愈合，清创越早，感染可能性越小。

3. 清创步骤：清洗，切除创缘皮肤1～2 mm，韧带和关节囊（只有污染时，应清除污染物，尽量保留韧带和关节囊，伴严重挫伤时应予以切除），骨外膜（应尽量保留），骨折端（污染骨皮质一般＜1 mm，松质骨可达1 cm；较大骨片，尤其是与软组织连接的骨片，应予以保留），再次清洗。

4. 骨折固定（超过8 h的第二、三度开放骨折，不用内固定，可用外固定），软组织修复（血管、神经、肌腱），闭合创口（第一、二度开放骨折，多能一期闭合；第三度可先用人工材料覆盖，肿胀消退后缝合切口）。

第四十一章　上肢骨折

一、锁骨骨折

1. 侧方摔倒、肩部着地；局部疼痛、肿胀、瘀斑，健手托患侧肘，头偏向患侧。可扪及骨折端畸形，异常活动，伴有骨擦感。

2. 锁骨骨折分型：①Ⅰ型（中 1/3）：最常见，占 80%；近折端向上、后移位（胸锁乳突肌的牵拉），远折端向下、前移位（上肢的重力、胸大肌的牵拉）；②Ⅱ型（外 1/3）：近折端向上移位，远折端向下移位；③Ⅲ型（内 1/3）：注意有无胸锁关节损伤。

3. 锁骨远端骨折分类：①Ⅰ型：骨折位于喙肩韧带与喙锁韧带之间，骨折无移位或移位不明显；②Ⅱ型：有移位，合并喙锁韧带损伤；③Ⅲ型：锁骨远端粉碎性骨折，可有关节面骨折、肩锁关节脱位。

4. 治疗：①青枝骨折、无移位骨折：三角巾悬吊 3 ～ 6 周；②移位骨折：手法复位，"8"字绷带固定；③切开复位内固定（患者不能忍受 8 字绷带固定；锁骨远端骨折合并喙锁韧带损伤；开放性骨折；合并血管、神经损伤；复位后再移位而影响外观；陈旧骨折不愈合者）。

锁骨骨折

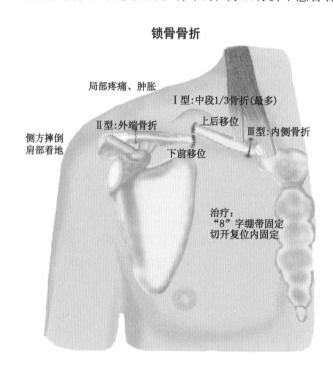

锁骨远端骨折

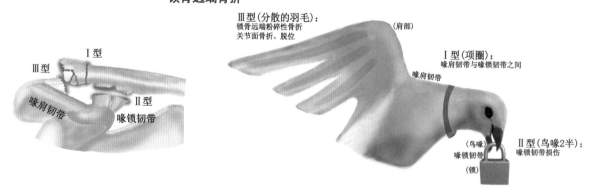

二、肱骨近端骨折

1. Neer 分型：根据 4 个解剖部位（大结节、小结节、肱骨干或外科颈、肱骨头或解剖颈）的移位程度（移位标准：移位 > 1 cm、成角畸形 > 45°）来分型。①一部分骨折（未达到移位标准）；②两部分骨折（1 个部位发生骨折并移位）；③三部分骨折（2 个部位骨折并移位）；④四部分骨折（形成 4 个分离的骨块，极易发生缺血坏死）。

2. 无移位骨折、有轻度移位的两部分骨折：三角巾悬吊 3 ～ 4 周；多数有移位的骨折：手术治疗。

肱骨近端骨折Neer分型

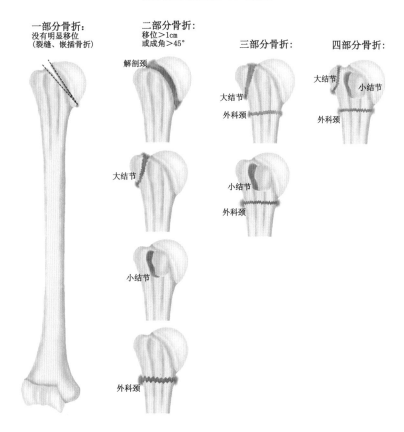

一部分骨折：
没有明显移位
（裂缝、嵌插骨折）

二部分骨折：
移位>1cm
或成角>45°

解剖颈

大结节

小结节

外科颈

三部分骨折：

大结节
外科颈

小结节
外科颈

四部分骨折：

大结节　小结节
外科颈

三、肱骨干骨折

1.肱骨外科颈下1～2 cm→肱骨髁上2 cm的骨折，肱骨干中下1/3后外侧有桡神经沟，此处骨折容易损伤桡神经。

2.移位特点：①在三角肌止点以上的骨折：近折端向前、内移位（受胸大肌、背阔肌、大圆肌的牵拉）；远折端向外、近端移位（受三角肌、喙肱肌、肱二头肌、肱三头肌牵拉）；②在三角肌止点以下的骨折：近折端向前、外移位（受三角肌的牵拉），远折端向近端移位（受肱二头肌、肱三头肌牵拉）。

3.治疗：①手法复位，夹板、石膏外固定；②切开复位内固定；③功能锻炼。

四、肱骨髁上骨折

1.肱骨干与肱骨髁的交界处发生的骨折，在肱骨髁的内侧有尺神经，外侧有桡神经，内前方有肱动脉、正中神经。

2.伸直型肱骨髁上骨折（多见）：跌倒时手掌着地，近折端向前下移位，远折端向后上移位。容易损伤肱动脉（导致前臂骨筋膜室综合征：手指主动活动障碍，被动活动剧痛，5P综合征）、正中神经。肘后三角关系正常。

3.屈曲型肱骨髁上骨折：跌倒时肘后着地，近折端向后下移位，远折端向前上移位，很少血管、神经损伤（可有尺神经损伤）。

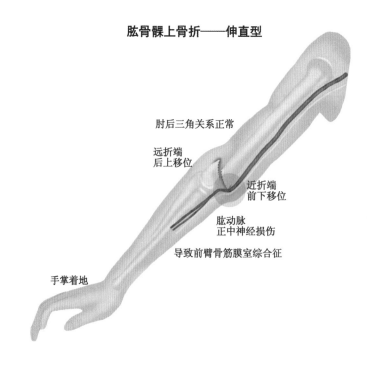

肱骨髁上骨折——伸直型

肘后三角关系正常

远折端
后上移位

近折端
前下移位

肱动脉
正中神经损伤

导致前臂骨筋膜室综合征

手掌着地

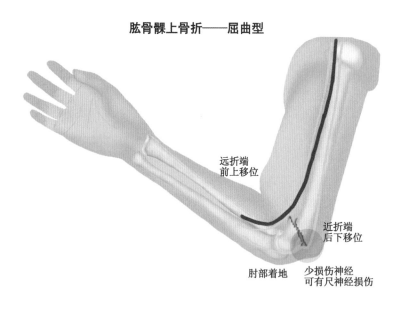

肱骨髁上骨折——屈曲型

远折端
前上移位

近折端
后下移位

肘部着地

少损伤神经
可有尺神经损伤

五、尺、桡骨骨折

1. 孟氏骨折（Monteggia 骨折）：尺骨上 1/3 骨折合并桡骨小头脱位。

2. 盖氏骨折（Galeazzi 骨折）：桡骨下 1/3 骨折合并尺骨小头脱位。

3. 手法复位：①双骨折一个稳定一个不稳定：先复位稳定的骨折（横行），再复位不稳定的骨折（斜形、螺旋形）；②骨折均为不稳定型：发生在上、中 1/3 的骨折，先复位尺骨（位置浅）；下 1/3 的骨折，先复位桡骨（接触面大）。

孟氏骨折和盖氏骨折

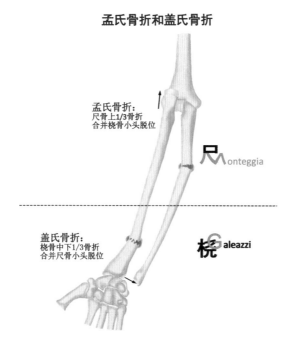

孟氏骨折：
尺骨上1/3骨折
合并桡骨小头脱位

尺 onteggia

盖氏骨折：
桡骨中下1/3骨折
合并尺骨小头脱位

桡 aleazzi

六、桡骨远端骨折

1. 指距桡骨远端关节面 3 cm 内的骨折，掌倾角（10°～15°）和尺偏角（20°～25°）。

掌倾角和尺偏角

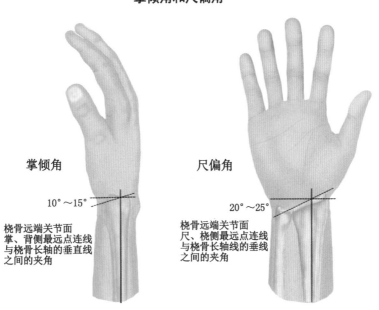

掌倾角

10°～15°

桡骨远端关节面
掌、背侧最远点连线
与桡骨长轴的垂直线
之间的夹角

尺偏角

20°～25°

桡骨远端关节面
尺、桡侧最远点连线
与桡骨长轴线的垂线
之间的夹角

2. 伸直型骨折（Colles 骨折）：跌倒时前臂旋前，手掌着地；远端向背侧、桡侧移位，近端向掌侧移位，侧面"银叉"样畸形，正面"枪刺样"畸形，可伴有下尺桡关节脱位。治疗：①手法复位，小夹板或石膏外固定；②切开复位内固定（手法复位失败）。

3. 屈曲型骨折（Smith 骨折）：跌倒时手背着地，骨折近端向背侧移位，远端向掌侧、桡侧移位。治疗：①手法复位，小夹板或石膏外固定；②切开复位内固定。

4. 桡骨远端关节面骨折伴腕关节脱位（Barton 骨折）：桡骨远端关节面骨折、伴有腕关节脱位；背侧型（手掌着地，桡骨背侧关节面骨折），掌侧型（手背着地，桡骨掌侧关节面骨折）。

桡骨远端骨折
距桡骨远端关节面3 cm内

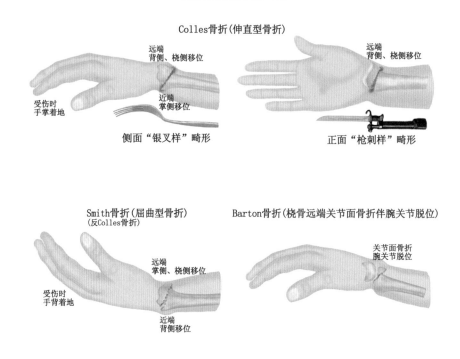

Colles骨折（伸直型骨折）

远端
背侧、桡侧移位

受伤时
手掌着地

近端
掌侧移位

侧面"银叉样"畸形

远端
背侧、桡侧移位

正面"枪刺样"畸形

Smith骨折（屈曲型骨折）
（反Colles骨折）

远端
掌侧、桡侧移位

受伤时
手背着地

近端
背侧移位

Barton骨折（桡骨远端关节面骨折伴腕关节脱位）

关节面骨折
腕关节脱位

5.鼻烟窝：桡侧界为拇长展肌腱、拇短伸肌腱，尺侧界为拇长伸肌腱，近侧界为桡骨茎突，窝底为舟状骨、大多角骨，桡侧腕长、短伸肌。舟状骨骨折时，此处压痛。

鼻烟窝

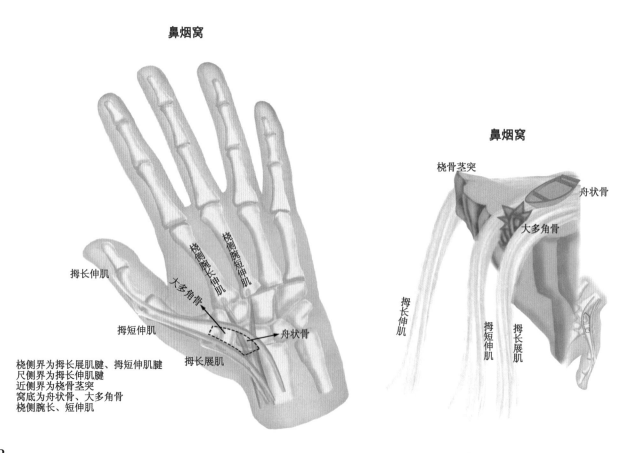

拇长伸肌

桡侧腕长伸肌

桡侧腕短伸肌

大多角骨

拇短伸肌

舟状骨

拇长展肌

桡侧界为拇长展肌腱、拇短伸肌腱
尺侧界为拇长伸肌腱
近侧界为桡骨茎突
窝底为舟状骨、大多角骨
桡侧腕长、短伸肌

鼻烟窝

桡骨茎突

舟状骨

大多角骨

拇长伸肌

拇短伸肌

拇长展肌

第四十二章 下肢骨折及关节损伤

一、股骨颈骨折

1. 颈干角：股骨颈的长轴线与股骨干纵轴线之间形成的夹角，正常值为 110° ～ 140°，平均 127°。

2. 前倾角：股骨颈的长轴与身体的冠状面形成的夹角，正常值为 12° ～ 15°。

3. 股骨头的血液供应：①小凹动脉；②旋股内侧动脉（主要血供）：发出骺外侧动脉（供应股骨头 2/3 ～ 4/5 的血供）、干骺端上侧动脉，干骺端下侧动脉；③旋股外侧动脉；③股骨干滋养动脉。

股骨头血供

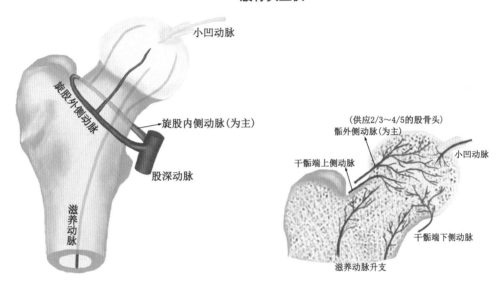

4. Ward 三角：股骨头有三种不同排列的骨小梁：主要抗压力骨小梁（起于股骨距，止于股骨头负重区），次要抗压力骨小梁（起于股骨距下方，止于大粗隆），主要抗张力骨小梁（股骨颈上部）；三种骨小梁在股骨颈交叉，中心区为一个缺乏骨小梁的三角形脆弱区。

Ward三角

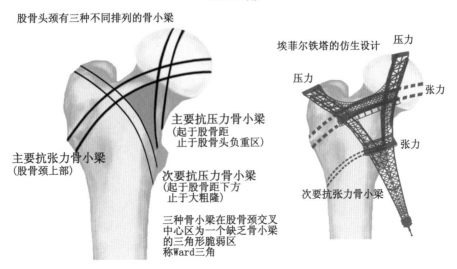

5. 按骨折的部位分类：①股骨头下骨折（最易缺血坏死）；②经股骨颈骨折；③股骨颈基底部骨折（易愈合）。

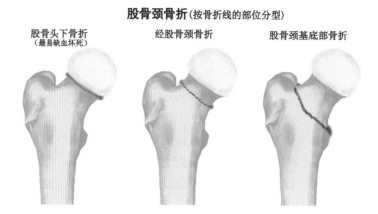

股骨颈骨折(按骨折线的部位分型)

股骨头下骨折
（最易缺血坏死）   经股骨颈骨折   股骨颈基底部骨折

6. 按骨折线的方向分类（Pauwels 角：是指骨折线与两侧髂嵴连线的夹角，Pauwels 角越大，骨折越不稳定）：①外展骨折：Pauwels 角 < 30°，属于稳定性骨折；②内收骨折：Pauwels 角 > 50°；属于不稳定骨折。

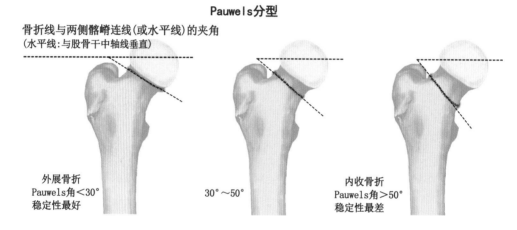

Pauwels分型

骨折线与两侧髂嵴连线(或水平线)的夹角
(水平线：与股骨干中轴线垂直)

外展骨折
Pauwels角<30°
稳定性最好   30°～50°   内收骨折
Pauwels角>50°
稳定性最差

7. 按骨折移位程度（Garden 分类）：①Ⅰ型：不完全骨折，包括外展嵌插型；②Ⅱ型：完全骨折、无移位；③Ⅲ型：完全骨折、部分移位（多见）；④Ⅳ型：完全骨折、完全移位。

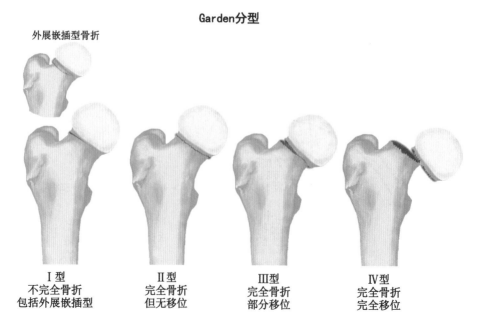

Garden分型

外展嵌插型骨折

Ⅰ型
不完全骨折
包括外展嵌插型   Ⅱ型
完全骨折
但无移位   Ⅲ型
完全骨折
部分移位   Ⅳ型
完全骨折
完全移位

8.临床表现：中老年人摔倒病史，患髋疼痛，不能站立；下肢外旋畸形 45°～60°（关节囊内骨折，关节囊限制移位、出血量），患肢短缩，患髋压痛，有纵向叩击痛。

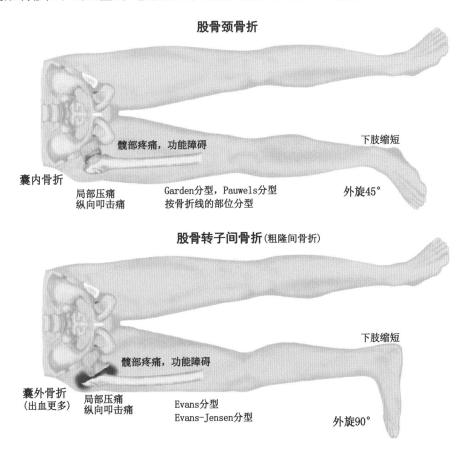

9. Shoemaker 线：从大转子顶向同侧髂前上棘做一连线，向腹壁延长。正常情况下，延长线在脐或脐以上与腹中线相交，当股骨颈骨折、髋关节脱位时大转子上移，此延长线在脐以下与腹中线相交。

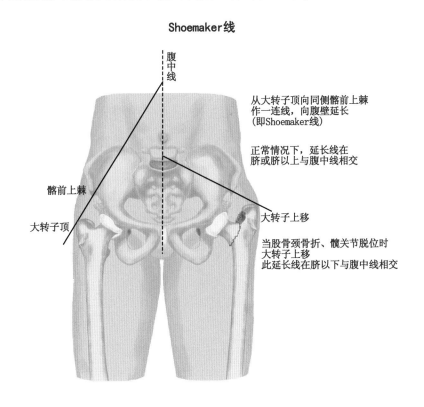

10. Nélaton 线：患者侧卧，髋关节屈曲 90°～120°，自坐骨结节至髂前上棘的连线。正常时该线通过股骨大转子尖，当股骨颈骨折、髋关节脱位时，大转子上移位于此线上方。

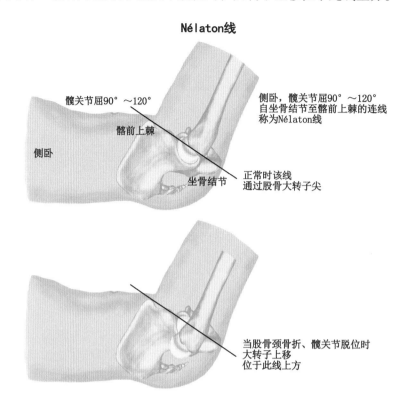

Nélaton线

髋关节屈90°～120°

髂前上棘

侧卧

坐骨结节

侧卧，髋关节屈90°～120°
自坐骨结节至髂前上棘的连线
称为Nélaton线

正常时该线
通过股骨大转子尖

当股骨颈骨折、髋关节脱位时
大转子上移
位于此线上方

11. Bryant 三角：患者仰卧，沿髂前上棘做垂线，再向大转子尖做连线，从大转子尖做水平线。当股骨颈骨折、髋关节脱位时大转子上移，三角的底边比健侧缩短。

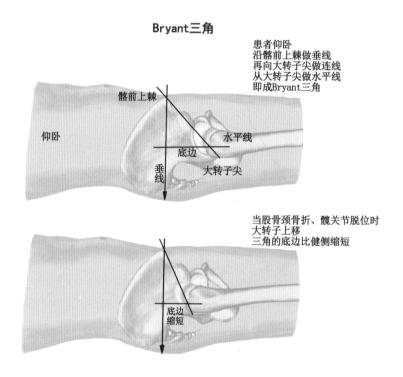

Bryant三角

髂前上棘

仰卧

水平线

底边

大转子尖

垂线

患者仰卧
沿髂前上棘做垂线
再向大转子尖做连线
从大转子尖做水平线
即成Bryant三角

当股骨颈骨折、髋关节脱位时
大转子上移
三角的底边比健侧缩短

底边
缩短

12. 非手术治疗：下肢皮牵引，穿防旋鞋，适用于年龄过大、全身情况差、不能耐受手术者。

13. 手术治疗：闭合 / 切开复位内固定，人工关节置换术（＞65 岁的头下型骨折）。

二、股骨转子间骨折

1. 股骨距：是位于股骨近端，股骨颈与股骨干交界处后内侧，小转子深部的纵行密质骨板，起于股骨颈的后上部，止于小转子下股骨内侧皮质，股骨距决定转子间骨折的稳定性。

股骨距

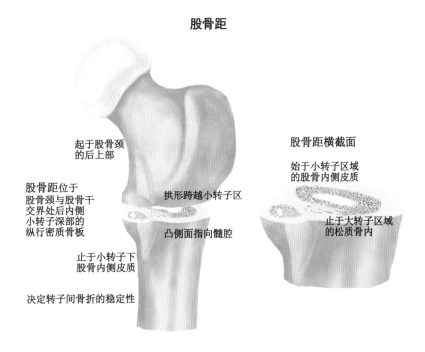

起于股骨颈
的后上部

股骨距位于
股骨颈与股骨干
交界处后内侧
小转子深部的
纵行密质骨板

止于小转子下
股骨内侧皮质

决定转子间骨折的稳定性

拱形跨越小转子区

凸侧面指向髓腔

股骨距横截面

始于小转子区域
的股骨内侧皮质

止于大转子区域
的松质骨内

2. 临床表现：伤后转子间区疼痛、肿胀，下肢活动障碍。转子间有压痛，下肢外旋畸形90°（关节囊外骨折），患肢短缩，纵向叩击痛。

3. Evans 分型：①Ⅰ型：骨折线由外上方→内下方（顺转子间骨折）的两部分骨折，无移位，稳定性骨折；②Ⅱ型：Ⅰ型＋小转子骨折轻度移位，稳定性骨折；③Ⅲ型：伴小转子粉碎性骨折，为不稳定性骨折；④Ⅳ型：伴大转子和小转子骨折移位，为不稳定性骨折；⑤Ⅴ型：逆转子间骨折，为不稳定性骨折。

4. 治疗：①非手术治疗：胫骨结节骨牵引，股骨髁上骨牵引；②手术切开复位内固定：Gamma钉，动力髋螺钉。

Evans分型

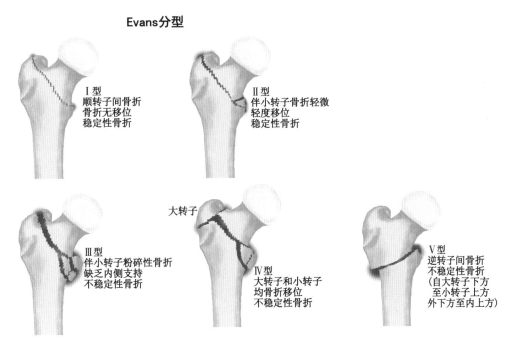

Ⅰ型
顺转子间骨折
骨折无移位
稳定性骨折

Ⅱ型
伴小转子骨折轻微
轻度移位
稳定性骨折

Ⅲ型
伴小转子粉碎性骨折
缺乏内侧支持
不稳定性骨折

大转子

Ⅳ型
大转子和小转子
均骨折移位
不稳定性骨折

Ⅴ型
逆转子间骨折
不稳定性骨折
（自大转子下方
至小转子上方
外下方至内上方）

三、股骨干骨折

1.股骨干上 1/3 骨折：近折端向前外、外旋移位（由于髂腰肌、臀中肌、臀小肌和外旋肌群的牵拉），远折端向内后移位（由于股四头肌、阔筋膜张肌及内收肌的牵拉）。

2.股骨干中 1/3 骨折：向外成角（由于内收肌牵拉）。

3.股骨干下 1/3 骨折：近折端向前上移位（由于股前、内、外肌肉牵拉），远折端向后方移位（由于腓肠肌牵拉及肢体重力作用）。股骨干下 1/3 骨折有可能损伤腘动脉、腘静脉、胫神经、腓总神经。

4.治疗：① 3 岁以下儿童：垂直悬吊牵引；②成人：手术内固定。

四、股骨远端骨折

1.股骨髁上骨折：是指发生于股骨髁至股骨远端干骺端的骨折，远折端向后移位（由于腘绳肌、腓肠肌的牵拉），可能损伤腘血管和神经。

2.股骨髁骨折：损伤关节面，改变下肢负重力线。

3.股骨髁间骨折：股骨远端关节面，T 形或 Y 形骨折线。

五、髌骨骨折

1.Q角：从髂前上棘到髌骨中点连线，再从髌骨中点到胫骨结节连线，两线的夹角为 Q 角，男性＜ 10°，女性＜ 15°。Q 角增大，髌骨外移分力增大。

2.直接暴力常致粉碎性骨折，间接暴力如肌肉牵拉暴力常致横形骨折。

Q角

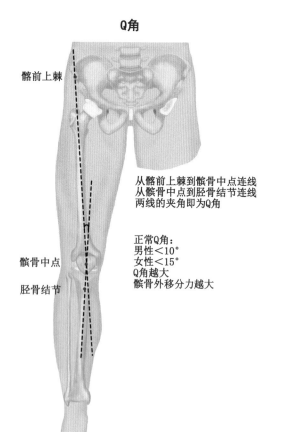

髂前上棘

髌骨中点

胫骨结节

从髂前上棘到髌骨中点连线
从髌骨中点到胫骨结节连线
两线的夹角即为Q角

正常Q角：
男性＜10°
女性＜15°
Q角越大
髌骨外移分力越大

髌骨骨折

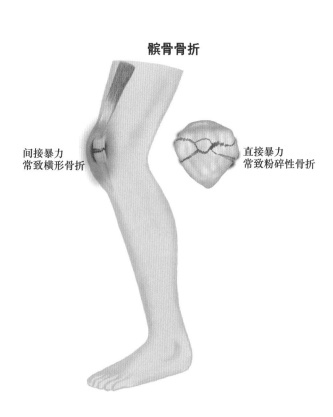

间接暴力
常致横形骨折

直接暴力
常致粉碎性骨折

3. 治疗：①无移位的骨折：非手术治疗，膝关节伸直位，石膏托、下肢支具固定4～6周；②移位＜0.5 cm的横形骨折：非手术治疗；③移位＞0.5 cm的骨折，粉碎性骨折：手术治疗，采用切开复位、克氏针钢丝张力带固定，钢丝捆扎固定。

六、胫骨平台骨折

1. Schatzker分型：①Ⅰ型：单纯胫骨外侧平台劈裂骨折；②Ⅱ型：外侧平台劈裂＋关节面压缩骨折；③Ⅲ型：单纯外侧平台压缩骨折；④Ⅳ型：内侧平台骨折，劈裂骨折；⑤Ⅴ型：胫骨内、外髁骨折；⑥Ⅵ型：平台骨折＋胫骨干骺端骨折。

2. 治疗：非手术治疗（无移位），手术治疗（有移位，关节面不平）。

胫骨平台骨折Schatzker分型

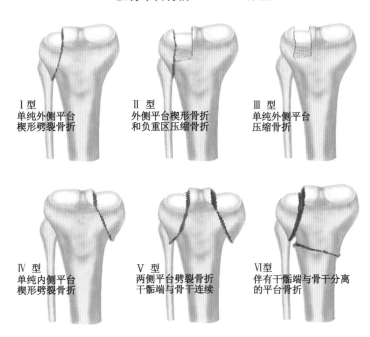

Ⅰ型 单纯外侧平台 楔形劈裂骨折	Ⅱ型 外侧平台楔形骨折 和负重区压缩骨折	Ⅲ型 单纯外侧平台 压缩骨折
Ⅳ型 单纯内侧平台 楔形劈裂骨折	Ⅴ型 两侧平台劈裂骨折 干骺端与骨干连续	Ⅵ型 伴有干骺端与骨干分离 的平台骨折

七、胫腓骨干骨折

1. 胫骨中、上1/3段为三棱形，下1/3呈四方形，中、下1/3交界处形态变化易发生骨折。

2. 胫骨的滋养血管从胫骨干上、中1/3交界处进入骨内，因此下1/3骨折愈合慢。

3. 腓总神经在腓骨颈处进入腓骨长、短肌及小腿前方肌肉，腓骨颈骨折易导致腓总神经损伤。

4. ①胫骨上1/3骨折：胫前、后动脉损伤，下肢缺血坏死；②胫骨中1/3骨折：骨筋膜室综合征；③胫骨下1/3骨折：延迟愈合或不愈合。

5. 治疗：①手法复位、石膏固定；②切开复位内固定。

胫骨干骨折

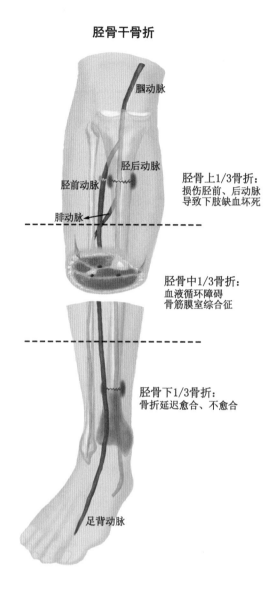

腘动脉

胫后动脉

胫前动脉

腓动脉

胫骨上1/3骨折:
损伤胫前、后动脉
导致下肢缺血坏死

胫骨中1/3骨折:
血液循环障碍
骨筋膜室综合征

胫骨下1/3骨折:
骨折延迟愈合、不愈合

足背动脉

八、踝部骨折

1.间接暴力引起多见,趾屈时扭伤多见。

2.分为4型:Ⅰ型(内翻内收型),Ⅱ型(外翻外展型、内翻外旋型),Ⅲ型(外翻外旋型),垂直压缩型(Pilon 骨折)。

3. Pilon 骨折:高处跌落,垂直暴力,胫骨远端累及胫距关节面的骨折;可伴有腓骨下端骨折。

九、跟骨骨折

1.跟骨结节关节角(Böhler 角):由跟骨后关节面最高点向根骨前结节最高点、跟骨结节分别连线所形成的夹角,正常为 25°～40°。

2.跟骨交叉角(Gissane 角):由跟骨外侧沟底向跟骨前结节最高点连线与后关节面线之间的夹角,正常为 120°～145°。

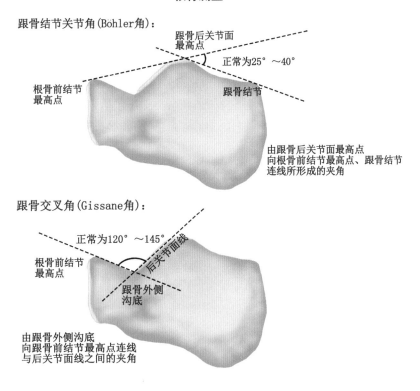

Pilon骨折

累及胫距关节面
的胫骨远端骨折

ilon "劈喽"

根骨测量

跟骨结节关节角(Böhler角)：

跟骨后关节面
最高点

正常为25°～40°

根骨前结节
最高点

跟骨结节

由跟骨后关节面最高点
向根骨前结节最高点、跟骨结节
连线所形成的夹角

跟骨交叉角(Gissane角)：

正常为120°～145°

后关节面线

根骨前结节
最高点

跟骨外侧
沟底

由跟骨外侧沟底
向跟骨前结节最高点连线
与后关节面线之间的夹角

第四十三章　关节脱位

一、肩锁关节脱位

1.由肩峰的锁骨关节面、锁骨的肩峰关节面构成，主要韧带是肩锁韧带、喙锁韧带。

2. 肩锁关节脱位分为 3 型：①Ⅰ型：未见移位，关节囊、韧带挫伤；三角巾悬吊病肢 2～3 周后，开始肩关节活动。②Ⅱ型：锁骨外端半脱位，提示肩锁韧带完全断裂，喙锁韧带部分断裂；手法复位＋垫外固定。③Ⅲ型：锁骨外端完全移位，提示肩锁韧带、喙锁韧带完全断裂，手术治疗（切开复位＋钢板或张力带钢丝固定）。

肩锁关节脱位

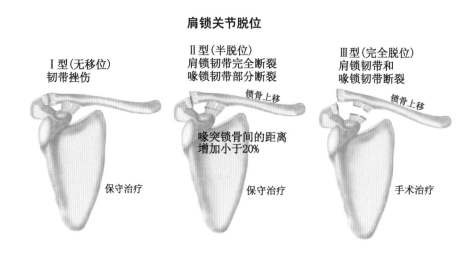

Ⅰ型（无移位）
韧带挫伤

保守治疗

Ⅱ型（半脱位）
肩锁韧带完全断裂
喙锁韧带部分断裂

喙突锁骨间的距离
增加小于20%

锁骨上移

保守治疗

Ⅲ型（完全脱位）
肩锁韧带和
喙锁韧带断裂

锁骨上移

手术治疗

二、肩关节脱位

1. 肱盂关节由肱骨头和肩胛盂（占肱骨头面积的 1/3）构成。肩胛盂小而浅，关节囊和韧带松弛，前侧关节囊更为薄弱，因此前脱位最常见（占 95%），其余类型还包括后脱位、上脱位、下脱位。

2. 肩关节前脱位的三种类型：关节盂下脱位、喙突下脱位、锁骨下脱位。

肩关节前脱位分类

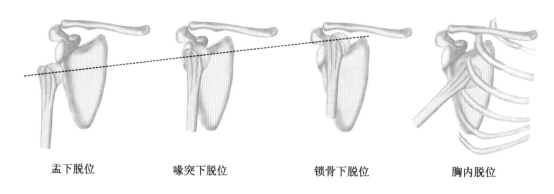

盂下脱位　　　　喙突下脱位　　　　锁骨下脱位　　　　胸内脱位

3. 临床表现：外伤史，肩部疼痛、肿胀、功能障碍。患者以健手托住患侧前臂、头向患侧倾斜。体征：方肩畸形，弹性固定，关节盂空虚。

4. Dugas 征阳性（患侧手掌搭在健侧肩部时，肘部无法贴近胸壁，或患侧肘部紧贴胸壁时，手掌搭不到健侧肩部）。

5. X 线，CT 检查：有无撕脱骨折。

6. 手法复位＋外固定治疗（首选）：Hippocrates 法最常用，三角巾悬吊固定。固定期间，活动手指与腕部；固定解除后，锻炼肩关节。

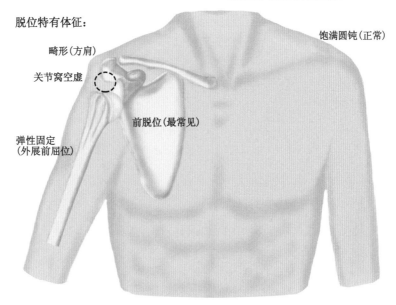

肩关节脱位

最常见，占总关节脱位的1/2

脱位特有体征：

畸形（方肩）

关节窝空虚

弹性固定
（外展前屈位）

前脱位（最常见）

饱满圆钝（正常）

手法复位（Hippocrates法）

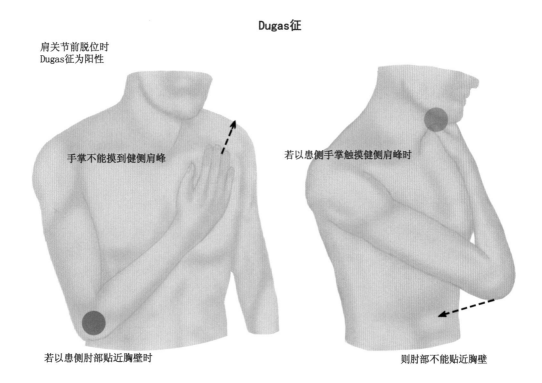

Dugas征

肩关节前脱位时
Dugas征为阳性

手掌不能摸到健侧肩峰

若以患侧手掌触摸健侧肩峰时

若以患侧肘部贴近胸壁时

则肘部不能贴近胸壁

三、肘关节脱位

1.在肩、肘、髋、膝关节中，肘关节脱位的概率排第二位。当跌倒时，肘关节处于半伸直位，手掌着地，尺骨向关节后方脱出，发生肘关节后脱位（最常见），其余类型还包括前脱位、侧方脱位（尺侧、桡侧）。

2.外伤后，肘部疼痛、肿胀、功能障碍。肘后突畸形，弹性固定，肘后空虚感；肘后三角关系发生改变（肱骨内上髁、外上髁、尺骨鹰嘴3点构成等腰三角形）。

3.手法复位＋外固定治疗；复位成功后，肘关节活动恢复正常，肘后三角关系恢复正常。

肘关节脱位

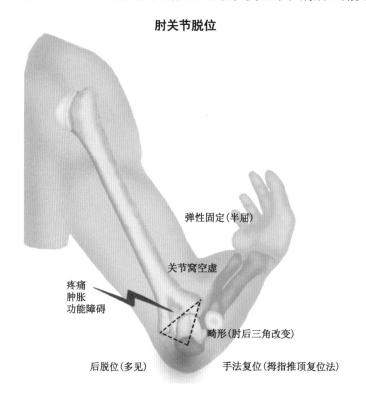

弹性固定(半屈)

关节窝空虚

疼痛
肿胀
功能障碍

畸形(肘后三角改变)

后脱位(多见)　　　　　　手法复位(拇指推顶复位法)

四、桡骨头半脱位

1.＜5岁儿童多见，桡骨头发育不完全，环状韧带薄弱，腕、手被向上牵拉、旋前时，环状韧带嵌入桡骨头与肱骨小头之间，形成半脱位。引起肘部疼痛，前臂半屈曲、旋前位，肘部外侧压痛，X线：阴性。

2.手法复位：拇指压住桡骨头，将前臂做旋前、旋后活动，复位后不用固定。

桡骨头半脱位

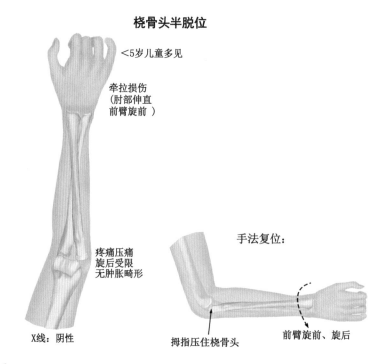

＜5岁儿童多见

牵拉损伤
(肘部伸直
前臂旋前)

手法复位：

疼痛压痛
旋后受限
无肿胀畸形

X线：阴性　　　拇指压住桡骨头　　前臂旋前、旋后

五、髋关节脱位

1. 按股骨头脱位的方向分 3 型：前脱位、后脱位（最常见）、中心脱位。

2. 髋关节后脱位：外伤后，髋关节疼痛，不能活动。患肢缩短，呈屈曲、内收、内旋畸形。可在臀部摸到脱出的股骨头。可合并坐骨神经损伤，表现为腓总神经损伤的体征（足下垂、趾背伸无力，足背外侧感觉障碍）。

3. 髋关节后脱位分 5 型：①Ⅰ型：单纯脱位或伴髋臼后壁小骨折块；②Ⅱ型：脱位伴髋臼后壁大骨折块；③Ⅲ型：脱位伴髋臼后壁粉碎骨折；④Ⅳ型：脱位伴髋臼后壁和顶部骨折；⑤Ⅴ型：脱位伴股骨头骨折。

4. 髋关节后脱位治疗：①Ⅰ型：尽可能 24～48 h 内手法复位（Allis 法）＋外固定（皮肤牵引、穿丁字鞋）。②Ⅱ～Ⅴ型（关节内骨折）：早期切开复位＋内固定。

髋关节脱位

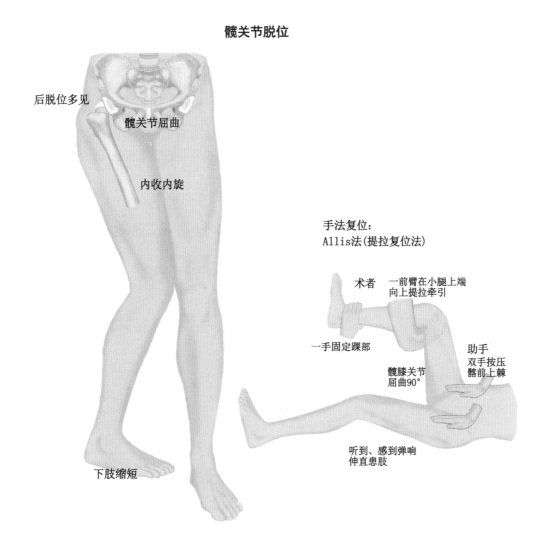

后脱位多见

髋关节屈曲

内收内旋

下肢缩短

手法复位：
Allis法(提拉复位法)

术者　一前臂在小腿上端向上提拉牵引

一手固定踝部

助手
双手按压
髂前上棘

髋膝关节
屈曲90°

听到、感到弹响
伸直患肢

第四十四章　膝关节韧带、半月板损伤

1.膝关节韧带和半月板：①前交叉韧带：起于股骨外侧髁内面后部，止于胫骨髁间隆起前方，防止膝关节过伸；②后交叉韧带：起于股骨内侧髁外面前部，止于胫骨髁间隆起后侧，防止膝关节过屈；③内侧副韧带，外侧副韧带；④内侧半月板为 C 形，外侧半月板为 O 形。

2.膝关节恐怖三联征（O'Donoghue 三联征）：半屈曲外翻内旋暴力，前交叉韧带、内侧副韧带、内侧半月板合并损伤。

3.侧方应力试验：患者取仰卧位，膝关节伸直与屈曲 30° 位置，做被动膝关节内翻与外翻动作，如有疼痛、内外翻角度异常，提示侧副韧带损伤。

4.抽屉试验：屈膝 90°，双足平置于床上，检查者抵住患者双足使之固定，双手握住膝关节的胫骨上端，向前方拉小腿，如胫骨前移比健侧大 5 mm，提示前交叉韧带断裂。后抽屉实验：用于后交叉韧带的检查。

5.Lachman 试验：患者仰卧，屈膝 20°～30°，检查者一手固定大腿，一手握住膝关节的胫骨上端，向前方拉小腿，如胫骨前移比健侧大 5 mm，提示前交叉韧带断裂。Lachman 试验阳性率高于抽屉试验。

6.半月板损伤 4 大因素：屈曲，旋转，内收外展，挤压。

7.半月板旋转挤压试验（McMurray 试验）：患者仰卧位，检查者一手按关节间隙，另一手握住足根，将膝完全屈曲，足跟抵住臀部，将小腿极度内收内旋或外展外旋，逐渐伸直，出现疼痛和弹响为阳性，说明半月板损伤。

膝关节韧带和半月板

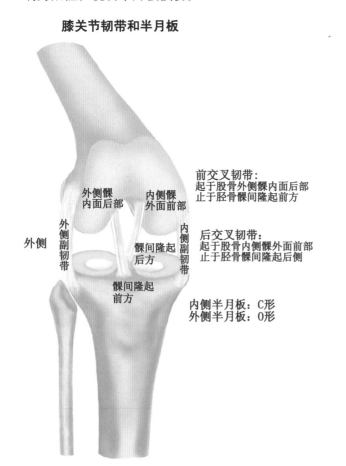

外侧髁
内面后部

内侧髁
外面前部

外侧

外侧
副韧带

内侧
副韧带

髁间隆起
后方

髁间隆起
前方

前交叉韧带：
起于股骨外侧髁内面后部
止于胫骨髁间隆起前方

后交叉韧带：
起于股骨内侧髁外面前部
止于胫骨髁间隆起后侧

内侧半月板：C形
外侧半月板：O形

O'Donoghue三联征(膝关节恐怖三联征)

半屈曲外翻内旋暴力

前交叉韧带
内侧副韧带
内侧半月板
合并损伤

外侧

前交叉韧带

内侧副韧带

内侧半月板

外翻 ←

内旋 →

侧方应力试验

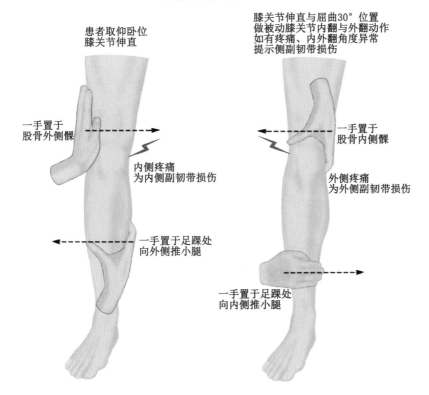

患者取仰卧位
膝关节伸直

膝关节伸直与屈曲30°位置
做被动膝关节内翻与外翻动作
如有疼痛、内外翻角度异常
提示侧副韧带损伤

一手置于
股骨外侧髁

一手置于
股骨内侧髁

内侧疼痛
为内侧副韧带损伤

外侧疼痛
为外侧副韧带损伤

一手置于足踝处
向外侧推小腿

一手置于足踝处
向内侧推小腿

抽屉试验

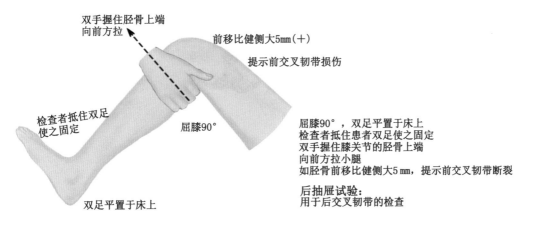

双手握住胫骨上端
向前方拉

前移比健侧大5mm（＋）

提示前交叉韧带损伤

检查者抵住双足
使之固定

屈膝90°

双足平置于床上

屈膝90°，双足平置于床上
检查者抵住患者双足使之固定
双手握住膝关节的胫骨上端
向前方拉小腿
如胫骨前移比健侧大5mm，提示前交叉韧带断裂

后抽屉试验：
用于后交叉韧带的检查

Lachman试验

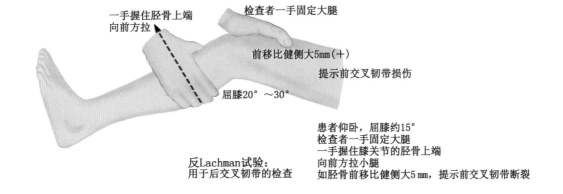

一手握住胫骨上端
向前方拉

检查者一手固定大腿

前移比健侧大5mm（＋）

提示前交叉韧带损伤

屈膝20°～30°

反Lachman试验：
用于后交叉韧带的检查

患者仰卧，屈膝约15°
检查者一手固定大腿
一手握住膝关节的胫骨上端
向前方拉小腿
如胫骨前移比健侧大5mm，提示前交叉韧带断裂

半月板损伤4大因素

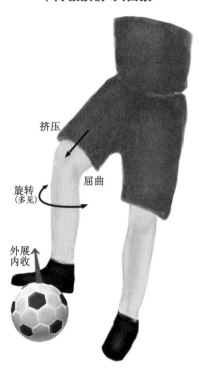

挤压

旋转
(多见)

屈曲

外展
内收

半月板旋转挤压试验(McMurray试验)

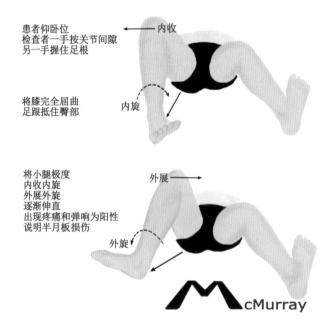

患者仰卧位
检查者一手按关节间隙
另一手握住足根

内收

内旋

将膝完全屈曲
足跟抵住臀部

将小腿极度
内收内旋
外展外旋
逐渐伸直
出现疼痛和弹响为阳性
说明半月板损伤

外展

外旋

McMurray

8.蹲走试验:嘱患者下蹲,前后、左右摇摆前行,如因疼痛不能屈曲膝关节,或蹲走时出现响声为阳性,提示半月板后角损伤。

9.Apley 研磨试验:患者俯卧位,膝关节屈曲 90°,检查者将小腿用力下压,做内旋、外旋运动,使股骨与胫骨之间发生摩擦;若内旋产生疼痛,提示为外侧半月板损伤,若外旋产生疼痛,提示为内侧半月板损伤。

蹲走试验

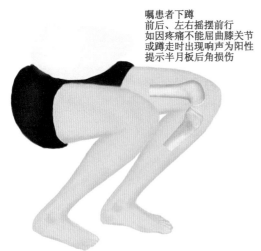

嘱患者下蹲
前后、左右摇摆前行
如因疼痛不能屈曲膝关节
或蹲走时出现响声为阳性
提示半月板后角损伤

Apley研磨试验

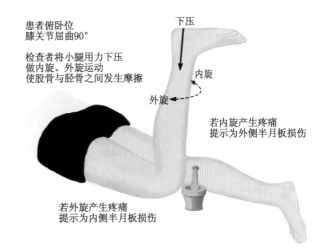

患者俯卧位
膝关节屈曲90°

检查者将小腿用力下压
做内旋、外旋运动
使股骨与胫骨之间发生摩擦

下压

内旋

外旋

若内旋产生疼痛
提示为外侧半月板损伤

若外旋产生疼痛
提示为内侧半月板损伤

第四十五章　手外伤和断肢（指）再植

一、手外伤

1. 手的休息位：是手的肌肉、韧带张力处于相对平衡的状态，即手自然静止的状态，表现为腕关节背伸 10° ～ 15°，轻度尺偏；掌指关节、指间关节半屈曲位；拇指轻度外展，指腹正对示指远侧指间关节桡侧。肌腱损伤后，手的休息位会发生改变。

2. 手的功能位：是手将要发挥功能时的准备体位，呈握球状，表现为腕关节背伸 20° ～ 25°，轻度尺偏；拇指外展、外旋与其余指处于对指位，掌指及指间关节微屈；其余手指略分开，掌指、近指间关节半屈位，远侧指间关节微屈，各手指关节的屈曲程度较一致。在严重手外伤后，在此位置固定可保持手最大的功能。

3. Allen 试验：判断尺、桡动脉吻合是否通畅的方法。让患者用力握拳，检查者两手拇指分别按压腕与前臂交界处的尺、桡动脉，嘱患者手掌放松、伸指，此时手掌皮肤苍白，然后放开尺动脉，手掌迅速变红；或放开桡动脉，手掌迅速变红，表明尺、桡动脉循环通畅。否则，可能为动脉不通畅、解剖变异。

4. 现场急救：止血（局部加压包扎），创口包扎，局部固定，迅速转运。

5. "无人区"：从中节指骨中部→掌横纹（即指浅屈肌中节指骨的止点→掌指关节平面的腱鞘起点）的区域，此区有屈指深、浅肌腱及腱鞘，肌腱损伤修复术后容易粘连。现主张对此部位深、浅屈肌腱的损伤进行修复，并修复腱鞘。

6. 治疗：早期彻底清创，组织修复（伤后 6 ～ 8 h 内；肌腱应一期修复；神经尽量一期修复，感染重可二期修复），一期闭合伤口，术后处理（手固定于功能位，神经修复固定 4 周，肌腱缝合固定3 ～ 4 周，关节脱位固定 3 周，骨折固定 4 ～ 6 周）。

二、断肢（指）再植

1. 断肢（指）保存方法：干燥冷藏法，不要浸泡在溶液和冰块中。

手的休息位和功能位

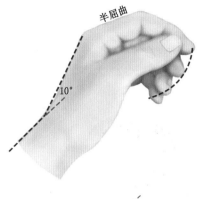

半屈曲

10°

手的休息位：
即手的自然半握拳状态
腕关节背屈10°～15°，伴轻度的尺侧倾斜
拇指轻度外展
拇指指尖触及示指远端指间关节的桡侧
由示指到小指都呈半屈曲位
示指屈曲较少，小指屈曲较多
示指轻度向尺侧倾斜
小指轻度向桡侧倾斜
这种姿势屈伸肌腱处于平衡状态

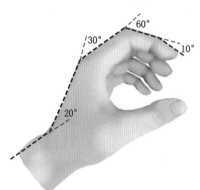

60°
30°
10°
20°

手的功能位：
即手握茶杯的姿势
腕关节背伸20°～25°，伴有约10°的尺侧倾斜
掌指关节屈曲30°～45°
近侧指间关节屈曲60°～80°
远端指间关节轻度屈曲10°～15°
手指分开
拇指表现外展对掌位
处于功能位时，能使手发挥最大功能

2. 手术越早越好，一般以伤后 6～8 h 内。断指对全身情况影响不大，可延长至 12～24 h。高位断肢再植后全身反应重，再植时间应严格控制在 6～8 h 之内。

3. 术后处理：①一般护理（室温保持在 20～25℃，卧床，戒烟）；②密切观察全身反应；③定期观察局部血液循环，即时处理血管危象（动脉危象、静脉危象）；④防止血管痉挛、抗凝治疗；⑤应用抗生素预防感染；⑥康复治疗。

第四十六章　脊柱、脊髓损伤

一、脊柱骨折

1. 脊柱三柱理论：①前柱：椎体的前 2/3，椎间盘前半，前纵韧带；②中柱：椎体的后 1/3，椎间盘后半，后纵韧带；③后柱：后关节囊、黄韧带、棘上韧带、棘间韧带、关节突。

2. 脊柱的功能单位（活动节段）：由相邻的两节脊椎和其间的软组织构成，是能显示脊柱生物力学特性的最小功能单位。

3. 颈椎骨折分类

（1）屈曲型骨折：前柱压缩、后柱牵张损伤；①压缩性骨折：常见于 $C_{4～6}$，椎体压缩＜ 1/3 为Ⅰ度，行头颈胸支具固定；椎体压缩＞ 1/3 的Ⅱ、Ⅲ度骨折，行椎体次全切除＋植骨融合内固定；②骨折-脱位：无椎间盘突出，行颅骨牵引复位＋前路椎间融合或后路切开复位内固定术；若合并急性椎间盘突出，先行前路椎间盘切除和植骨融合，再行后路切开复位内固定。

（2）垂直压缩型损伤：① Jefferson 骨折：头部受垂直暴力使枕骨髁撞击寰椎，引起寰椎的前、

脊柱的三柱理论

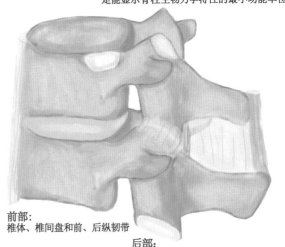

后柱：
椎弓
椎板

小关节

黄韧带
棘间韧带
棘上韧带

前柱：前纵韧带、
椎体及椎间盘的
前2/3

中柱：后纵韧带、
椎体及椎间盘的后1/3

脊柱的功能单位(活动节段)：

由相邻的两节脊椎和其间的软组织构成
是能显示脊柱生物力学特性的最小功能单位

前部：
椎体、椎间盘和前、后纵韧带

后部：
椎弓、关节突关节、横突、棘突、韧带

后弓双侧骨折，一般不压迫脊髓，仅有颈项痛，治疗行 Halo 架固定，或行颅骨牵引；②爆裂型骨折：椎体粉碎性骨折，C_5、C_6 椎体多见，行椎体次全切除＋植骨融合内固定。

（3）过伸损伤：①无骨折-脱位的过伸损伤：挥鞭损伤（whiplash 损伤），致脊髓中央管周围损伤；②枢椎椎弓根骨折：缢死者骨折（hangman's fracture），无移位者 Halo 架固定，有移位行手术治疗。

（4）齿状突骨折：Ⅰ型（齿状突尖端撕脱性骨折，预后好；行 Halo 架固定），Ⅱ型（齿状突基底部骨折；血供不佳，不易愈合；移位＞4 mm 行手术治疗，无移位者 Halo 架固定），Ⅲ型（椎体上部骨折，累及枢椎上关节突；愈合率高；行 Halo 架固定）。

Jefferson骨折(寰椎前后弓骨折)

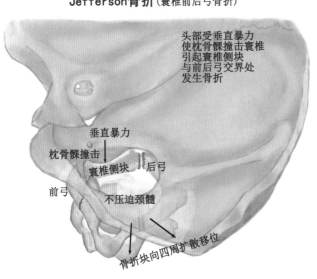

头部受垂直暴力
使枕骨髁撞击寰椎
引起寰椎侧块
与前后弓交界处
发生骨折

垂直暴力

枕骨髁撞击

寰椎侧块
后弓

前弓

不压迫颈髓

骨折块向四周扩散移位

缢死者骨折

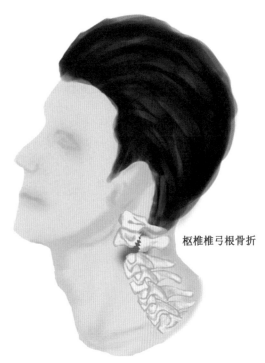

枢椎椎弓根骨折

齿状突骨折

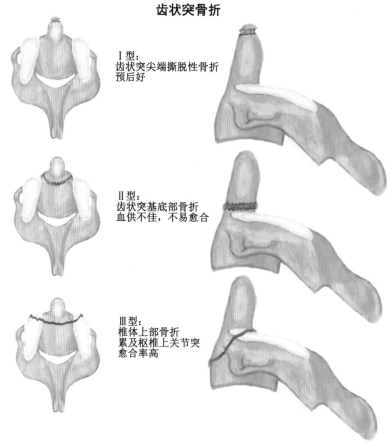

Ⅰ型：
齿状突尖端撕脱性骨折
预后好

Ⅱ型：
齿状突基底部骨折
血供不佳，不易愈合

Ⅲ型：
椎体上部骨折
累及枢椎上关节突
愈合率高

4.胸腰椎骨折的分类

（1）根据稳定性分类：①稳定性骨折：轻度和中度压缩骨折，脊柱的后柱完整；②不稳定性骨折：三柱中有两柱骨折、爆裂骨折、累及三柱的骨折。

（2）依据骨折形态分类：①压缩骨折（保守治疗指征：前柱压缩＜1/3，后凸成角＜30°）；②爆裂骨折（保守治疗指征：后凸成角小＋椎管受累＜30%＋无神经损伤症状）；③Chance骨折（经椎体、椎弓、棘突的横向骨折；过伸位石膏或支具固定，不稳定者行手术）；④骨折-脱位（均应手术治疗）。

Chance骨折

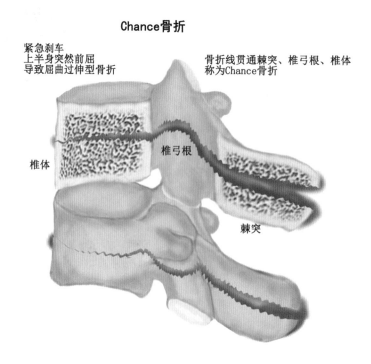

紧急刹车
上半身突然前屈
导致屈曲过伸型骨折

骨折线贯通棘突、椎弓根、椎体
称为Chance骨折

椎体

椎弓根

棘突

5.胸腰椎骨折的临床表现：有外伤史，局部疼痛肿胀，功能障碍，可并发脊髓损伤，出现四肢或双下肢感觉、运动障碍。脊柱可有畸形，棘突压痛。

二、脊髓损伤

1.脊髓震荡：脊髓神经细胞遭受强烈刺激而发生超限抑制，脊髓功能处于生理停滞状态，脊髓实质并无损伤。损伤平面以下感觉、运动、反射完全消失。一般经数小时至数天，感觉、运动开始恢复，不留任何神经系统后遗症。

2.脊髓休克：脊髓实质完全性横贯性损害，断面以下感觉、运动丧失，并暂时丧失反射活动。一般持续数周，恢复时先原始简单的反射，后复杂高级的反射，尾端向头端恢复。

3.不完全性脊髓损伤：损伤平面以下仍保留某些感觉和运动功能，并具有球海绵体反射。

（1）后脊髓综合征：损伤平面以下深感觉障碍（本体感觉、精细触觉），但浅感觉（痛温觉、粗触觉）、运动功能正常。

（2）前脊髓综合征：颈髓前方受压损伤，致脊髓前中央动脉闭塞，出现损伤平面以下四肢瘫痪，下肢重于上肢，浅感觉（痛温觉、粗触觉）丧失，但深感觉存在。有时可保留有浅感觉。

（3）脊髓中央管周围综合征：颈髓损伤时多见，中央管周围出血、水肿，上肢运动功能丧失比下肢重，或上肢运动丧失，下肢功能存在，影响痛温觉比本体感觉重。

（4）Brown-Séquard 综合征：脊髓半切综合征，伤侧的运动、深感觉丧失，而对侧的痛温觉丧失。

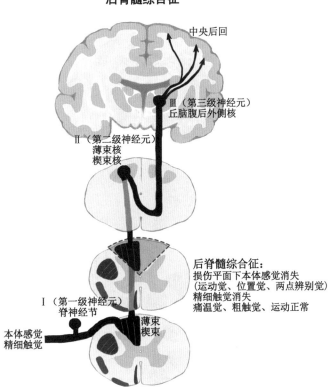

后脊髓综合征

中央后回

Ⅲ（第三级神经元）
丘脑腹后外侧核

Ⅱ（第二级神经元）
薄束核
楔束核

后脊髓综合征：
损伤平面下本体感觉消失
（运动觉、位置觉、两点辨别觉）
精细触觉消失
痛温觉、粗触觉、运动正常

Ⅰ（第一级神经元）
脊神经节

薄束
楔束

本体感觉
精细触觉

前脊髓综合征

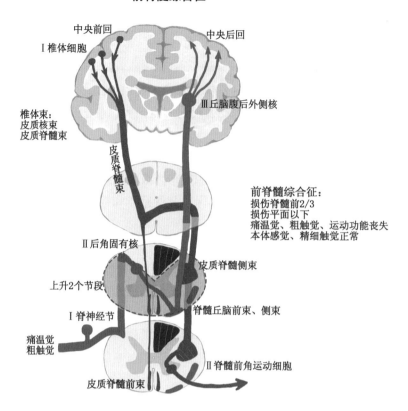

中央前回 中央后回
Ⅰ椎体细胞
Ⅲ丘脑腹后外侧核
椎体束：
皮质核束
皮质脊髓束
皮质脊髓束
前脊髓综合征：
损伤脊髓前2/3
损伤平面以下
痛温觉、粗触觉、运动功能丧失
本体感觉、精细触觉正常
Ⅱ后角固有核
皮质脊髓侧束
上升2个节段
脊髓丘脑前束、侧束
Ⅰ脊神经节
痛温觉
粗触觉
Ⅱ脊髓前角运动细胞
皮质脊髓前束

脊髓中央管周围综合征

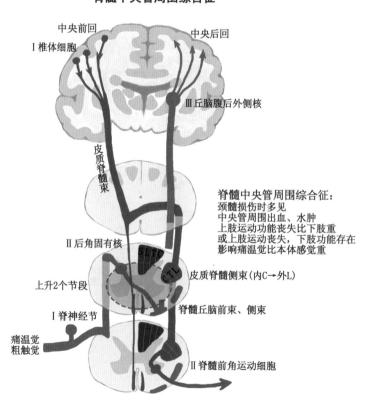

中央前回 中央后回
Ⅰ椎体细胞
Ⅲ丘脑腹后外侧核
皮质脊髓束
脊髓中央管周围综合征：
颈髓损伤时多见
中央管周围出血、水肿
上肢运动功能丧失比下肢重
或上肢运动丧失，下肢功能存在
影响痛温觉比本体感觉重
Ⅱ后角固有核
皮质脊髓侧束（内C→外L）
上升2个节段
脊髓丘脑前束、侧束
Ⅰ脊神经节
痛温觉
粗触觉
Ⅱ脊髓前角运动细胞

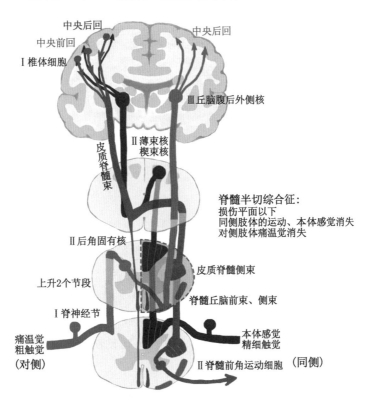

Brown-Séquard 综合征（脊髓半切综合征）

中央后回
中央前回
中央后回
Ⅰ椎体细胞
Ⅲ丘脑腹后外侧核
皮质脊髓束
Ⅱ薄束核　楔束核
脊髓半切综合征：
损伤平面以下
同侧肢体的运动、本体感觉消失
对侧肢体痛温觉消失
Ⅱ后角固有核
皮质脊髓侧束
上升2个节段
脊髓丘脑前束、侧束
Ⅰ脊神经节
本体感觉
精细触觉
痛温觉
粗触觉
（对侧）
Ⅱ脊髓前角运动细胞　（同侧）

4. 完全性脊髓损伤：脊髓实质完全性横贯性损伤，损伤平面以下最低位，即骶段感觉、运动功能完全丧失，包括肛门周围感觉和肛门括约肌的收缩运动，不出现球海绵体反射。

5. 脊髓圆锥综合征：T_{12} 和 L_1 骨折可发生脊髓圆锥损伤，表现为会阴部、骶区皮肤马鞍状感觉障碍，括约肌功能障碍，大小便失禁，性功能障碍，双下肢感觉、运动正常。

6. 马尾损伤：L_2 椎体以下椎管内为马尾神经，损伤后表现为周围神经损伤，下肢弛缓性瘫痪，感觉及运动功能障碍，括约肌功能障碍，大小便失禁；肌张力降低，腱反射消失，病理征阴性。

7. 颈髓损伤的临床表现

（1）上颈髓损伤（$C_{1\sim4}$）：呼吸肌瘫痪，患者呼吸困难，四肢硬瘫（上运动神经元损伤）。

（2）下颈髓损伤（$C_{5\sim8}$）：胸式呼吸消失，腹式呼吸减弱。上肢软瘫（下运动神经元损伤），下肢硬瘫。

8. 胸髓损伤：损伤平面以下感觉、运动、大小便功能丧失，浅反射不能引出，膝腱、跟腱反射活跃，下肢肌张力增高，病理征阳性。

9. 腰髓、脊髓圆锥损伤

（1）L_1 节段以上损伤：下肢肌张力增高，腱反射亢进，有病理征（上运动神经元损伤）。

（2）L_1 节段以下损伤：下肢肌张力减弱，腱反射消失，无病理征（下运动神经元损伤）。

（3）脊髓圆锥损伤：表现为会阴部、骶区皮肤马鞍状感觉障碍，括约肌功能丧失，大小便失禁，性功能障碍，双下肢感觉、运动正常，肛门反射及球海绵体反射消失。

10. 马尾综合征：L_2 椎体以下为马尾神经。表现为感觉和运动功能障碍，膀胱和直肠功能障碍。

11. 运动瘫痪类型鉴别表（**口诀：肌力肌张力肌萎缩，腱反射病理反射**）

	上运动神经元损伤	下运动神经元损伤
瘫痪程度（肌力）	不全性	完全性
瘫痪范围	广泛	局限于支配的脊髓节段
肌张力	增高	降低或丧失
肌萎缩	不明显	明显
腱反射	亢进	消失
病理反射	有	无

12. 脊髓损伤严重度分级

（1）Frankel 脊髓损伤分级：A. 感觉、运动功能完全消失；B. 损伤水平以下有感觉（包括骶区），但无运动功能；C. 运动功能不完全，无有用的运动功能；D. 运动功能不完全，保留有用的运动功能，可扶拐行走（抵抗重力）；E. 感觉、肌肉运动、大小便功能良好。

（2）ASIA 脊髓损伤分级：A. 感觉、运动功能完全消失；B. 损伤水平以下有感觉（包括骶区），但无运动功能；C. 运动功能不完全，肌力 < 3 级；D. 运动功能不完全，肌力 ≥ 3 级；E. 感觉、肌肉运动、大小便功能良好。

Frankel和ASIA脊髓损伤分级

13. 并发症：①呼吸衰竭；②呼吸道感染；③泌尿生殖道感染和结石；④压疮；⑤体温失调。

14. 非手术治疗：①甲泼尼龙冲击疗法：适用于伤后 8 h 以内者。②高压氧治疗：伤后 4 ~ 6 h 以内效果好。

15. 手术治疗：解除对脊髓的压迫，恢复脊柱的稳定性。

第四十七章　骨盆、髋臼骨折

一、骨盆骨折

1. 按骨折部位分类：①骨盆边缘撕脱骨折；②髂骨翼骨折；③骶尾骨骨折：Dennis 将骶骨分为 3 区——Ⅰ区（骶骨翼区）、Ⅱ区（骶孔）、Ⅲ区（正中骶管区）；④骨盆环骨折。

2. 按骨盆环的稳定性分类（Tile 分类）：①A 型：稳定型，骨折轻度移位，垂直和旋转方向均稳定；②B 型：部分稳定型，垂直稳定，旋转不稳定；③C 型：不稳定型骨折，骨盆在垂直和旋转方向均不稳定。

3. 按暴力的方向分类：①侧方挤压损伤（LC 骨折）；②前后挤压损伤（APC 骨折）；③垂直剪力损伤（VS 骨折）；④混合暴力损伤（CM 骨折）。

4. 临床表现：广泛出血可导致失血性休克，骨盆分离试验、挤压试验阳性，肢体长度不对称，会阴部的瘀斑是耻骨和坐骨骨折的特有体征。

5. 并发症：①失血性休克（早期最危险并发症）；②腹膜后血肿（手术时勿打开血肿）；③腹部脏器损伤：后尿道、膀胱损伤，直肠、阴道损伤；④神经损伤：腰骶神经丛、坐骨神经损伤；⑤脂肪栓塞与静脉栓塞。

6. 治疗原则：首先处理威胁生命的重要脏器损伤、大血管损伤，积极救治休克，稳定生命体征后，再处理骨盆骨折。

7. 治疗：①骨盆边缘性骨折：无移位不必特殊处理；②耻骨联合分离：分离程度小用骨盆兜悬吊固定，分离＞2.5 cm 手术内固定；③骶骨骨折：无移位者非手术治疗，有明显移位者手术治疗；④骨盆环单处骨折：此类骨折无明显移位，卧床休息数周；⑤骨盆环双处骨折伴骨盆环断裂：骨折不稳定，多采用手术复位＋内固定。

二、髋臼骨折

1. 髋臼由髂骨的前柱、前壁、后柱、后壁组成。前柱由髂嵴前部斜向内下至耻骨联合，后柱由坐骨大切迹角到坐骨结节（髋臼的顶部）。骨折的治疗应尽可能恢复其前、后柱的解剖关系。

2. Letournel-Judet 分型共 10 类：①单一骨折：后壁骨折、后柱骨折、前壁骨折、前柱骨折、横断骨折；②复合骨折：T 形骨折、后柱伴后壁骨折、横断伴后壁骨折、前柱伴后半横形骨折、双柱骨折。

3. 保守治疗（卧床和牵引，适用于：无移位或移位＜3 mm、严重骨质疏松者、局部或其他部位有感染者、不能耐受手术者）。手术治疗（髋关节不稳定及移位＞3 mm 者）。

4. 急诊手术（髋关节脱位后不能复位，复位后不能维持，合并神经、血管损伤，开放性髋臼骨折）。

第四十八章　周围神经损伤

1. 神经损伤分 3 类（Seddon 分类）：神经传导功能障碍，神经轴索中断，神经断裂。

2. 臂丛神经：由颈 $C_{5\sim8}$ 与 T_1 神经根前支组成，臂丛五个根（5 根）；$C_{5\sim6}$ 合成上干，C_7 延续为中干，$C_8 \sim T_1$ 合成下干（3 干）；每干分为前、后两股（6 股）；上、中干的前股组成外束，下干的前股组成内束，三干的后股组成后束（3 束）；外束发出肌皮神经、正中神经外侧根，内束发出正中神经内侧根、尺神经（3 支）；后束分成腋神经、桡神经。**口诀：根干股束支，53633；比从前敬五一（臂丛前 $C_5 \sim T_1$）。**

臂丛神经

根
干
股
束
支

由颈$C_{5\sim8}$与T_1神经根前支组成
口诀：根干股束支，53633
比从前敬五一（臂丛前$C_5\sim T_1$）

神经根 C_5
C_6
上干
前股
中干
C_7
外束
C_8
T_1
后束
后股
下干
肌皮神经
臂丛五个根(5根)
$C_{5\sim6}$合成上干
C_7延续为中干
$C_8\sim T_1$合成下干(3干)
腋神经
桡神经
内束
正中神经
每干分为前、后两股(6股)
上、中干的前股组成外束
下干的前股组成内束
三干的后股组成后束(3束)
尺神经
后束分成腋神经、桡神经
外束发出肌皮神经、正中神经外侧根
内束发出正中神经内侧根、尺神经(3支)

3. Tinel 征（叩击试验）：按压、叩击神经损害的部位或其远端，出现神经分布区的放射痛，代表神经损害的部位，或神经再生的水平。

Tinel征

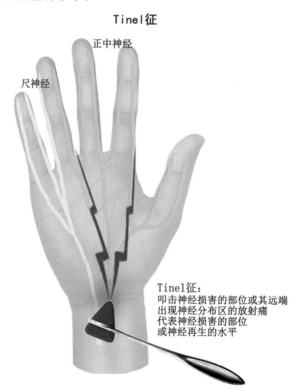

正中神经
尺神经

Tinel征：
叩击神经损害的部位或其远端
出现神经分布区的放射痛
代表神经损害的部位
或神经再生的水平

4.尺神经损伤

（1）尺神经腕部损伤：环指、小指爪形手畸形，手指内收、外展障碍，Froment征，手部尺侧1.5个手指感觉障碍。

（2）尺神经肘部损伤：除上述表现外，另有环指、小指末节屈曲功能障碍。

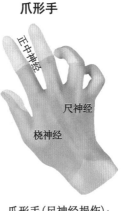

Froment征

尺神经损伤的表现
拇指、示指不能捏成一个圆形
示指用力与拇指对指时

示指近侧指间关节屈曲

远侧指间关节过伸

拇指掌指关节过伸

指间关节屈曲

爪形手

正中神经

尺神经

桡神经

爪形手(尺神经损伤)：
环指尺侧半、小指感觉障碍
环指、小指末节屈曲功能障碍

5.正中神经损伤

（1）正中神经腕部损伤：拇指对掌功能障碍（"猿手"），示、中指远节感觉障碍（桡侧3.5个手指掌面、近侧指关节以远背侧的皮肤）。

（2）正中神经肘上损伤：除上述表现外，因所支配的前臂肌麻痹，拇指、示指、中指屈曲功能障碍。

6.桡神经损伤

（1）桡神经在肱骨中、下1/3交界处损伤：桡神经在此处紧贴骨面，骨折时容易损伤，典型畸形是垂腕，伸腕、伸拇、伸指、前臂旋后障碍，手背虎口区感觉异常。

（2）桡神经桡骨头处损伤：桡骨头脱位时可损伤，伸腕正常（桡侧腕长伸肌功能保留），有伸拇、伸指障碍，无手部感觉障碍。

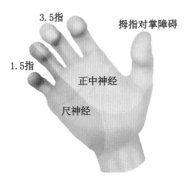

"猿手"畸形

3.5指

拇指对掌障碍

1.5指

正中神经

尺神经

"猿手"畸形(正中神经损伤)：
拇对掌肌萎缩，鱼际塌陷
（猿猴的手无拇对掌肌，鱼际小）

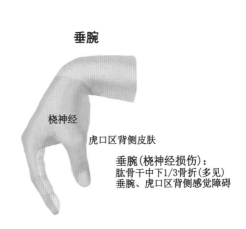

垂腕

桡神经

虎口区背侧皮肤

垂腕(桡神经损伤)：
肱骨干中下1/3骨折(多见)
垂腕、虎口区背侧感觉障碍

桡神经损伤

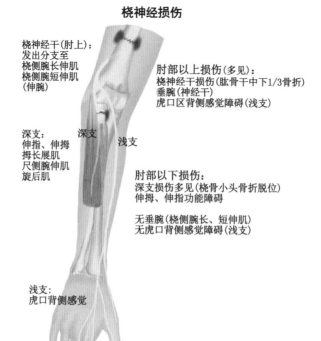

桡神经干(肘上)：
发出分支至
桡侧腕长伸肌
桡侧腕短伸肌
(伸腕)

肘部以上损伤(多见)：
桡神经干损伤(肱骨干中下1/3骨折)
垂腕(神经干)
虎口区背侧感觉障碍(浅支)

深支：
伸指、伸拇
拇长展肌
尺侧腕伸肌
旋后肌

深支　　浅支

肘部以下损伤：
深支损伤多见(桡骨小头骨折脱位)
伸拇、伸指功能障碍

无垂腕(桡侧腕长、短伸肌)
无虎口背侧感觉障碍(浅支)

浅支：
虎口背侧感觉

7. 股神经损伤：股四头肌麻痹，伸膝功能障碍，股前及小腿内侧感觉障碍。

8. 坐骨神经损伤

（1）坐骨神经高位损伤：股后部肌群、小腿、足部所有肌肉瘫痪，屈膝功能障碍，足下垂。小腿后外侧和足部感觉丧失。

（2）坐骨神经股后中、下部损伤：腘绳肌正常，膝关节屈曲功能保留，踝关节、足趾功能障碍。

9. 胫神经损伤：小腿后部屈肌群麻痹（钩状足），足底内在肌麻痹（足趾内收、外展功能障碍），小腿后侧、足背外侧、跟外侧、足底感觉障碍。

胫神经损伤

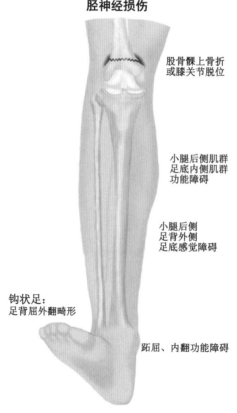

股骨髁上骨折
或膝关节脱位

小腿后侧肌群
足底内侧肌群
功能障碍

小腿后侧
足背外侧
足底感觉障碍

钩状足：
足背屈外翻畸形

跖屈、内翻功能障碍

10.腓总神经损伤：腓骨颈骨折易引起损伤，导致小腿前外侧伸肌麻痹（足内翻下垂畸形），伸踇、伸趾功能丧失，小腿前外侧、足背前内侧感觉障碍。

11.腕管：腕横韧带与腕骨沟组成腕管，管内有屈肌腱、正中神经。

12.腕管综合征：最常见的周围神经卡压性疾病，正中神经在腕管内受压，拇指、示指、中指疼痛、麻木，拇指对掌无力，手动作不灵活。

13.肘管综合征：尺神经在肘部尺神经沟内受压损伤。

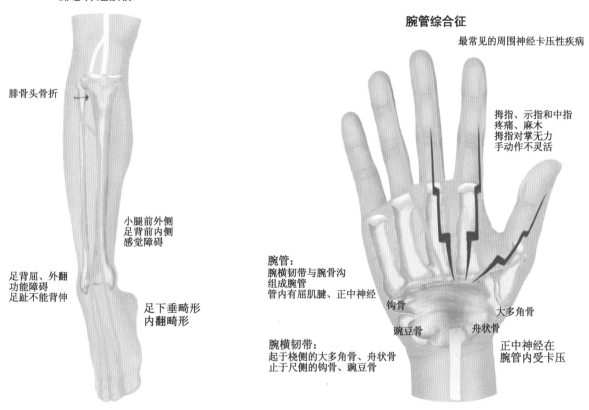

腓总神经损伤

腓骨头骨折

小腿前外侧
足背前内侧
感觉障碍

足背屈、外翻
功能障碍
足趾不能背伸

足下垂畸形
内翻畸形

腕管综合征

最常见的周围神经卡压性疾病

拇指、示指和中指
疼痛、麻木
拇指对掌无力
手动作不灵活

腕管：
腕横韧带与腕骨沟
组成腕管
管内有屈肌腱、正中神经

钩骨
豌豆骨

大多角骨
舟状骨

正中神经在
腕管内受卡压

腕横韧带：
起于桡侧的大多角骨、舟状骨
止于尺侧的钩骨、豌豆骨

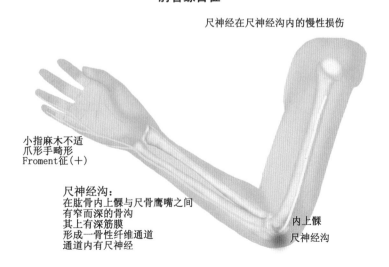

肘管综合征

尺神经在尺神经沟内的慢性损伤

小指麻木不适
爪形手畸形
Froment征(+)

尺神经沟：
在肱骨内上髁与尺骨鹰嘴之间
有窄而深的骨沟
其上有深筋膜
形成一骨性纤维通道
通道内有尺神经

内上髁
尺神经沟

14. 旋后肌综合征：桡神经深支（骨间背神经）在旋后肌腱弓附近受压，以前臂伸肌功能障碍为主要表现的综合征。

15. 梨状肌综合征：坐骨神经在臀部受压损伤。

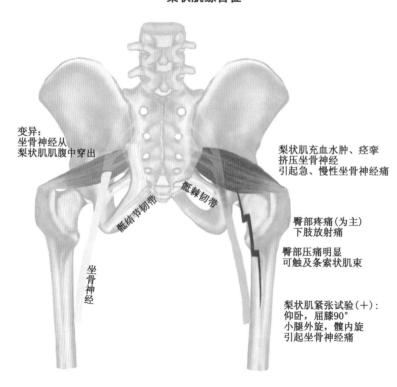

旋后肌综合征

桡神经深支
在旋后肌腱弓受压

桡神经

旋后肌腱弓
（Frohse弓）

肘部外侧疼痛
局部压痛

深支

深支：
伸指、伸拇
拇长展肌
尺侧腕伸肌
旋后肌

浅支：
虎口背侧感觉

梨状肌综合征

变异：
坐骨神经从
梨状肌肌腹中穿出

骶结节韧带
骶棘韧带

坐骨神经

梨状肌充血水肿、痉挛
挤压坐骨神经
引起急、慢性坐骨神经痛

臀部疼痛（为主）
下肢放射痛

臀部压痛明显
可触及条索状肌束

梨状肌紧张试验（＋）：
仰卧，屈膝90°
小腿外旋，髋内旋
引起坐骨神经痛

第四十九章 运动系统慢性损伤

1. 运动系统慢性损伤的临床表现：①局部长期慢性疼痛，无明确外伤史；②近期有与疼痛部位相关的过度活动史；③局部有压痛点或肿块，常伴有某种特殊的体征；④局部无明显急性炎症表现；⑤部分患者有长期不良的姿势性、职业性损伤因素。

2. 治疗：减少损伤性因素，增加保护性因素；理疗、按摩等物理治疗；非甾体抗炎药；局部注射糖皮质激素封闭治疗；手术治疗。

一、棘上、棘间韧带损伤

长期伏案弯腰工作，慢性腰痛，弯腰时明显，过伸时因挤压棘间韧带，也可疼痛。可向臀部放射，但不会超过膝关节。损伤韧带处棘突、棘间压痛，无红肿。多采用非手术治疗。

二、胫骨结节骨软骨病（Osgood-Schlatter 病）

9～14 岁男孩多见，近期剧烈运动，产生骨骺炎。胫骨结节处疼痛、隆起，皮肤无炎症表现，质硬，压痛明显，做伸膝抗阻力动作时疼痛加剧。18 岁以后胫骨结节骨骺骨化后，症状自行消失。治疗：冰敷、镇痛，胫骨结节保护垫。

三、股骨头骨软骨病（Legg-Calve-Perthes 病）

3～10 岁男孩多见，单侧多见，股骨头缺血性坏死，髋部疼痛，且逐渐加重。可有膝内上方牵涉痛。Thomas 征阳性，跛行，患髋活动受限。X 线片显示股骨头密度增高、扁平，部分性脱位。非手术治疗（支架固定 1～2 年），手术治疗（滑膜切除术，转子下截骨术，血管植入术）。

四、狭窄性腱鞘炎

1. 腱鞘因机械性摩擦而引起的慢性无菌性炎症，手与腕部最常见，手指长期快速、用力活动等慢性劳损是主要病因。

2. 手指常发生屈肌腱鞘炎（弹响指、扳机指，中指、环指多见），拇长屈肌腱鞘炎（弹响拇）。弹响及疼痛使患指屈曲，不敢活动。体检：远侧掌横纹处触及痛性结节，屈伸患指该结节上、下移动，或出现弹拨现象。

3. 桡骨茎突狭窄性腱鞘炎：拇长展肌、拇短伸肌腱鞘炎。关节桡侧疼痛，有局限性压痛，可触及痛性结节，Finkelstein 试验阳性（握拳尺偏腕关节时，桡骨茎突处出现疼痛）。

4. 治疗：调整手部活动、夹板固定，非甾体抗炎药，局部封闭，狭窄腱鞘切开减压术。

五、肱骨外上髁炎（"网球肘"）

1. 伸肌总腱起点处的慢性损伤性炎症，因网球运动员易患此病，又称"网球肘"。肘关节外侧痛，用力握拳、伸腕时加重，局部压痛。

2. Mills 征（伸肌腱牵拉试验）：伸肘、握拳、屈腕，然后前臂旋前，出现肘外侧疼痛为阳性。

3. 治疗：限制腕关节活动（握拳、伸腕），非甾体抗炎药，局部封闭，伸肌总腱起点剥离松解术、卡压神经血管束切除术。

桡骨茎突狭窄性腱鞘炎

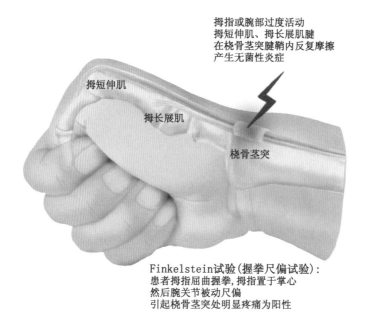

拇指或腕部过度活动
拇短伸肌、拇长展肌腱
在桡骨茎突腱鞘内反复摩擦
产生无菌性炎症

拇短伸肌

拇长展肌

桡骨茎突

Finkelstein试验（握拳尺偏试验）：
患者拇指屈曲握拳，拇指置于掌心
然后腕关节被动尺偏
引起桡骨茎突处明显疼痛为阳性

肱骨外上髁炎（"网球肘"）

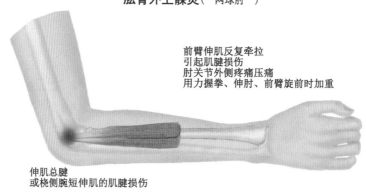

前臂伸肌反复牵拉
引起肌腱损伤
肘关节外侧疼痛压痛
用力握拳、伸肘、前臂旋前时加重

伸肌总腱
或桡侧腕短伸肌的肌腱损伤

Mills征（前臂伸肌腱牵拉试验）

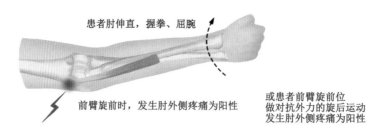

患者肘伸直，握拳、屈腕

前臂旋前时，发生肘外侧疼痛为阳性

或患者前臂旋前位
做对抗外力的旋后运动
发生肘外侧疼痛为阳性

六、粘连性肩关节囊炎（肩周炎）

1. 以 50 岁左右多见，女性多见，左侧多见，关节各方向主动、被动活动受限，以外展外旋（梳头）、后伸内旋（反手触摸背部）受限为主。肩袖间隙区、肱二头肌长腱压痛。

2. X 线：肩关节结构正常，可有骨质疏松。肩关节 MRI：关节囊增厚，滑囊可有渗出。

3. 治疗：本病有自限性，一般 6 ～ 24 个月自愈。每天应坚持主动活动肩关节，以不引起剧痛为限；非甾体抗炎药；局部封闭；理疗；手术治疗。

第五十章 股骨头坏死

1. 股骨头坏死病因：A. 创伤性因素（股骨颈骨折、髋关节外伤性脱位、股骨头骨折）；B. 非创伤性因素（糖皮质激素、乙醇中毒、减压病、镰状细胞贫血等）。

2. 典型病理改变分五层：A 层：为关节软骨，软骨表面正常或粗糙不平。B 层：为坏死的骨组织。C 层：为肉芽组织，包绕在坏死骨组织周围。D 层：为反应性新生骨。E 层：为正常组织。

3. 临床表现：中年男性多见，50% ～ 80% 双侧受累；腹股沟、髋关节部位疼痛，可放射至臀部、膝关节，疼痛间断发作并逐渐加重。体检：腹股沟区深部压痛，"4" 字试验阳性，髋关节活动受限，以内旋、外旋、屈曲活动受限明显。

4. X 线平片将股骨头坏死分为四期：I 期（软骨下溶解期，"新月征"），II 期（股骨头修复期，囊性变），III 期（股骨头塌陷期，股骨头变扁，关节间隙正常），IV 期（股骨头脱位期，关节间隙变窄）。

5. 股骨头坏死的 ARCO 分期：① 0 期：影像学检查正常，仅根据组织学检查做出诊断；② I 期：X 线和 CT 正常，但骨扫描或 MRI 有异常，受累程度分 A、B、C（分别为 < 15%、15% ～ 30%、> 30%）；③ II 期：X 线异常（硬化、骨小梁缺失、局部有囊性变），但无 "新月征"，受累程度分 A、B、C；④ III 期：X 线见 "新月征"、股骨头塌陷（III A 病变范围 < 15% 或塌陷 < 2 mm；III B 病变范围 15% ～ 30% 或塌陷 2 ～ 4 mm；III C 病变范围 > 30% 或塌陷 > 4 mm。）；⑤ IV 期：骨关节炎，关节间隙变窄，髋臼改变。

6. 非手术治疗：保护性负重、药物治疗、物理治疗、康复锻炼。适用于非负重面坏死、病灶范围小，股骨头外形基本正常且广泛硬化的病例。

7. 手术治疗：髓芯减压术、带血管蒂骨移植、经转子间旋转截骨术、关节置换术。

第五十一章 颈、腰椎退行性疾病

一、颈椎病

1. 因颈椎间盘退变及其继发性改变，刺激压迫邻近的脊髓、神经、血管等组织，引起症状或体征的综合征。$C_{5\sim6}$ 最常见，$C_{4\sim5}$ 及 $C_{6\sim7}$ 次之。

2. Luschka 关节（钩椎关节）：颈椎椎体上缘的侧后方有嵴状突起，称为钩突，椎体下缘侧后方呈斜坡状。下一椎体的钩突与上一椎体的斜坡构成钩椎关节，可防止椎间盘向侧后方突出。退变增生时，可刺激侧后方的椎动脉、后方的颈神经根。

3. Eaton 试验（臂丛神经牵拉试验）：患者坐位，头向健侧偏，检查者一手抵患侧头部，一手握患腕，向相反方向牵拉。因臂丛神经被牵张，刺激受压神经根而出现放射痛或麻木，为阳性。

4. Spurling 试验（压头试验）：患者坐位，头后仰并偏向患侧，检查者用手掌在其头顶加压，出现颈痛、患肢放射痛，为阳性。

钩椎关节(Luschka关节)

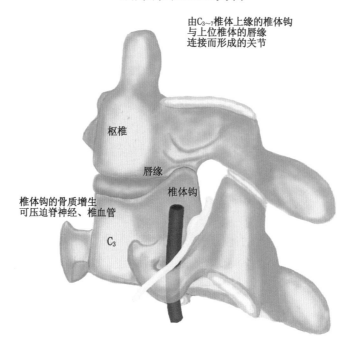

由C₃～₇椎体上缘的椎体钩
与上位椎体的唇缘
连接而形成的关节

枢椎

唇缘

椎体钩

椎体钩的骨质增生
可压迫脊神经、椎血管

C₃

5.颈椎神经分布：$C_{4\sim5}$ 椎间盘突出，压迫 C_5 神经根，三角肌处疼痛麻木，三角肌无力。$C_{5\sim6}$ 椎间盘突出，压迫 C_6 神经根，疼痛沿上臂和前臂外侧放射至拇指、示指，肱二头肌肌力和反射减弱。$C_{6\sim7}$ 椎间盘突出，压迫 C_7 神经根，疼痛沿上臂和前臂背侧中央向远端放射痛至中指，肱三头肌肌力和反射减弱。

上肢神经根感觉分布

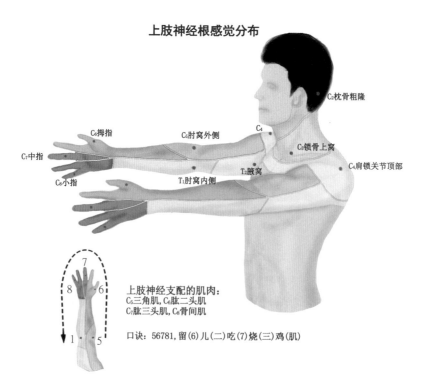

C₂枕骨粗隆

C₆拇指　　C₅肘窝外侧　　C₄

C₇中指

C₈小指　　T₁肘窝内侧

C₃锁骨上窝

C₄肩锁关节顶部

T₂腋窝

上肢神经支配的肌肉：
C₅三角肌，C₆肱二头肌
C₇肱三头肌，C₈骨间肌

口诀：56781,留(6)儿(二)吃(7)烧(三)鸡(肌)

6.肌力分级：0级无收缩力；1级肌肉有收缩，但不能活动；2级可水平活动，但不能对抗重力；3级能对抗重力，不能对抗阻力；4级能对抗较大阻力，但比正常弱；5级正常肌力。

肌力分级

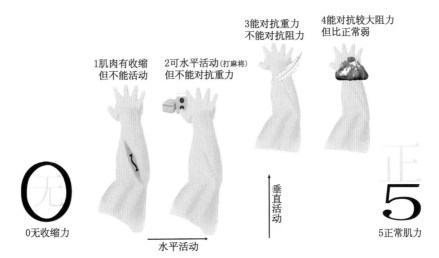

7. 神经根型颈椎病（最常见）：颈椎间盘侧后方突出，钩椎关节或关节突关节增生，刺激或压迫神经根。颈肩痛，向上肢放射。可有皮肤麻木，上肢肌力下降，手指麻木、动作不灵活。

8. 脊髓型颈椎病：症状最严重，脊髓压迫，出现上肢或下肢麻木无力、僵硬，踩棉花感，胸部束带感，手精细动作障碍，后期二便障碍。查体：有感觉障碍平面，肌力减退，腱反射活跃或亢进，腹壁、提睾、肛门反射减弱或消失，Hoffmann 征、Babinski 征阳性，髌阵挛，踝阵挛。

9. 椎动脉型颈椎病：颈椎退变机械压迫或节段不稳，致椎动脉受压或痉挛而缺血。出现头晕、头痛、猝倒、耳鸣、眼花。可有自主神经症状：心悸、心律失常、胃肠功能减退。

10. 交感神经型颈椎病：症状多、体征少。头晕、头痛、眼花、耳鸣；交感神经兴奋症状：心动过速、血压升高、胃肠蠕动减慢、眼干、少汗；交感神经抑制症状：心动过缓、血压降低、胃肠蠕动增强、嗳气、流泪、鼻塞。

颈椎病分型

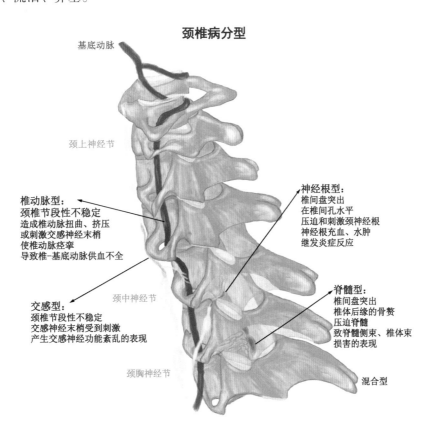

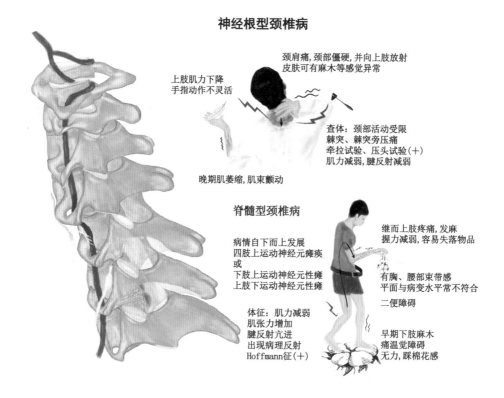

神经根型颈椎病

颈肩痛，颈部僵硬，并向上肢放射
皮肤可有麻木等感觉异常

上肢肌力下降
手指动作不灵活

查体：颈部活动受限
棘突、棘突旁压痛
牵拉试验、压头试验(＋)
肌力减弱，腱反射减弱

晚期肌萎缩，肌束颤动

脊髓型颈椎病

病情自下而上发展
四肢上运动神经元瘫痪
或
下肢上运动神经元性瘫
上肢下运动神经元性瘫

继而上肢疼痛，发麻
握力减弱，容易失落物品

有胸、腰部束带感
平面与病变水平常不符合
二便障碍

体征：肌力减弱
肌张力增加
腱反射亢进
出现病理反射
Hoffmann征(＋)

早期下肢麻木
痛温觉障碍
无力，踩棉花感

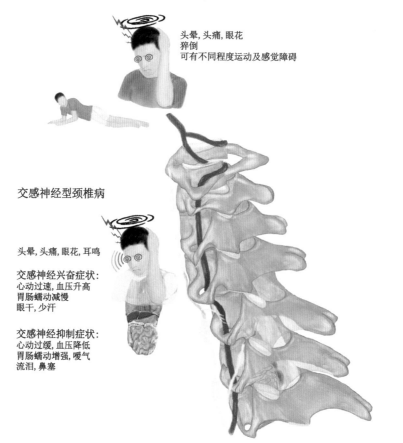

椎动脉型颈椎病

头晕，头痛，眼花
猝倒
可有不同程度运动及感觉障碍

交感神经型颈椎病

头晕，头痛，眼花，耳鸣

交感神经兴奋症状：
心动过速，血压升高
胃肠蠕动减慢
眼干，少汗

交感神经抑制症状：
心动过缓，血压降低
胃肠蠕动增强，嗳气
流泪，鼻塞

11. 鉴别诊断：①神经根型颈椎病：胸廓出口综合征，肘管、桡管、尺管综合征；②脊髓型颈椎病：肌萎缩侧索硬化症，脊髓空洞症，髓内肿瘤；③椎动脉型颈椎病：Méniére 综合征（梅尼埃综合征，内耳迷路积水，出现眩晕、耳鸣、耳聋、眼球震颤），眼肌疾患；④交感型颈椎病：心脑血管疾病。

12. 非手术治疗：适用于神经根型、椎动脉型和交感型颈椎病。颈部制动，颈椎牵引、理疗，非甾体抗炎药。

13. 手术治疗适应证：①神经根性疼痛剧烈，保守治疗无效；②脊髓或神经根明显受压，伴神经功能障碍；③疼痛虽不重但保守治疗半年无效，影响正常工作和生活。

14. 手术方法：颈椎前路减压融合术，颈椎后路椎管扩大成形术。

二、腰椎间盘突出症

1. 椎间盘的结构：上软骨终板，下软骨终板，纤维环，髓核。

2. 椎间盘突出病因：①椎间盘退变（根本原因）；②积累损伤（姿势和职业因素）；③妊娠（韧带松弛）；④遗传；⑤先天性发育异常。

3. 椎间盘突出的病理类型：①膨出型（纤维环部分破裂，表层完整）；②突出型（纤维环完全破裂，后纵韧带完整）；③脱出型（突破纤维环、后纵韧带，根部在椎间隙内）；④游离型（突入椎管，与原间盘分离）。

椎间盘的结构

椎间盘突出的类型

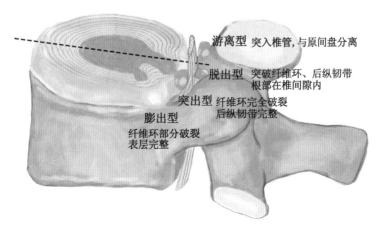

4. Schmorl 结节：髓核经上、下软骨终板的裂隙，突入椎体松质骨内，形成半圆形凹陷区，边缘可见硬化。

5. 经骨突出型：髓核沿软骨终板和椎体之间的血管通道，向前纵韧带方向突出，一般仅有腰痛，无神经根症状。

Schmorl结节：
髓核经上、下软骨终板的裂隙
突入椎体松质骨内
形成半圆形凹陷区
边缘可见硬化

经骨突出型：
髓核沿软骨终板和椎体
之间的血管通道
向前纵韧带方向突出
一般仅有腰痛
无神经根症状

6. 腰椎神经根管：脊神经根自离开硬膜囊，到出椎间孔的一段路程，内侧份为侧隐窝（L$_{4～5}$椎管呈三叶草形）。

腰椎神经根管

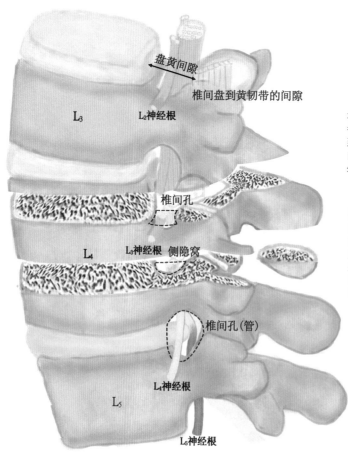

盘黄间隙
椎间盘到黄韧带的间隙

L$_3$ L$_2$神经根

椎间孔

L$_4$ L$_3$神经根   侧隐窝

椎间孔（管）

L$_4$神经根

L$_5$

L$_5$神经根

神经根管：
脊神经根自离开硬膜囊
到出椎间孔的一段路程
内侧份为侧隐窝
外侧份为椎间孔

侧隐窝（L$_{4～5}$椎管呈三叶草形）：
为椎孔两侧向外延伸的部分
前面为椎体后缘
后面为上关节突
外面为椎弓根的内面
内侧为硬膜外脂肪
向外下方与椎间孔相续

椎间孔：
上方是上位椎体的椎弓下切迹
下方是下位椎体的椎弓上切迹
前方为椎体外侧缘、椎间盘和
　后纵韧带
后方为关节突关节的上下关节
　突及部分黄韧带

（C$_8$神经根在C$_9$椎弓上切迹出椎间孔
L$_5$神经根在L$_5$椎弓下切迹出椎间孔）
口诀：颈上腰下

L$_{4～5}$椎间盘突出
（压迫L$_5$神经根）

7.临床症状：腰痛（机械性压迫，炎症刺激），坐骨神经痛（95% 为 $L_{4\sim5}$ 或 $L_5 \sim S_1$ 间隙突出，臀部、大腿后外侧、小腿外侧、足跟部或足背）；腹股沟区疼痛、大腿前侧痛（高位间盘突出 $L_{2\sim3}$，$L_{3\sim4}$）；马尾综合征（中央型腰椎间盘突出，压迫马尾神经，出现大小便障碍，鞍区感觉异常，需急诊手术治疗）。

下肢神经根感觉分布

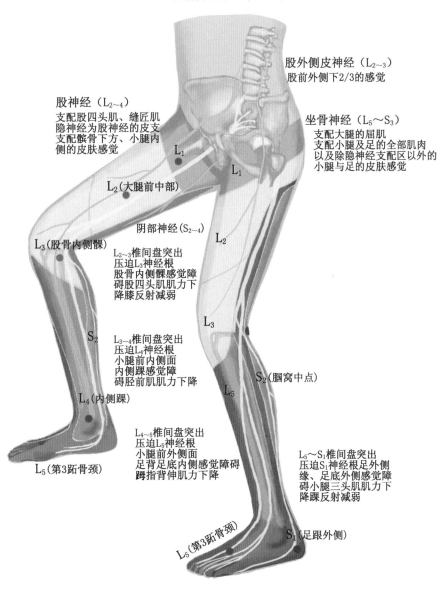

股外侧皮神经（$L_{2\sim3}$）
股前外侧下2/3的感觉

股神经（$L_{2\sim4}$）
支配股四头肌、缝匠肌
隐神经为股神经的皮支
支配髌骨下方、小腿内
侧的皮肤感觉

坐骨神经（$L_5 \sim S_3$）
支配大腿的屈肌
支配小腿及足的全部肌肉
以及除隐神经支配区以外的
小腿与足的皮肤感觉

L_1
L_1

L_2（大腿前中部）

阴部神经（$S_{2\sim4}$）

L_2

L_3（股骨内侧髁）

$L_{2\sim3}$椎间盘突出
压迫L_3神经根
股骨内侧髁感觉障
碍股四头肌肌力下
降膝反射减弱

L_3

S_2

$L_{3\sim4}$椎间盘突出
压迫L_4神经根
小腿前内侧面
内侧踝感觉障
碍胫前肌肌力下降

S_2（腘窝中点）

L_5

L_4（内侧踝）

$L_{4\sim5}$椎间盘突出
压迫L_5神经根
小腿前外侧面
足背足底内侧感觉障碍
蹞指背伸肌肌力下降

$L_5\sim S_1$椎间盘突出
压迫S_1神经根足外侧
缘、足底外侧感觉障
碍小腿三头肌肌力下
降踝反射减弱

L_5（第3跖骨颈）

S_1（足跟外侧）

L_5（第3跖骨颈）

8.①$L_{1\sim2}$椎间盘突出，压迫 L_2 神经根，大腿前中部感觉障碍；②$L_{2\sim3}$椎间盘突出，压迫 L_3 神经根，股骨内侧髁感觉障碍，股四头肌肌力下降，膝反射减弱；③$L_{3\sim4}$椎间盘突出，压迫 L_4 神经根，小腿前内侧面、内侧踝感觉障碍，胫前肌肌力下降；④$L_{4\sim5}$椎间盘突出，压迫 L_5 神经根，小腿前外侧面、足背、足底内侧部感觉障碍，蹞指背伸肌力下降；⑤$L_5 \sim S_1$椎间盘突出，压迫 S1 神经根，足外侧缘、足底外侧感觉障碍，小腿三头肌肌力下降，踝反射减弱。

L₃~₄椎间盘突出

L₄神经根受压

股神经(L₂~₄)

股四头肌萎缩

伸膝无力

膝反射
（减弱或消失）

疼痛麻木：
大腿前内侧
小腿前内侧

L₄~₅椎间盘突出

L₅神经根受压

坐骨神经(L₅~S₃)

疼痛麻木：
大腿后外侧
小腿前外侧

腓总神经

小腿前外侧肌群
萎缩

蹬指背伸无力

L₅~S₁椎间盘突出

S₁神经根受压

坐骨神经(L₅~S₃)

胫神经

小腿后外侧肌群
萎缩

足跖屈无力
蹬指跖屈无力

跟腱反射
（减弱或消失）

疼痛麻木：
小腿外踝
足外侧

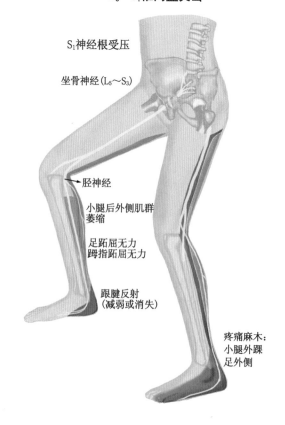

9.体征：①腰椎侧凸：突出髓核在神经根的肩部时，上身向健侧弯曲，腰椎凸向患侧。突出髓核在神经根的腋部，上身向患侧弯曲，腰椎凸向健侧。②腰部活动受限，前屈受限最明显（使髓核后移，压迫加重）。③压痛及骶棘肌痉挛：大部分患者在病变间隙的棘突间有压痛，约1/3患者有骶棘肌痉挛。

脊柱侧弯与神经根受压的关系

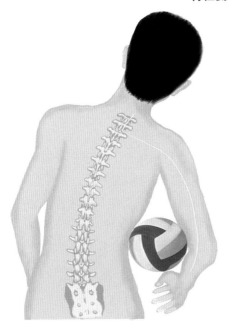
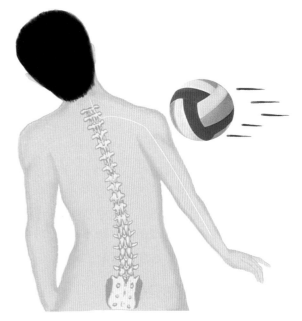

突出物(球)在神经根(臂)内侧：
腋部
脊柱侧弯凹向患侧(夹球)
脊柱凸向健侧

突出物(球)在神经根(臂)外侧：
肩部
脊柱侧弯凸向患侧(躲球)
脊柱凹向健侧

10.直腿抬高试验（Lasegue试验）及加强试验：患者仰卧，伸膝，被动抬高患肢，抬高在60°以内即可出现坐骨神经痛，称直腿抬高试验阳性。在直腿抬高试验阳性时，缓慢降低患肢高度，待放射痛消失，再被动背屈踝关节，如又出现放射痛，为加强试验阳性。

直腿抬高试验（Lasegue试验）

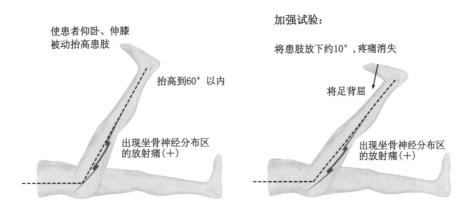

使患者仰卧、伸膝
被动抬高患肢

抬高到60°以内

出现坐骨神经分布区
的放射痛(+)

加强试验：

将患肢放下约10°，疼痛消失

将足背屈

出现坐骨神经分布区
的放射痛(+)

11. 检查：X 线平片，CT，MRI（对诊断帮助极大），造影检查（脊髓造影，椎间盘造影），肌电图。

12. 鉴别诊断：①腰肌劳损：中年人多发，与长期保持一种劳动姿势有关。无明显诱因的慢性腰痛，有固定压痛点，叩击后疼痛减轻，休息可缓解。直腿抬高试验阴性，无下肢神经受累表现，局部封闭效果好。②第三腰椎横突综合征：主要表现为腰痛，骶棘肌痉挛，第三腰椎横突尖压痛，无下肢神经受累表现。局部封闭效果好。③梨状肌综合征：臀部和下肢疼痛，活动后加重，休息后缓解。查体可见臀肌萎缩，臀部深压痛，直腿抬高试验阳性，髋关节外展外旋抗阻力时诱发疼痛，神经定位体征不明确。④腰椎管狭窄症：主要表现为下腰痛、马尾神经、腰神经受压，症状重，体征轻，间歇性跛行。CT 和 MRI 检查可明确诊断。⑤腰椎滑脱与椎弓峡部裂：表现为下腰痛，滑脱较重时可出现神经根症状，MRI 检查可明确脊髓神经受压情况。⑥腰椎结核：结核病史，常有午后低热、盗汗等全身中毒症状。X 线片见骨破坏，受累的椎间隙变窄，寒性脓肿。⑦脊柱肿瘤：腰痛呈进行性加重，平卧不能缓解。恶性肿瘤多有贫血、恶病质，红细胞沉降率快，碱性或酸性磷酸酶增高。X 线片显示骨破坏，CT 和 MRI 检查可明确诊断。

13. 非手术治疗适应证：①初次发作，病程较短；②休息后症状可自行缓解；③由于全身疾病或局部皮肤疾病，不能施行手术；④不同意手术者。治疗方法：卧床休息 3 周，非甾体抗炎药，牵引，理疗。

14. 手术治疗适应证：①症状严重，反复发作，非手术治疗半年无效，影响工作和生活者；②中央型突出有马尾神经综合征，括约肌功能障碍，二便障碍，应行急诊手术；③有明显神经受累表现者。

15. 手术治疗方法：传统开放手术（椎板切除髓核摘除术），微创椎间盘切除术（经皮内镜下椎间盘切除术），人工椎间盘置换术。

三、腰椎管狭窄症

1. 中老年多见。①症状重：腰痛伴下肢痛，间歇性跛行（步行后下肢疼痛麻木无力，需休息缓解，再度行走症状重复出现），二便障碍；②体征轻：前屈正常（骑自行车），后伸受限（下楼梯），腰椎后伸试验（＋），直腿抬高试验（－），腱反射减弱或消失。

2. 按狭窄部位分为：①中央型椎管狭窄：绝对狭窄（椎管中央矢状径＜ 10 mm），相对狭窄（10 mm ＜矢状径＜ 13 mm）；②神经根管狭窄；③侧隐窝狭窄（前后径＜ 3 mm）。

3. 非手术治疗：卧床休息，非甾体抗炎药，物理治疗。

腰椎管狭窄

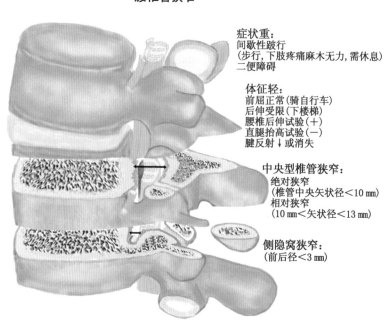

症状重：
间歇性跛行
（步行，下肢疼痛麻木无力，需休息）
二便障碍

体征轻：
前屈正常（骑自行车）
后伸受限（下楼梯）
腰椎后伸试验（＋）
直腿抬高试验（－）
腱反射↓或消失

中央型椎管狭窄：
绝对狭窄
（椎管中央矢状径＜10 mm）
相对狭窄
（10 mm＜矢状径＜13 mm）

侧隐窝狭窄：
（前后径＜3 mm）

4. 手术治疗：适用于①腰腿痛、间歇性跛行较重，严重影响工作生活，保守治疗无效；②神经损害进行性加重；③二便障碍。手术方式：单纯减压术，减压植骨融合内固定术。

四、腰椎滑脱症

1. 腰椎滑脱 Wiltse 分类法：① I 型：发育不良型（骶 1 上关节突或腰 5 椎弓有先天缺损）；② II 型：峡部型（峡部骨折，应力骨折，峡部延长）；③ III 型：退变型（椎间盘和关节突关节的不稳定性）；④ IV 型：创伤型；⑤ V 型：病理型（继发于成骨不全、畸形性骨炎等）。

2. 椎弓峡部裂：患者身体斜 45°，拍摄 X 线片，"狗头"代表横突，"狗眼"代表椎弓根，"耳朵"为上关节突，"前肢"代表下关节突，"颈部"为椎弓峡部，椎弓峡部裂时，"狗颈部"见裂隙（"项圈征"）。

3. 腰椎滑脱 Meyerding 分度：将下位椎体上缘 4 等分，上位椎体后下缘向前移位，对应其下一椎体滑移。I 度：不超过 1/4，II 度：1/4 和 1/2 之间，III 度：1/2 和 3/4 之间，IV 度：超过 3/4。

4. Ullmann 征：将上位椎体下缘 4 等分，从下位椎体前缘，做椎间隙水平的垂线，若此垂线位于椎体前方的第一等分，为 I 度，第二等分为 II 度，第三等分为 III 度，第四等分为 IV 度。

5. 保守治疗，手术治疗。

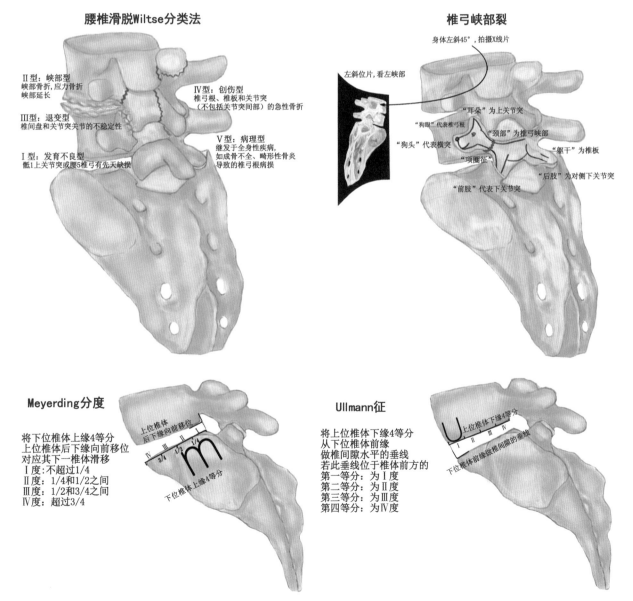

腰椎滑脱Wiltse分类法

II 型：峡部型
峡部骨折，应力骨折
峡部延长

III 型：退变型
椎间盘和关节突关节的不稳定性

I 型：发育不良型
骶1上关节突或腰5椎弓有先天缺损

IV 型：创伤型
椎弓根、椎板和关节突
（不包括关节突间部）的急性骨折

V 型：病理型
继发于全身性疾病，
如成骨不全、畸形性骨炎
导致的椎弓根病损

椎弓峡部裂

身体左斜45°，拍摄X线片

左斜位片，看左峡部

"耳朵"为上关节突
"狗眼"代表椎弓根
"狗头"代表横突
"颈部"为椎弓峡部
"项圈征"
"躯干"为椎板
"后肢"为对侧下关节突
"前肢"代表下关节突

Meyerding分度

将下位椎体上缘4等分
上位椎体后下缘向前移位
对应其下一椎体滑移
I 度：不超过1/4
II 度：1/4和1/2之间
III 度：1/2和3/4之间
IV 度：超过3/4

上位椎体
后下缘向前移位

下位椎体上缘4等分

Ullmann征

将上位椎体下缘4等分
从下位椎体前缘
做椎间隙水平的垂线
若此垂线位于椎体前方的
第一等分：为 I 度
第二等分：为 II 度
第三等分：为 III 度
第四等分：为 IV 度

上位椎体下缘4等分

下位椎体前缘做椎间隙的垂线

第五十二章　骨与关节化脓性感染

化脓性骨髓炎感染途径：①血源性感染：远处感染灶的致病菌，经血液循环至骨组织；②创伤后感染：如开放性骨折，骨折内固定手术；③邻近感染灶蔓延：压疮，溃疡。

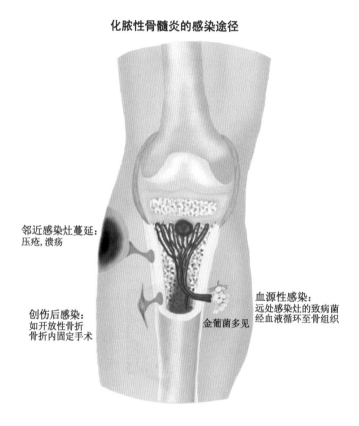

化脓性骨髓炎的感染途径

邻近感染灶蔓延：压疮,溃疡

创伤后感染：如开放性骨折骨折内固定手术

金葡菌多见

血源性感染：远处感染灶的致病菌经血液循环至骨组织

一、急性血源性骨髓炎

1. 儿童及青少年多见，胫骨近端、股骨远端多见，金黄色葡萄球菌为最常见的致病菌。

2. 病理：原发感染病灶→进入血循环形成菌血症→菌栓进入干骺端滋养动脉→血流缓慢、停滞→形成干骺端感染、脓肿→脓肿进入骨髓腔→穿破骨皮质、形成骨膜下脓肿→骨膜破裂、形成深部脓肿→窦道炎性肉芽组织增生→刺激产生新骨形成骨性包壳。

3. 儿童骨骺板对感染抵抗力强，引起化脓性关节炎少见，股骨头骨骺板在关节囊内，可引起化脓性关节炎。成人骨骺板融合，可引起化脓性关节炎。

4. 临床表现：起病急、寒战高热；局部红肿热痛明显，患肢呈半屈曲制动状态，早期干骺端压痛不一定严重，脓肿进入骨膜下时，有明显压痛；被动活动肢体时疼痛加剧。

5. 化验检查：白细胞总数升高、红细胞沉降率加快、CRP、血培养检查阳性。

6. 局部分层穿刺：对早期诊断有重要价值。在肿胀及压痛最明显处，用粗针头先穿入软组织内抽吸，如无脓液再穿刺入骨膜下；如果无脓液，再通过薄层干骺端皮质穿刺进入骨。涂片检查有脓细胞、细菌则可明确诊断。

7. X线检查：两周内无改变，不能用于早期诊断；两周后出现虫蛀样、骨膜反应、死骨、包壳。MRI：可用于早期诊断。

8.治疗：①全身支持治疗；②抗生素治疗；③手术治疗：抗生素治疗 48～72 h 后，仍不能控制局部症状者，早期行骨开窗减压、引流，防止炎症扩散及死骨形成，阻止转变成慢性骨髓炎；④患肢石膏固定。

急性血源性骨髓炎的病理

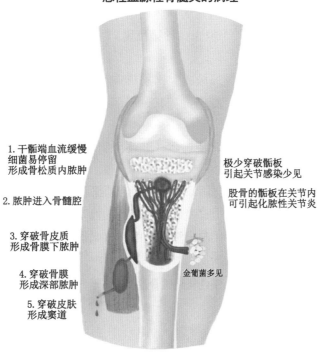

1. 干骺端血流缓慢
细菌易停留
形成骨松质内脓肿

2. 脓肿进入骨髓腔

3. 穿破骨皮质
形成骨膜下脓肿

4. 穿破骨膜
形成深部脓肿

5. 穿破皮肤
形成窦道

极少穿破骺板
引起关节感染少见

股骨的骺板在关节内
可引起化脓性关节炎

金葡菌多见

急性化脓性骨髓炎

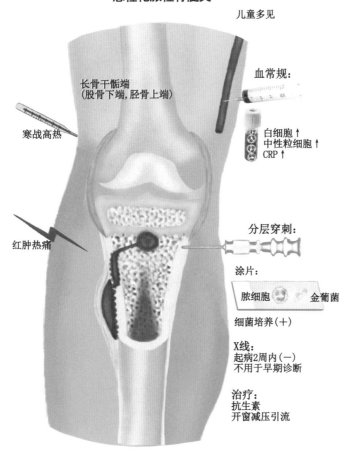

儿童多见

长骨干骺端
(股骨下端,胫骨上端)

寒战高热

红肿热痛

血常规：
白细胞↑
中性粒细胞↑
CRP↑

分层穿刺：

涂片：
脓细胞　金葡菌

细菌培养(+)

X线：
起病2周内(一)
不用于早期诊断

治疗：
抗生素
开窗减压引流

二、慢性血源性骨髓炎

1.病因：①急性感染期未能彻底控制，反复发作演变成慢性骨髓炎；②低毒性感染，在发病时即表现为慢性骨髓炎。

2.病理特点：①死骨、死腔：死腔内充满了坏死肉芽组织和脓液，死骨浸泡其中，成为经久不愈的感染源；②窦道：可经久不愈；③包壳：骨膜反复向周围生长，形成板层状的包壳；④瘢痕：周围软组织形成瘢痕。

3.临床表现：①静止期：无症状，患肢粗大，易形成溃疡；窦道口长期不愈，肉芽组织增生突起，流出脓液；②急性感染发作期：全身中毒症状，局部红、肿、热、痛，窦道排出较多脓液，可排出死骨。

4.X线检查：可有虫蚀状骨破坏与骨质稀疏，并逐渐出现硬化区，密度增高的死骨，边缘不规则、髓腔狭小甚至消失。

5.治疗原则：清除死骨、消灭死腔、切除窦道、根治感染源。

6.手术指征：①有死骨形成；②有死腔、窦道流脓。③包壳形成充分。

7.手术禁忌证：①急性发作期；②有大块死骨但包壳形成不充分。

慢性化脓性骨髓炎

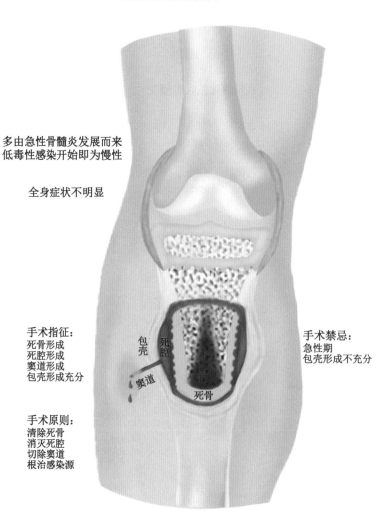

多由急性骨髓炎发展而来
低毒性感染开始即为慢性

全身症状不明显

手术指征：
死骨形成
死腔形成
窦道形成
包壳形成充分

手术禁忌：
急性期
包壳形成不充分

包壳　死腔

窦道

死骨

手术原则：
清除死骨
消灭死腔
切除窦道
根治感染源

三、化脓性关节炎

1. 儿童多见，髋关节、膝关节多见，金黄色葡萄球菌为最常见的致病菌。

2. 病理：①浆液性渗出期；②浆液纤维素性渗出期；③脓性渗出期。

3. 临床表现：起病急，寒战高热，全身中毒症状、休克。病变关节疼痛剧烈，呈半屈位，不愿活动；局部明显肿胀、压痛、皮温升高。髌上囊明显隆起，浮髌试验阳性。

4. 实验室检查：白细胞计数增高，红细胞沉降率增快。

5. 关节穿刺和关节液检查：对早期诊断很有价值，关节液镜检可见脓细胞、革兰氏染色阳性球菌，抽出液做细菌培养＋药敏试验。

6. X线表现：①早期：关节周围软组织肿胀，可出现髌上囊肿胀，关节间隙增宽，骨质疏松，继而关节软骨破坏，关节间隙变窄；②晚期：软骨下骨呈虫蚀状破坏，甚至骨性强直。

7. 治疗：全身支持治疗，早期抗生素治疗，关节腔内注射抗生素，关节腔持续性灌洗，关节切开引流。

第五十三章　骨与关节结核

骨与关节结核多继发于肺结核，结核分枝杆菌通过血流到达骨和关节，脊柱结核最多见（约占50%），膝关节结核、髋关节结核各占15%。

一、脊柱结核

1. 脊柱结核发病率占骨与关节结核的首位（约占50%），腰椎结核发生率最高，其次为胸椎、颈椎。

2. 椎体破坏后形成的寒性脓肿有两种表现：①椎旁脓肿：脓液汇集在椎体旁，可在前方、后方或两侧；②流注脓肿：椎旁脓肿积聚到一定程度，压力增高，穿破骨膜沿肌筋膜间隙向下流注，在远离病灶部位形成异位脓肿。积聚在腰大肌内，形成腰大肌脓肿。越过腰筋膜到腰三角（腰三角脓肿），向下流动积聚在髂窝内（髂窝脓肿），沿腰大肌流注至股骨小转子处（腹股沟脓肿），绕过股骨上端的后方，流注至大腿外侧，甚至沿阔筋膜向下流注至膝上部。

3. 病理分型：①中心型椎体结核：多见于10岁以下儿童；好发于胸椎，侵犯椎体中心，椎体呈楔形；多侵犯单个椎体。②边缘型椎体结核：多见于成人；好发于腰椎，局限于椎体上下缘，破坏椎间盘，椎间隙变窄。

4. 临床表现：起病缓慢，有午后低热、盗汗、消瘦、食欲缺乏、贫血。局部疼痛、脊柱活动受限、神经功能障碍。

5. 颈椎结核：颈部疼痛，上肢麻木；患者双手托住头部以减轻疼痛；咽后壁脓肿可影响呼吸、吞咽，后期可摸到颈部肿块。

6. 胸椎结核：背痛（下胸椎可有腰骶部疼痛），脊柱后凸畸形常见，胸椎结核导致截瘫最多见。

7. 腰椎结核：患者在站立和行走时，往往双手扶住腰部，头及躯干向后倾，使重心后移，尽量减轻体重对病变椎体的压迫。拾物试验阳性（患者从地上拾物时，不能弯腰，需挺腰屈髋屈膝才能取物）。晚期患者有腰大肌脓肿形成，可在腰三角、髂窝、腹股沟等处摸到脓肿。

脊柱结核的寒性脓肿

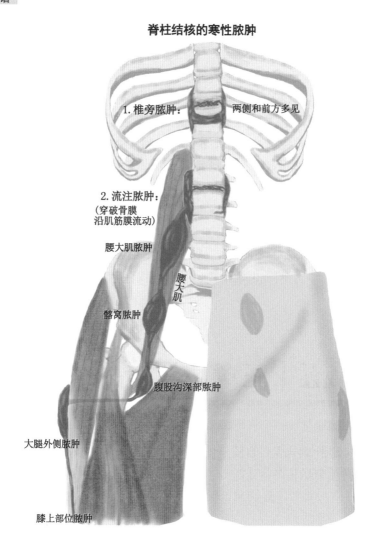

1. 椎旁脓肿：　　　两侧和前方多见

2. 流注脓肿：
（穿破骨膜
沿肌筋膜流动）

腰大肌脓肿

腰大肌

髂窝脓肿

腹股沟深部脓肿

大腿外侧脓肿

膝上部位脓肿

中央型椎体结核

儿童多见

颈椎结核：

胸椎结核：

胸椎导致截瘫多见

疼痛
麻木　　椎体破坏

椎体压缩成楔形
脊柱后凸畸形

双手托住头部
减轻疼痛

边缘型椎体结核

成人多见

双手扶住腰部
头及躯干后倾
减轻椎体压力

腰椎多见

局限于
椎体上下缘

椎间盘破坏
椎间隙变窄

疼痛
压痛

拾物试验：
挺腰下蹲拾物
不能弯腰（＋）

8. 治疗的目标：清除病灶，解除神经压迫，重建脊柱稳定性，矫正畸形。

9. 全身治疗（支持治疗，抗结核药物治疗），局部治疗（矫形治疗，脓肿穿刺引流，窦道换药）。

10. 手术指征：①严重后凸畸形；②压迫重要脏器；③出现脊髓受压、马尾神经受压症状，截瘫；④骨质破坏严重，脊柱不稳定；⑤病灶内有较大的死骨、寒性脓肿；⑥窦道经久不愈；⑦保守治疗效果不佳，病变仍有进展。

11. 手术治疗包括两部分：病灶清除，脊柱功能重建。

二、髋关节结核

1. 全身骨与关节结核发病率：脊柱＞膝关节＞髋关节结核。

2. 病理：早期为单纯性滑膜结核（多见）、单纯性骨结核；晚期全关节结核，可产生寒性脓肿与病理性脱位。

3. 儿童多见，起病缓慢，结核中毒症状（低热、乏力、消瘦、食欲缺乏、贫血），多为单发性，初期关节疼痛不剧烈，小儿表现为夜啼，儿童常诉膝关节疼痛；随着疼痛的加剧出现跛行。后期出现腹股沟内侧、臀部寒性脓肿，破溃后成为慢性窦道。股骨头破坏后可形成病理性后脱位。初期患肢屈曲、外展、外旋畸形，后期表现为屈曲、内收、内旋畸形，下肢不等长。

4. "4"字试验（＋）：患者仰卧位，患肢屈曲，外踝置于健侧髌骨上方，检查者用手下压患侧膝部，若患髋出现疼痛，使膝关节不能接触床面为阳性，年老或体胖者应两侧对比。

5. 托马斯（Thomas）征（＋）：检查髋关节有无屈曲畸形。患者仰卧位，检查者将其健侧髋、膝关节完全屈曲，膝部尽可能贴近胸部，使腰椎前凸消失，背部平贴床面，此时患侧下肢不能伸直平贴床面为阳性。患侧下肢与床面所成的角度为髋关节屈曲畸形的角度。

6. 髋关节过伸试验（＋）：患儿俯卧位，检查者一手按住骨盆，一手握住一侧踝部把下肢提起，直到骨盆从床面升起。对侧做同样试验，两侧对比后伸时的范围，正常有10°的后伸。

7. ①单纯滑膜结核，关节内注射抗结核药物，若效果不佳行滑膜切除术；②单纯骨结核行病灶清除术；③早期全关节结核，行病灶清除术。病变静止后，髋关节强直伴疼痛，行髋关节融合术；病灶静止完全控制后，为恢复关节功能，可考虑行人工髋关节置换术，术后可能会诱发结核病灶活动。

三、膝关节结核

1. 儿童和青少年多见，股骨下端、胫骨上端多见，单纯滑膜结核常见。

2. 起病缓慢，结核中毒症状（低热、乏力、消瘦、食欲缺乏、贫血），儿童有夜啼，膝关节肿胀积液，髌上囊肿大，浮髌试验（＋），膝关节穿刺抽液由清亮逐渐变为脓性。

3. X线检查：早期见髌上囊肿胀，局限性骨质疏松；病程较长者关节间隙变窄，边缘性骨侵蚀；后期见骨质破坏，关节间隙消失，严重骨质疏松，混合感染时可见骨硬化。MRI有早期诊断价值。

4. ①单纯滑膜结核（全身抗结核治疗80%可治愈；关节内注射抗结核药物，若效果不佳行滑膜切除术）；②单纯骨结核（病灶清除术）；③全关节结核，小于15岁只行病灶清除术，＞15岁关节严重破坏伴畸形者行病灶清除术＋关节融合术；结核病灶完全控制，静止10年以上，可考虑行人工全膝关节置换术，术后可能会诱发结核病灶活动。

髋关节结核:

儿童多见

髋关节疼痛
活动受限

小儿夜啼
可诉膝部疼痛

4字试验(+)
Thomas征(+)
过伸试验(+)

膝关节结核:

膝关节疼痛
肿胀积液

浮髌试验(+)

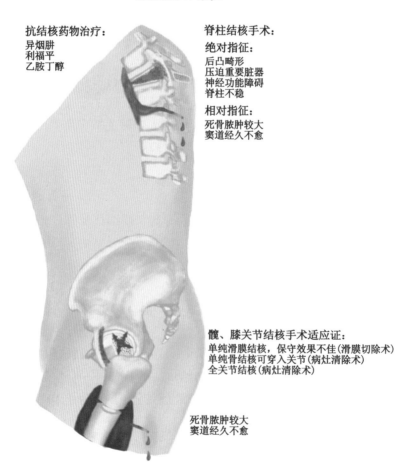

骨结核手术指征

抗结核药物治疗:
异烟肼
利福平
乙胺丁醇

脊柱结核手术:

绝对指征:
后凸畸形
压迫重要脏器
神经功能障碍
脊柱不稳

相对指征:
死骨脓肿较大
窦道经久不愈

髋、膝关节结核手术适应证:
单纯滑膜结核,保守效果不佳(滑膜切除术)
单纯骨结核可穿入关节(病灶清除术)
全关节结核(病灶清除术)

死骨脓肿较大
窦道经久不愈

第五十四章　非化脓性关节炎

一、骨关节炎

1. 骨关节炎分 2 类：原发性骨关节炎（中老年人多见，女性多见），继发性骨关节炎（继发于创伤、炎症、关节不稳、先天疾病）。

2. 病理（关节软骨退行性变，继发骨质增生）：关节软骨退变消失，关节间隙变窄→软骨下骨硬化→软骨下骨囊性变，关节边缘骨赘形成。

3. 临床表现：关节疼痛（逐渐加重，活动后加重，休息时好转），局部压痛，晨僵（一般 < 30 min），骨摩擦感，关节肿大（Heberden 结节，Bouchard 结节），关节活动障碍。

4. X 线检查：非对称关节间隙狭窄，软骨下骨硬化，软骨下骨囊性变，骨赘形成，可见关节积液，膝内翻畸形。

5. 治疗：①非药物治疗（患者教育、物理治疗、行动支持、改变负重力线）；②药物治疗（非甾体抗炎药物、关节腔药物注射）；③手术治疗（关节镜行关节清理术、关节置换术）。

膝骨关节炎

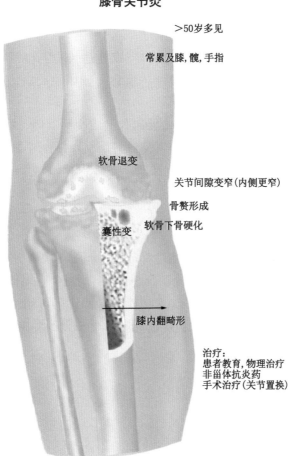

>50岁多见

常累及膝，髋，手指

软骨退变

关节间隙变窄(内侧更窄)

骨赘形成

软骨下骨硬化

囊性变

膝内翻畸形

治疗：
患者教育,物理治疗
非甾体抗炎药
手术治疗(关节置换)

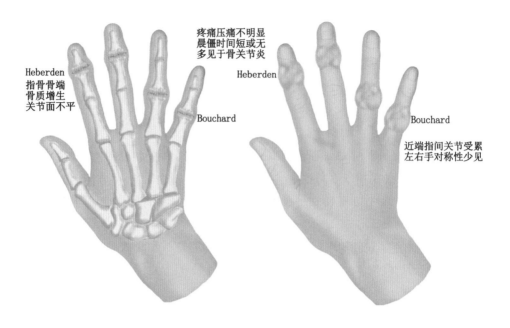

Heberden结节：
手指远端指间关节
的背、侧面形成的骨性增生结节

Bouchard结节：
手指近端指间关节
的背、侧面形成的骨性增生结节

疼痛压痛不明显
晨僵时间短或无
多见于骨关节炎

Heberden
指骨骨端
骨质增生
关节面不平

Heberden

Bouchard

Bouchard

近端指间关节受累
左右手对称性少见

二、强直性脊柱炎

1. 好发于 16 ～ 30 岁青壮年，男性占 90%，有家族遗传史。以骶髂关节、脊柱附着点炎症为主要病变的疾病，基本病理为原发性、慢性、血管翳破坏性炎症，韧带骨化属于继发的修复过程。

2. 早期表现为下腰痛、骶髂部不适疼痛，晨起久坐后腰部发僵，活动后减轻，休息加重。半数患者首发症状为髋、膝、踝关节炎，常为非对称性，反复发作。病变自下向上发展，脊柱屈曲强直，驼背畸形。个别患者病情从颈椎自上向下发展，称为 Bechterew 病，易发生上肢瘫痪，呼吸困难（呼吸扩张度下降）。

3. 血小板升高、贫血、红细胞沉降率增快、C 反应蛋白增高可能与病情活动有关，类风湿因子阴性，HLA-B27 阳性（90%）。

4. X 线：早期骶髂关节骨质疏松，边缘虫蚀样改变，间隙不规则增宽，软骨下骨硬化→关节面渐趋模糊，关节间隙逐渐变窄，骶髂关节完全融合→竹节样脊柱，鱼尾椎（椎体上下缘凹陷）。

5. 治疗目的：解除疼痛，防止畸形，改善功能。早期疼痛可给予非甾体抗炎药。症状缓解后，鼓励患者行脊柱功能锻炼，预防驼背。严重驼背可行截骨矫形术。髋关节强直者可行关节置换术。

强直性脊柱炎

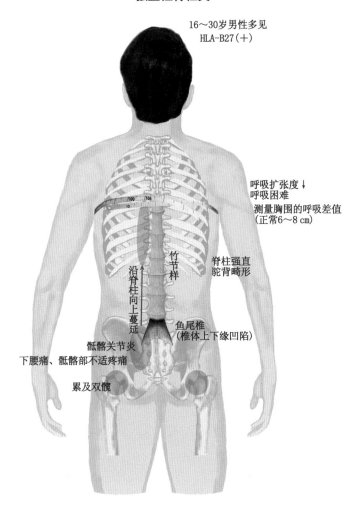

16～30岁男性多见
HLA-B27（+）

呼吸扩张度↓
呼吸困难
测量胸围的呼吸差值
（正常6～8 cm）

脊柱强直
驼背畸形

竹节样

沿脊柱向上蔓延

鱼尾椎
（椎体上下缘凹陷）

骶髂关节炎
下腰痛、骶髂部不适疼痛

累及双髋

三、类风湿关节炎

1. 多发生于 20～45 岁，女性多见，是关节滑膜的慢性炎症。受累关节多为双侧性、对称性，以掌指关节、近端指间关节常见。关节疼痛肿胀，晨僵，关节摩擦音，晚期出现关节畸形，如手指的掌指关节尺偏畸形，"天鹅颈"畸形，纽孔样畸形，膝关节内翻、外翻畸形。

2. 实验室检查：血红蛋白减少，白细胞正常或降低，淋巴细胞计数增加，红细胞沉降率加快，C 反应蛋白增高。类风湿因子阳性（为 IgM 类）。

3. X 线表现：Ⅰ型（轻度骨质疏松，关节间隙增宽），Ⅱ型（骨质疏松，关节间隙轻度狭窄），Ⅲ型（虫蚀样破坏，间隙明显狭窄），Ⅳ型（纤维性、骨性强直）。

4. 诊断：①皮下结节；②晨僵≥1 h（≥6 周）；③腕、掌指关节或近侧指间关节肿胀（≥6 周）④对称性关节肿胀（≥6 周）；⑤≥3 个关节肿胀（≥6 周）；⑥类风湿因子阳性（滴度 > 1∶32）；⑦手、腕关节 X 线片有明确的骨质疏松或虫蚀样破坏。确诊本病需具备≥4 条标准。

5. 药物治疗：非甾体抗炎药，抗疟药（柳氮磺吡啶，金盐制剂），免疫抑制剂（青霉胺，甲氨蝶呤），糖皮质激素。

6. 手术治疗：早期行关节清理、滑膜切除术，晚期根据病情行人工关节置换术。

类风湿关节炎

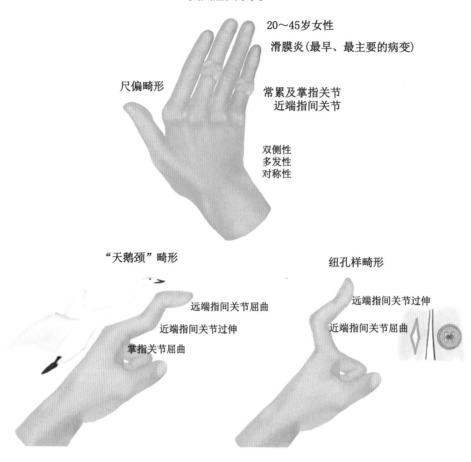

20~45岁女性

滑膜炎(最早、最主要的病变)

尺偏畸形

常累及掌指关节
近端指间关节

双侧性
多发性
对称性

"天鹅颈"畸形

远端指间关节屈曲
近端指间关节过伸
掌指关节屈曲

纽孔样畸形

远端指间关节过伸
近端指间关节屈曲

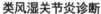

类风湿关节炎诊断

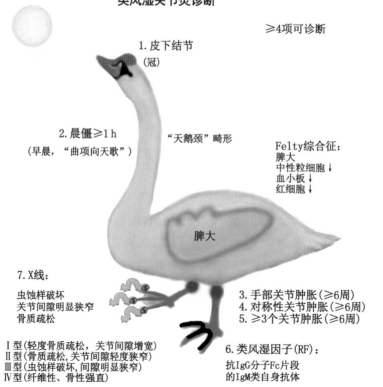

≥4项可诊断

1. 皮下结节
(冠)

2. 晨僵≥1h
(早晨,"曲项向天歌")

"天鹅颈"畸形

Felty综合征:
脾大
中性粒细胞↓
血小板↓
红细胞↓

脾大

7. X线:

虫蚀样破坏
关节间隙明显狭窄
骨质疏松

3. 手部关节肿胀(≥6周)
4. 对称性关节肿胀(≥6周)
5. ≥3个关节肿胀(≥6周)

Ⅰ型(轻度骨质疏松,关节间隙增宽)
Ⅱ型(骨质疏松,关节间隙轻度狭窄)
Ⅲ型(虫蚀样破坏,间隙明显狭窄)
Ⅳ型(纤维性、骨性强直)

6. 类风湿因子(RF):

抗IgG分子Fc片段
的IgM类自身抗体

第五十五章 运动系统畸形

一、发育性髋关节脱位（先天性髋关节脱位）

1. 女性多见，左侧多见，两侧大腿内侧皮肤皱褶不对称，患肢缩短，活动受限；牵动患肢时有弹响。单侧脱位时跛行，双侧时鸭行步态。

2. Allis 征：患者平卧，双腿并拢，双踝对齐，双足平放在检查台，患侧膝关节低于健侧。

3. Ortolani 试验（弹入试验）：患者仰卧，助手固定骨盆，检查者一手拇指在大转子内侧，其余四指在大转子外侧，另一手屈髋、膝关节 90°，逐步外展，同时将大转子向前内推压，此时感觉弹跳为阳性。

4. Barlow 试验（弹出试验）：患者仰卧，屈髋、膝，将髋关节逐渐内收，拇指放在大腿内侧小转子处向外推压股骨头，感觉股骨头滑出髋臼的弹响，去掉拇指压力后，股骨头弹回为阳性。

4. 髋关节屈曲外展试验：患者仰卧，屈髋、膝 90°，单侧外展 < 70°，双侧外展不对称 ≥ 20°，为阳性。

5. Trendelenburg 征（单足站立试验）：患儿单足站立，正常时对侧骨盆抬起，髋关节脱位后，患侧臀中、小肌无力，使对侧骨盆下降，为阳性。

6. 治疗：①婴儿期（0 ～ 6 个月）：治疗的黄金期，将脱位的髋关节复位，Pavlik 吊带法；②婴儿期（6 个月～ 1.5 岁）：麻醉下手法复位＋支具或石膏外固定；③幼儿期（1.5 岁～ 3 岁）：切开复位＋骨盆或股骨截骨术；④ 3 岁以上儿童：需行手术治疗复位，Salter 骨盆截骨术、Pemberton 环髋臼截骨手术等。

二、脊柱侧凸

1. Cobb 角：上端椎上缘的垂线与下端椎下缘的垂线的夹角。

2. 椎体旋转的测量：0 度，椎弓根对称；Ⅰ 度，凸侧椎弓根未超第一格，凹侧椎弓根变小；Ⅱ 度，凸侧椎弓根到第二格，凹侧椎弓根变小至消失；Ⅲ 度，凸侧椎弓根到中线，凹侧椎弓根消失；Ⅳ 度，凸侧椎弓根越过中线，凹侧椎弓根消失。

3. 治疗的目的：矫正畸形，获得稳定，维持平衡，阻止进展。Cobb 角 < 20°，严密观察；20° < Cobb < 40°，支具治疗；40° < Cobb < 50°，患者未发育成熟，或发育成熟每年加重 > 5°，手术治疗；Cobb > 50°，手术治疗。

脊柱侧凸 Cobb角

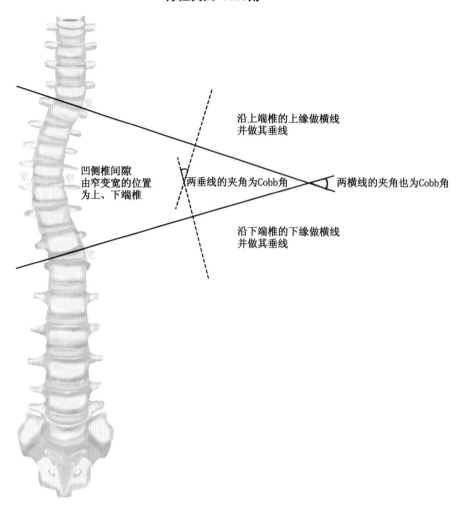

沿上端椎的上缘做横线
并做其垂线

凹侧椎间隙
由窄变宽的位置
为上、下端椎

两垂线的夹角为Cobb角

两横线的夹角也为Cobb角

沿下端椎的下缘做横线
并做其垂线

脊柱旋转分度

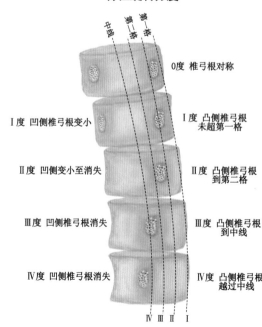

0度 椎弓根对称

Ⅰ度 凹侧椎弓根变小

Ⅰ度 凸侧椎弓根
未超第一格

Ⅱ度 凹侧变小至消失

Ⅱ度 凸侧椎弓根
到第二格

Ⅲ度 凹侧椎弓根消失

Ⅲ度 凸侧椎弓根
到中线

Ⅳ度 凹侧椎弓根消失

Ⅳ度 凸侧椎弓根
越过中线

第五十六章　骨肿瘤

一、总论

1. 良性：骨软骨瘤、软骨瘤多见。恶性：骨肉瘤、尤因肉瘤、软骨肉瘤、纤维肉瘤。交界性肿瘤：骨巨细胞瘤。

2. 临床表现：①疼痛与压痛（与肿瘤生长速度有关，良性肿瘤一般无压痛，恶性肿瘤开始为间歇性、轻度疼痛，以后为持续性剧痛、夜间痛）；②局部肿块；③压迫症状，功能障碍；④病理性骨折。

3. 实验室检查：骨质破坏迅速的骨肿瘤可有血钙增高，骨肉瘤可有碱性磷酸酶、乳酸脱氢酶增高，骨髓瘤尿中 Bence-Jones 本周蛋白阳性。前列腺癌骨转移时血清酸性磷酸酶升高。

4. 外科分期：①外科分级（G）：G_0 良性肿瘤，G_1 低度恶性，G_2 高度恶性；②肿瘤解剖定位（T）：T_0 为囊内，T_1 为间室内，T_2 为间室外；③转移（M）：M_0 为无转移，M_1 有转移。

5. 恶性肿瘤的 GTM 分期：Ⅰ A 期 $G_1T_1M_0$，Ⅰ B 期 $G_1T_2M_0$；Ⅱ A 期 $G_2T_1M_0$，Ⅱ B 期 $G_2T_2M_0$；Ⅲ A 期 $G_{1\sim2}T_1M_1$，Ⅲ B 期 $G_{1\sim2}T_2M_1$。

6. 骨肿瘤的好发部位：骨软骨瘤、骨巨细胞瘤、骨肉瘤、骨囊肿——长骨干骺端，即股骨远端、胫骨近端；尤因肉瘤——长骨骨干；内生软骨瘤——手和足的管状骨；骨瘤——颅骨、下颌骨。

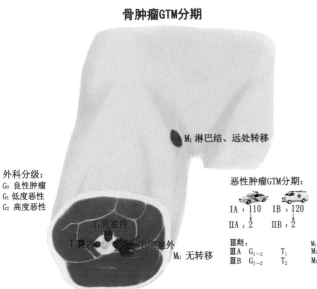

骨肿瘤GTM分期

M_1 淋巴结、远处转移

外科分级：
G_0 良性肿瘤
G_1 低度恶性
G_2 高度恶性

T_1 间室内
T_0 囊内　　T_2 间室外　　M_0 无转移

恶性肿瘤GTM分期：

IA：110　　IB：120
IIA：2　　IIB：2

Ⅲ期：
Ⅲ A　$G_{1\sim2}$　　T_1　　M_1
Ⅲ B　$G_{1\sim2}$　　T_2　　M_1

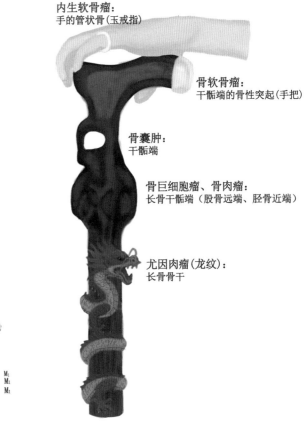

骨肿瘤好发部位

内生软骨瘤：
手的管状骨（玉戒指）

骨软骨瘤：
干骺端的骨性突起（手把）

骨囊肿：
干骺端

骨巨细胞瘤、骨肉瘤：
长骨干骺端（股骨远端、胫骨近端）

尤因肉瘤（龙纹）：
长骨骨干

二、骨软骨瘤

1. 多发于青少年，长骨干骺端多见，骨表面的骨性突起。单发性骨软骨瘤（也称外生骨疣），多发性（也称骨软骨瘤病，家族史，恶变倾向）。

2. 病理三层结构：①纤维组织包膜；②软骨帽（透明软骨）；③骨性基底（皮质与骨皮质连续，松质与髓腔相通）。

3. 临床表现：可长期无症状，因发现骨性包块就诊，若压迫周围组织或表面滑囊发炎可出现疼痛。

4. 治疗：一般不需治疗，手术切除（生长快有恶变倾向，疼痛影响关节活动，滑囊反复感染，肿瘤发生骨折）。

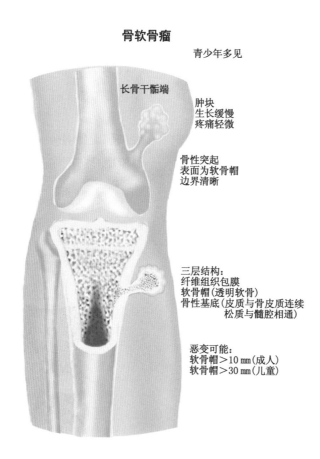

骨软骨瘤

青少年多见

长骨干骺端

肿块
生长缓慢
疼痛轻微

骨性突起
表面为软骨帽
边界清晰

三层结构：
纤维组织包膜
软骨帽（透明软骨）
骨性基底（皮质与骨皮质连续
松质与髓腔相通）

恶变可能：
软骨帽＞10 mm（成人）
软骨帽＞30 mm（儿童）

三、软骨瘤

1. 内生软骨瘤（位于骨干中心）：手、足的管状骨，X线见髓腔内椭圆形透亮点，溶骨性破坏，骨皮质变薄，内斑点状钙化。

2. 外生软骨瘤（也称骨膜软骨瘤，偏心向外突出）：在一侧皮质形成缺损。

3. 多因无痛性肿胀、畸形、病理性骨折就诊。手术治疗为主（手术刮除、植骨术）。

四、骨巨细胞瘤

1. 20～40岁好发，多侵犯长骨干骺端，以股骨下端、胫骨上端最多见。疼痛，肿胀，活动受限。

2. 病理分级：Ⅰ级（良性），基质细胞少，核分裂少，巨细胞为主。Ⅱ级（侵袭），基质细胞增多，核分裂较多，巨细胞减少。Ⅲ级（恶性），基质细胞为主，核分裂极多，核异型性明显，巨细胞少。

3. X线：①长骨干骺端膨胀性、偏心性、溶骨性破坏；②无骨膜反应；③骨皮质变薄，呈肥皂泡样改变。X线分级：静止性（边界清晰，硬化带环绕，皮质正常），活动性（边界清晰，无硬化带，皮质变薄），侵袭性（边界不清，皮质破坏，软组织侵袭）。

4. 手术治疗为主，放疗可诱发肉瘤变。

骨巨细胞瘤

20～40岁多见

长骨骨端
（股骨下端、胫骨上端）

疼痛、肿胀
活动受限

膨胀性、偏心性、溶骨性骨破坏

X线：肥皂泡样改变

X线分级：
静止性（边界清晰，硬化带环绕，皮质正常）
活动性（边界清晰，无硬化带，皮质变薄）
侵袭性（边界不清，皮质破坏，软组织侵袭）

病理分级：
Ⅰ级（良性）：基质细胞少，核分裂少，巨细胞为主
Ⅱ级（侵袭）：基质细胞增多，核分裂较多，巨细胞减少
Ⅲ级（恶性）：基质细胞为主，核分裂极多，巨细胞少

治疗：手术切除

五、骨肉瘤

1. 好发于青少年。多见于长骨干骺端，疼痛（逐渐加重，夜间尤重），局部肿胀、压痛，表浅静脉怒张，关节活动受限。病理见梭形瘤体，切面呈鱼肉样。

2. X线检查：皮质骨、髓腔骨质破坏（成骨性、溶骨性、混合性），骨膜反应明显，可有Codman 三角、"日光射线"改变。

3. Codman 三角：骨膜被肿瘤顶起，骨膜下产生新骨，呈现出三角形的骨膜反应阴影。

4. "日光射线"：肿瘤将骨膜掀起，骨膜和骨皮质之间的血管垂直于骨皮质，沿血管生成垂直于骨皮质的放射状新生骨，X线下表现为日光放射状阴影。

5. 治疗：以手术为主的综合治疗，包括化疗。

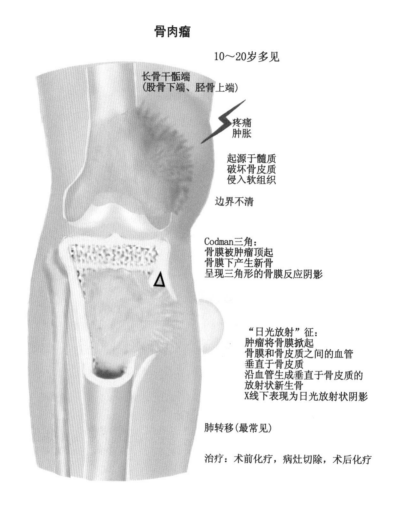

骨肉瘤

10～20岁多见

长骨干骺端
（股骨下端、胫骨上端）

疼痛
肿胀

起源于髓质
破坏骨皮质
侵入软组织

边界不清

Codman三角：
骨膜被肿瘤顶起
骨膜下产生新骨
呈现三角形的骨膜反应阴影

"日光放射"征：
肿瘤将骨膜掀起
骨膜和骨皮质之间的血管
垂直于骨皮质
沿血管生成垂直于骨皮质的
放射状新生骨
X线下表现为日光放射状阴影

肺转移（最常见）

治疗：术前化疗，病灶切除，术后化疗

六、Ewing 肉瘤（尤因肉瘤）

1. 好发于儿童，多见于长骨骨干、骨盆和肩胛骨。局部疼痛、肿胀，并进行性加重。全身情况迅速恶化，常伴低热、白细胞增高、红细胞沉降率加快。

2. X线：长骨骨干或扁骨广泛浸润性骨破坏，表现为虫蚀样溶骨改变，界限不清，有骨膜反应，呈葱皮样表现。

3. 葱皮样改变：骨膜的掀起为阶段性，形成同心圆、板层状排列的骨沉积。

4. 多采用放疗＋化疗＋手术的综合治疗，肿瘤对放射治疗极为敏感。

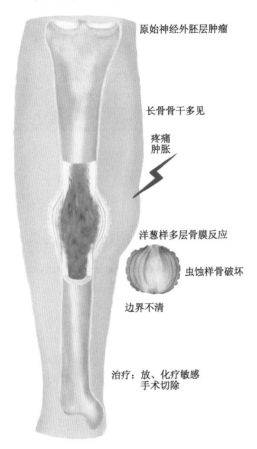

尤因肉瘤(Ewing肉瘤)

原始神经外胚层肿瘤

长骨骨干多见

疼痛
肿胀

洋葱样多层骨膜反应

虫蚀样骨破坏

边界不清

治疗：放、化疗敏感
手术切除

七、转移性骨肿瘤

1. 中老年人多见，躯干骨多见，常发生骨转移的肿瘤依次为：乳腺癌（最易骨转移）、前列腺癌、肺癌、肾癌、甲状腺癌等。

2. 局部疼痛、肿胀，可病理性骨折，脊髓压迫。X线平片检查：可表现为溶骨性（多见，肾癌、甲状腺癌）、成骨性（前列腺癌）、混合性骨破坏。骨扫描较平片更敏感。CT，MRI，PET-CT。

3. 溶骨性骨转移（血钙升高），成骨性骨转移（碱性磷酸酶升高），前列腺癌骨转移（酸性磷酸酶升高）。

4. 治疗时需针对原发癌和转移瘤进行治疗，通常采用姑息疗法，化疗、放疗和内分泌治疗。

八、骨囊肿

1. 常见于儿童和青少年，长骨干骺端多见，多数无明显症状，有时局部疼痛、肿胀。多数患者在发生病理骨折后就诊。

2. X线：为干骺端圆形、椭圆形界限清楚的溶骨性病灶，骨皮质膨胀变薄，单房或多房性，无骨膜反应，常毗邻但不越过生长板。

3. 治疗：单纯性骨囊肿，病灶刮除＋骨移植。患儿年龄小（＜14岁），病灶紧邻骨髓，应慎选手术治疗，因术中可损伤骨髓，且复发率高。

《研究生招生考试大纲》未要求部分

第五十七章　神经外科

一、颅内压增高和脑疝概述

1. 成人颅内压正常值 70～200 mmH$_2$O，儿童为 50～100 mmH$_2$O。

2. 颅内容积 1400～1500 ml，内容物增加的临界容积为 5%，颅内压调节主要靠脑脊液（占颅内体积的 10%），其次靠静脉血。

3. 颅内压增高的原因：占位病变，脑组织增大，脑积水，血流过度灌注，先天畸形。

4. 颅内压增高的后果：①脑血流量下降，脑缺血；②脑疝；③脑水肿：血管源性水肿（细胞外间隙积液），细胞毒性水肿（细胞内积液）；④库欣反应：心跳减慢，呼吸减慢，血压升高；⑤胃肠功能紊乱（呕吐，应激性溃疡）；⑥神经源性肺水肿。

二、颅内压增高

1. 根据增高范围分类：弥漫性、局限性。根据病情进展速度：急性、亚急性、慢性。

2. 颅内压增高三主征：头痛，喷射性呕吐，视神经乳头水肿（最客观）。

三、脑疝

1. 脑疝：颅内有占位性病变，脑组织从高压力区向低压力区移位，被挤入大脑镰下间隙、小脑幕裂孔、枕骨大孔等，出现一系列症状。

2. 常见类型：①大脑镰下疝（扣带回疝）；②小脑幕切迹疝（颞叶沟回疝；脑干移位出血，同侧动眼神经麻痹、对侧偏瘫，梗阻性脑积水）；③枕骨大孔疝（小脑扁桃体疝；延髓呼吸中枢受压，呼吸骤停，梗阻性脑积水）。

四、颅骨骨折

1. 头皮血肿：①皮下血肿（局限，无波动）；②帽状腱膜下血肿（较大，明显波动，不受颅缝限制）；③骨膜下血肿（不超过颅缝，张力高）

2. 颅骨凹陷骨折指征：①凹陷深度＞1 cm；②骨片刺入脑内；③位于重要功能区；④引起瘫痪、

失语等功能障碍或癫痫。

3. 颅底骨折：①颅前窝骨折："熊猫眼"征（皮下瘀斑），脑脊液鼻漏，嗅神经、视神经损伤；②颅中窝骨折：面部可见瘀斑，脑脊液鼻漏、耳漏，视神经、听神经、动眼神经、面神经等损伤；③颅后窝骨折：枕部、乳突瘀斑，舌咽神经、迷走神经、副神经、舌下神经损伤。

五、脑损伤

1. 脑震荡：一过性脑功能障碍（一般＜30 min）；逆行性遗忘（对受伤及伤前近期的记忆丧失）；可头痛、恶心，但无神经系统阳性体征。

2. 脑挫裂伤：头痛、恶心、呕吐（最常见），意识障碍（最突出），可有局灶性症状和体征；CT检查：局部高低密度混杂影（高密度为出血，低密度为水肿）；早期死亡的主要原因为继发脑水肿、颅内出血。

六、颅内出血

1. 按出血时间分类：急性血肿（3天内），亚急性（3天至3周），慢性（超过3周）。

2. 硬脑膜外血肿：脑膜中动脉出血多见；意识障碍（中间清醒期），颅内压增高，瞳孔改变（患侧瞳孔缩小→散大；脑干严重受压时→双侧瞳孔散大），神经系统体征。CT检查：颅骨内板和硬脑膜见双凸镜、弓形高密度影。手术指征：幕上血肿＞30 ml，颞区血肿＞20 ml，幕下血肿＞10 ml。

3. 硬脑膜下血肿：额叶、颞叶及其底部多见。CT检查：脑表面新月形高密度影。

4. 脑内血肿：浅部血肿常与硬脑膜下血肿同时存在，深部血肿由深部血管破裂引起。CT检查：白质内类圆形、不规则高密度影。治疗：开颅血肿清除术，钻孔引流术。

七、颅内肿瘤

常见颅内肿瘤：①神经上皮组织肿瘤（星形细胞瘤、胶质母细胞瘤、室管膜瘤、髓母细胞瘤）；②听神经瘤（良性，单侧高频耳鸣）；③蝶鞍区肿瘤（垂体腺瘤，颅咽管瘤）；④脊索瘤（骶尾部多见）；⑤脑转移瘤（大脑中动脉分布区多见，肺、乳腺和胃的腺癌易脑转移）；⑥脑膜瘤、淋巴瘤、生殖细胞瘤等。

八、椎管内肿瘤

按肿瘤部位分类：①硬膜外肿瘤（恶性多见，如转移瘤）；②髓外硬膜下肿瘤：最常见，良性多见，如神经鞘瘤（最常见，胸段多见，早期出现根性痛）、脊膜瘤、神经纤维瘤、皮样囊肿；③髓内肿瘤（室管膜瘤）。

九、自发性蛛网膜下腔出血

1. 常见病因：颅内动脉瘤、颅内动静脉畸形破裂出血；首次出血后1～2周可再次出血（1/3死于再次出血）。临床表现：剧烈头痛，一过性意识障碍，脑神经损害，视力视野障碍。

2. 治疗：急性出血期（绝对卧床，止血剂，止痛镇静，保持大便通畅），病因治疗（动脉瘤夹闭、介入栓塞，动静脉畸形切除）。

第五十八章　心脏疾病

一、动脉导管未闭

1. 动脉导管为胎儿期主动脉峡部与左肺动脉根部之间的通道，85% 在出生后 2 个月关闭，形成动脉韧带，逾期不愈合者为动脉导管未闭。

2. 早期主动脉压＞肺动脉压，左向右分流，肺小动脉痉挛，导致动力性肺动脉高压；肺小动脉纤维增生狭窄，形成阻力型肺动脉高压，后期肺动脉压＞主动脉，出现右向左分流或双向分流，出现发绀、杵状指，即艾森门格综合征（此时动脉导管为生存的代偿通道，不可单纯结扎）。

3. 分流小者无症状，分流大出现充血性心力衰竭症状，后期右向左分流，出现下半身发绀（差异性发绀）、杵状指。体征：胸骨左缘第 2 肋间连续机械样杂音。X 线检查："肺门舞蹈征"，"残根征"。

二、房间隔缺损

早期左向右分流（儿童期无症状，青年期劳累后心慌、气短），晚期右向左分流（右心衰竭、心房纤颤、发绀），出现艾森门格综合征。体征：胸骨左缘第 2～3 肋间收缩期吹风样杂音。X 线检查："肺门舞蹈征"，"梨形心"。

三、室间隔缺损

1. 分 3 类：膜部缺损（最常见），漏斗部缺损，肌部缺损。

2. 早期左向右分流（分流小者无症状，分流大者发育迟缓、反复呼吸道感染、心力衰竭），晚期右向左分流（右心衰竭、发绀），出现艾森门格综合征。体征：胸骨左缘第 2～4 肋间响亮的收缩期杂音。

四、法洛四联症

1. 包括 4 种解剖异常：肺动脉口狭窄，主动脉骑跨，室间隔缺损，右心室肥厚。

2. 多数出生即有呼吸困难，发绀随年龄逐渐加重，劳累后蹲踞位。体征：胸骨左缘第 2～4 肋间喷射性收缩期杂音，肺动脉瓣区第二心音减弱或消失。

五、冠状动脉粥样硬化性心脏病

1. 简称冠心病，成人因心脏病死亡的主因。病变严重者，冠状动脉血流减少，出现心肌血氧不足，可引起心绞痛；长期缺氧时心肌纤维化，导致缺血性心肌病；冠状动脉急性阻塞或痉挛时，引起心肌梗死。

2. 治疗分为药物治疗、介入治疗、外科治疗（冠状动脉旁路移植手术）。